Aktuelle Behandlungsstrategien in der Hämodialyse

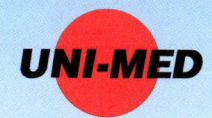

UNI-MED Verlag AG
Bremen - London - Boston

Girndt, Matthias:
Aktuelle Behandlungsstrategien in der Hämodialyse/Matthias Girndt, Martin K. Kuhlmann, Hans Köhler.-
2. Auflage - Bremen: UNI-MED, 2007
(UNI-MED SCIENCE)
ISBN 978-3-89599-211-7

© 2005, 2007 by UNI-MED Verlag AG, D-28323 Bremen,
International Medical Publishers (London, Boston)
Internet: www.uni-med.de, e-mail: info@uni-med.de

Printed in Europe

Das Werk ist urheberrechtlich geschützt. Alle dadurch begründeten Rechte, insbesondere des Nachdrucks, der Entnahme von Abbildungen, der Übersetzung sowie der Wiedergabe auf photomechanischem oder ähnlichem Weg bleiben, auch bei nur auszugsweiser Verwertung, vorbehalten.

Die Erkenntnisse der Medizin unterliegen einem ständigen Wandel durch Forschung und klinische Erfahrungen. Die Autoren dieses Werkes haben große Sorgfalt darauf verwendet, dass die gemachten Angaben dem derzeitigen Wissensstand entsprechen. Das entbindet den Benutzer aber nicht von der Verpflichtung, seine Diagnostik und Therapie in eigener Verantwortung zu bestimmen.

Geschützte Warennamen (Warenzeichen) werden nicht besonders kenntlich gemacht. Aus dem Fehlen eines solchen Hinweises kann also nicht geschlossen werden, dass es sich um einen freien Warennamen handele.

UNI-MED. Die beste Medizin.

In der Reihe UNI-MED SCIENCE werden aktuelle Forschungsergebnisse zur Diagnostik und Therapie wichtiger Erkrankungen "state of the art" dargestellt. Die Publikationen zeichnen sich durch höchste wissenschaftliche Kompetenz und anspruchsvolle Präsentation aus. Die Autoren sind Meinungsbildner auf ihren Fachgebieten.

Vorwort und Danksagung zur 1. Auflage

Die Dialysebehandlung ist in den letzten Jahrzehnten zu einer Routinetherapie geworden, die einer großen Zahl von Patienten zugute kommt. Dennoch sollte sie nicht in der Routine erstarren, weil es vielfältige differentialtherapeutische Optionen gibt, um sie an die individuellen Bedürfnissen des Patienten anzupassen. Nach wie vor werden heftige wissenschaftliche Diskussionen um die Weiterentwicklung der Dialyse und ihrer Begleittherapie geführt und die große Zahl neuer Publikationen belegt die lebendige Forschung auf diesem Sektor.

Dieses Buch versucht, die aktuellen Behandlungsstrategien im Bereich der Dialyse zu beleuchten. Wir haben nicht versucht, ein vollständiges Lehrbuch der Dialysetherapie zu verfassen, sondern beleuchten Schwerpunkte in Grundlagen und Anwendung der chronischen Nierenersatztherapie. Besonders haben wir uns dabei bemüht, die Diskussion zu kontroversen Themen wie der Verfahrens- oder Membranauswahl mit wissenschaftlicher Evidenz zu untermauern.

Das vorliegende Buch wurde aus dem klinischen und wissenschaftlichen Alltag heraus geschrieben. Wir hoffen, dass es für Interessierte, Internisten, Nephrologen und solche, die es werden wollen, eine Hilfe darstellt und entsprechenden Anklang findet. Herzlich möchten wir uns beim UNI-MED Verlag für die tatkräftige Unterstützung bei der Erstellung dieses Werkes bedanken.

Homburg, im Dezember 2004   *Matthias Girndt*
                                                               Martin K. Kuhlmann
                                                               Hans Köhler

Vorwort und Danksagung zur 2. Auflage

In vielen kleinen Schritten entwickelt sich die Therapie des dialysepflichtigen Patienten weiter. So gab es bereits nach 2 Jahren Anlass, das vorliegende Buch in vielen Details zu aktualisieren. Wir danken dem UNI-MED Verlag für die Gelegenheit, so die aktuellsten Entwicklungen direkt mit aufnehmen zu können. Natürlich freuen wir uns auch über die gute Resonanz, die wir erfahren haben und die so rasch eine Neuauflage erforderlich machte. Herzlichen Dank allen Kollegen, die uns mit freundlicher und konstruktiver Kritik auf Verbesserungsmöglichkeiten und Ergänzungen hingewiesen haben.

Homburg, im Dezember 2006

Matthias Girndt
Martin K. Kuhlmann
Hans Köhler

Autoren

Priv.-Doz. Dr. Matthias Girndt
Medizinische Klinik und Poliklinik
Innere Medizin IV
Schwerpunkt Nephrologie
Universitätsklinikum des Saarlandes
Kirrberger Str.
66421 Homburg

Kap. 3., 5., 7-10., 12.

Prof. Dr. Martin K. Kuhlmann
Klinik für Innere Medizin - Nephrologie
Vivantes Klinikum im Friedrichshain
Landberger Allee 49
10249 Berlin

Kap. 2., 4., 6., 11.

Prof. Dr. Hans Köhler
Medizinische Klinik und Poliklinik
Innere Medizin IV
Schwerpunkt Nephrologie
Universitätsklinikum des Saarlandes
Kirrberger Str.
66421 Homburg

Kap. 1.

Inhaltsverzeichnis

1.	**Einleitung**	**14**
1.1.	Literatur	15
2.	**Dialyseeinleitung**	**16**
2.1.	Stadien der chronischen Niereninsuffizienz	16
2.2.	Beurteilung der Nierenfunktion bei CKD 4 und 5	16
2.2.1.	Serum-Kreatininkonzentration	16
2.2.2.	Cockcroft-Gault-Formel und MDRD-Formel	17
2.2.3.	Kreatinin-, Harnstoff- und gemittelte Harnstoff-/Kreatininclearance	18
2.2.4.	Renale Kt/V	18
2.3.	Beurteilung der Nierenfunktion bei Dialysepatienten	20
2.4.	Indikationsstellung zur Dialyseeinleitung	20
2.4.1.	Parameter zur Dialyseeinleitung	22
2.4.2.	Frühe vs. späte Einleitung der Dialysebehandlung	25
2.5.	Literatur	25
3.	**Behandlungsverfahren und ihre Differentialindikation**	**27**
3.1.	Chronische Behandlungsverfahren	27
3.1.1.	Hämodialyse	27
3.1.2.	Hämofiltration	27
3.1.3.	Ultrafiltration	28
3.1.4.	Hämodiafiltration	28
3.1.5.	High-flux-Dialyse	28
3.1.6.	Peritonealdialyse	29
3.2.	Vor- und Nachteile der Verfahren	29
3.2.1.	Entgiftungsleistung	29
3.2.2.	Mortalität	31
3.2.3.	Lebensqualität	32
3.2.4.	Hämodynamik	32
3.3.	Differentialindikation	32
3.3.1.	Nierenersatz: Konvektiv, diffusiv oder beides?	32
3.3.2.	Extrakorporale Behandlung oder Peritonealdialyse?	33
3.4.	Extrakorporale Verfahren mit unkonventionellen Zeitschemata	34
3.4.1.	Konzepte	35
3.4.2.	Eliminationsleistung	35
3.4.3.	Blutdruck	36
3.4.4.	Patientenakzeptanz, Lebensqualität	37
3.4.5.	Ökonomische Aspekte	38
3.4.6.	Fazit	38
3.5.	Gefäßzugang für die Hämodialyse	38
3.5.1.	Möglichkeiten des Gefäßzugangs	38
3.5.2.	Zentrale Venenkatheter	40
3.5.2.1.	Typen und Lokalisationen	40
3.5.2.2.	Katheterpflege	40
3.5.2.3.	Katheterkomplikationen	41

3.5.3.	AV-Fisteln	41
3.5.3.1.	AV-Fistelanlage	41
3.5.3.2.	Komplikationen	42
3.5.3.3.	Überwachung des Fistelflusses	43
3.6.	Literatur	44

4. Dialysedosis — 46

4.1.	Grundlagen	46
4.1.1.	Prädialytische Harnstoffkonzentration	46
4.1.2.	Harnstoff-Reduktionsrate	47
4.1.3.	Harnstoffkinetik während der Dialyse	47
4.1.4.	Behandlungsindex Kt/V	48
4.2.	Praxis der Quantifizierung der Dialysedosis	49
4.2.1.	Aktuelle Empfehlungen zur adäquaten Dialysedosis	49
4.2.2.	Einflussfaktoren auf die verabreichte Dialysedosis (Kt/V)	50
4.3.	Dialysedosis bei verschiedenen Dialysefrequenzen	55
4.4.	Literatur	57

5. Dialysemembran und Dialyseflüssigkeit — 59

5.1.	Membrangrundstoffe	59
5.1.1.	Modifizierte Zellulose	59
5.1.2.	Vollsynthetische Membranen	60
5.2.	Biokompatibilität	61
5.2.1.	Definition	61
5.2.2.	Aktivierung des Immunsystems	61
5.2.2.1.	Komplementaktivierung	61
5.2.2.2.	Direktaktivierung von Monozyten an der Membran	64
5.2.2.3.	Dialysemembran und Zytokine	64
5.2.2.4.	Klinische Studien	67
5.2.3.	Oxidativer Stress	68
5.2.4.	Gerinnungsaktivierung	70
5.3.	Hydrostatische Eigenschaften	71
5.4.	Sterilisationsmodus	73
5.5.	Differentialindikation des Dialysatortyps	73
5.6.	Wasser- und Dialysatqualität	74
5.6.1.	Vom Trinkwasser zur Dialyseflüssigkeit	74
5.6.2.	Klinische Relevanz der Dialysatkontamination	75
5.6.3.	Ursachen der Dialysewasser-Verkeimung	76
5.6.4.	Maßnahmen zur Reinhaltung	77
5.6.5.	Überprüfung der Dialysatqualität	78
5.7.	Literatur	78

6. Malnutrition-Inflammation-Komplex — 81

6.1.	Epidemiologie, Pathophysiologie	81
6.1.1.	Klassische Faktoren	81
6.1.2.	Chronische Inflammation	83
6.2.	MICS und reverse Epidemiologie	85
6.3.	MICS und Anämie	86

6.4.	Diagnostik der Mangelernährung	87
6.4.1.	Klinik	87
6.4.2.	Anamnese	87
6.4.3.	Subjective Global Assessment (SGA)	88
6.4.4.	Ernährungsprotokoll	88
6.4.5.	Laborparameter	88
6.4.6.	Apparative Untersuchungen	90
6.5.	Ernährungsempfehlungen bei chronischer Niereninsuffizienz	90
6.5.1.	CKD-Stadien 1-3 (GFR > 30 ml/min)	90
6.5.2.	Fortgeschrittene chronische Niereninsuffizienz, CKD-Stadien 4-5 (GFR < 30 ml/min)	90
6.5.3.	Dialysepflichtige Niereninsuffizienz, CKD-Stadium 5	91
6.5.4.	Behandlung der Mangelernährung	91
6.6.	Praktisches Vorgehen zu Diagnostik und Therapie einer Malnutrition	91
6.6.1.	Screening-Untersuchung	91
6.6.2.	Erweiterte Diagnostik	91
6.6.3.	Therapieeinleitung	93
6.6.4.	Behandlungsstrategien	93
6.6.5.	Behandlungsüberwachung	95
6.7.	Literatur	95

7. Urämischer Immundefekt und Infektionsrisiko — 97

7.1.	Bedeutung von Infektionen	97
7.2.	Klinische Manifestationen des Immundefekts	97
7.2.1.	Bakterielle Infektionen	97
7.2.2.	Hepatitis B	98
7.2.3.	Hepatitis C	98
7.3.	Impfungen bei chronischer Niereninsuffizienz	98
7.3.1.	Hepatitis B	98
7.3.2.	Influenza	99
7.3.3.	Weitere Impfungen	99
7.4.	Pathogenese der Immunfunktionsstörung	100
7.4.1.	Auslösende Faktoren	100
7.4.2.	Immunpathologische Befunde	100
7.5.	Chronische Inflammation	102
7.6.	Therapieansätze des Immundefekts	102
7.7.	Infektionstherapie bei chronischer Niereninsuffizienz	102
7.7.1.	Indikationsstellung zur Therapie	102
7.7.2.	Infektionen des Dialysezugangs	103
7.7.3.	Infektionen der Atemwege	104
7.7.4.	Harnwegsinfektionen	105
7.7.5.	Haut- und Weichteilinfektionen	105
7.7.6.	Antibiotikadosierung bei dialysepflichtiger Niereninsuffizienz	105
7.7.7.	Resistente Keime	107
7.7.7.1.	MRSA	107
7.7.7.2.	VRE	108
7.8.	Literatur	108

8. Kardiovaskuläre Komplikationen beim Dialysepatienten — 110

- 8.1. Arteriosklerose: Änderung der biomechanischen Eigenschaften — 110
  - 8.1.1. Nachweis und klinische Bedeutung — 110
  - 8.1.2. Pathophysiologie — 111
  - 8.1.3. Ursachen und Risikofaktoren — 112
- 8.2. Atherosklerose: Plaquebildende Gefäßwandveränderungen — 113
  - 8.2.1. Nachweis und klinische Bedeutung — 113
  - 8.2.2. Pathophysiologie — 114
  - 8.2.3. Ursachen und Risikofaktoren — 114
    - 8.2.3.1. Klassische Risikofaktoren — 114
    - 8.2.3.2. Neue, nichttraditionelle Risikofaktoren — 115
- 8.3. Kardiale Veränderungen — 120
  - 8.3.1. Strukturelle Veränderungen — 120
  - 8.3.2. Autonome Dysfunktion — 121
  - 8.3.3. Herzklappenerkrankungen — 121
- 8.4. Diagnostik von Herz-Kreislauf-Erkrankungen beim Dialysepatienten — 122
  - 8.4.1. EKG und Labor — 122
  - 8.4.2. Echokardiographie — 123
  - 8.4.3. Nichtinvasive Koronardiagnostik — 123
  - 8.4.4. Koronarangiographie — 123
- 8.5. Therapeutische Konzepte — 124
  - 8.5.1. Behandlung der arteriellen Hypertonie — 124
  - 8.5.2. Weitere klassische Risikofaktoren — 125
  - 8.5.3. Inflammation und oxidativer Stress — 126
  - 8.5.4. Koronare Herzkrankheit — 128
  - 8.5.5. Herzklappenerkrankungen — 129
- 8.6. Literatur — 130

9. Antikoagulation — 135

- 9.1. Antikoagulanzien für die Hämodialyse — 135
  - 9.1.1. Unfraktioniertes Heparin — 135
  - 9.1.2. Niedermolekulares Heparin — 136
  - 9.1.3. Alternative Antikoagulationsformen — 138
- 9.2. Antikoagulation in besonderen klinischen Situationen — 139
  - 9.2.1. Hohes Blutungsrisiko — 139
  - 9.2.2. Heparininduzierte Thrombopenie Typ II — 141
  - 9.2.3. Orale Daueraantikoagulation — 141
  - 9.2.4. Präoperative Dialyse — 141
- 9.3. Literatur — 141

10. Renale Anämie — 143

- 10.1. Klinische Bedeutung der renalen Anämie — 143
  - 10.1.1. Mortalität — 143
  - 10.1.2. Linksventrikuläre Hypertrophie — 144
  - 10.1.3. Lebensqualität — 144
  - 10.1.4. Transfusionsbedarf — 145
  - 10.1.5. Immunfunktion — 145
  - 10.1.6. Kosten-Nutzen-Verhältnis — 145

10.2.	Zielwerte der Anämiebehandlung nach Leitlinien.	145
10.3.	Erythropoetinsubstitution	146
10.3.1.	Präparate und Applikation	146
10.3.2.	Nebenwirkungen	146
10.4.	Eisenhaushalt	147
10.4.1.	Parameter des Eisenhaushalts	147
10.4.2.	Eisensubstitution	147
10.5.	Erythropoetinresistenz	148
10.5.1.	Eisenmangel	148
10.5.2.	Inflammation	148
10.5.3.	Dialysequalität	149
10.5.4.	Hyperparathyreoidismus	149
10.5.5.	Aluminiumüberladung	149
10.5.6.	Vitamin B12, Folsäure	149
10.5.7.	Pure red cell aplasia	150
10.6.	Literatur	150

11. Management der Hyperphosphatämie — 152

11.1.	In-vitro-Effekte der Hyperphosphatämie	154
11.2.	Phosphatbilanz bei Dialysepatienten	154
11.3.	Phosphatelimination während der Dialyse	155
11.4.	Einflussfaktoren auf die Phosphatelimination während der Dialyse	156
11.4.1.	Dialysezeit	156
11.4.2.	Blutfluss	156
11.4.3.	Dialysatfluss	157
11.4.4.	Hämatokrit	157
11.4.5.	Körperliche Aktivität während der Dialyse	157
11.4.6.	Dialysatoroberfläche	157
11.4.7.	Hämodiafiltration	158
11.4.8.	Steigerung der Dialysefrequenz	158
11.5.	Diätetische Phosphatrestriktion	160
11.6.	Phosphatbinder und diätetische Phosphatzufuhr	161
11.7.	Literatur	164

12. Häufige klinische Probleme — 166

12.1.	Hyperkaliämie	166
12.1.1.	Regulation des Kaliumhaushalts	166
12.1.2.	Ursachen der akuten und chronischen Hyperkaliämie	166
12.1.3.	Notfallbehandlung	167
12.2.	Pruritus	169
12.2.1.	Ursachen	169
12.2.2.	Behandlung	169
12.3.	Polyneuropathie/Restless leg-Syndrom	170
12.4.	Blutdruckabfall und Muskelkrämpfe	172
12.4.1.	Ursachen	172
12.4.2.	Prävention und Behandlung	172
12.5.	Literatur	173

Index — 175

1. Einleitung

Die Bedeutung der Hämodialyse als Nierenersatzverfahren zur Behandlung der chronischen Niereninsuffizienz hat in den vergangenen Jahrzehnten stetig zugenommen. Hauptgründe hierfür sind die weiter ansteigende Prävalenz der terminalen Niereninsuffizienz, eine zunehmend ältere und multimorbide Patientenpopulation, die für alternative Verfahren wie CAPD oder Transplantation nicht mehr in Frage kommt, sowie die fehlende Verfügbarkeit an Spenderorganen. Hinzu kommt, dass die Hämodialyse in ihren unterschiedlichen Spielarten ein äußerst effektives Verfahren zur Behandlung der Urämie darstellt und gemeinsam mit der heute zur Verfügung stehenden Begleitmedikation einen qualitativ hochstehenden Nierenersatz bietet.

Seit ihren Anfängen hat die Hämodialyse einen langen Weg genommen und sich dabei kontinuierlich weiterentwickelt. In den 70er Jahren schien zunächst keine entscheidende neue Entwicklung mehr möglich, als dann Verfahren wie Hämofiltration, Bicarbonatdialyse und die kontinuierlichen Dialyse-/Hämofiltrationsverfahren weitere Entwicklungsmöglichkeiten aufzeigten. In Zusammenarbeit mit der Industrie wurden Dialysatoren und Monitore in vielen Einzelschritten weiter verbessert. Die Anfang der 70er Jahre noch unter intensivmedizinischen Bedingungen durchzuführende Dialyse wurde so sicher, dass sie als Heimverfahren angeboten werden konnte, ein Verfahren, das leider nicht mehr die ihm gebührende Akzeptanz und Verbreitung hat.

Die Weiterentwicklung in der Hämodialyse im Verlauf der letzten 40 Jahre zeigt sich u.a. auch in der Indikationsstellung. Sämtliche Kriterien, die Anfang der 60er Jahre aufgrund der fehlenden Dialysemöglichkeiten eine Dialysebehandlung ausschlossen, treffen heute nicht mehr zu und stellen geradezu eine Indikation für eine Dialysebehandlung dar. 1962 entschieden Kommissionen, die sich aus Vertretern verschiedener gesellschaftlicher Schichten zusammensetzten, über die Aufnahme in ein Dialyseprogramm nach folgenden Kriterien (1):

- Alter zwischen 15 und 49 Jahren
- Gewissheit der Kooperation des Patienten (Diät und Medikamente)
- Emotionale Ausgeglichenheit (geordnete Familienverhältnisse)
- Normale Intelligenz
- Soziale Verpflichtungen (Familie) und/oder soziale Bedeutung (Wissenschaftler, Künstler)
- Fehlen nichtrenaler Erkrankungen (Diabetes mellitus, Malignome, Herzinsuffizienz, Geisteskrankheiten), keine bleibenden Hypertoniekomplikationen
- Potentielle Rehabilitation (Berufsarbeit)
- Finanzielle Sicherstellung

Inzwischen haben nahezu alle diese Kriterien ihre Gültigkeit verloren.

Das vorliegende Buch will den heutigen Stand der Dialysebehandlung und die verschiedenen Strategien darstellen. Dabei wird Wert auf die praktische Vorgehensweise gelegt, die durch die Einbeziehung der aktuellen wissenschaftlichen Diskussion begründet und vertieft wird. Die Entwicklungen, Erfahrungen und Publikationen des letzten Jahrzehnts haben auch die Indikation zur Einleitung eines Dialyseverfahrens deutlich beeinflusst. Außerdem hat sich die schematische Dialyse in Richtung einer individuellen Behandlung entwickelt. Dialysator, Dialyseflüssigkeit und Monitor sind gemeinsam als "Medikament" zu sehen, das eine patientenindividuelle Verordnungsweise ermöglicht.

Eine zentrale Rolle für die Patientenprognose spielt die chronische Inflammation, die über eine Monozytenaktivierung durch Membrankontakt, verunreinigte Dialyseflüssigkeit und Infektionen begünstigt wird. Große Bedeutung für Patientenbefinden und -prognose hat auch der Kalzium-Phosphat-Stoffwechsel, der mit einem breiten, modernen Behandlungskonzept reguliert werden kann. Hier zeigt sich, dass die Probleme von zunächst erfolgreichen Strategien erst nach vielen Jahren sichtbar werden, wie z.B. die Aluminiumintoxikation oder die Kalziumüberladung des Organismus. Darüber hinaus haben sich die Möglichkeiten der Kontrolle der renalen Anämie weitreichend verbessert und damit auch Lebensqualität und Prognose von Dialysepatienten. Dies sind nur einige Beispiele einer zum Teil unmerklichen aber stetigen Weiterentwicklung der Hämodialysebehandlung.

1.1. Literatur

1. Murray JS, Tu WH, Albers JB, Burnell JM, Scribner BH: A community hemodialysis center for the treatment of chronic uremia. Trans Am Soc Artif Intern Organs 8:315-320, 1962

2. Dialyseeinleitung

2.1. Stadien der chronischen Niereninsuffizienz

Die chronische Niereninsuffizienz (Chronic Kidney Disease, CKD) wird definiert anhand des Vorliegens von Zeichen einer Nierenerkrankung (typischerweise Albuminurie/Proteinurie) und des Ausmaßes der Einschränkung der glomerulären Filtrationsrate (GFR). Nach den neuesten Kidney Disease Outcomes Qualitive Initiative (K/DOQI)-Guidelines wird die CKD in 5 Stadien eingeteilt (Tab. 2.1) (1). Obwohl diese Einteilung zwar eine klare Differenzierung der verschiedenen CKD-Stadien suggeriert, sind die Grenzen zwischen den einzelnen Stadien klinisch nicht so scharf zu ziehen. Die genaue Definition verschiedener Stadien erleichtert jedoch die Entwicklung von Empfehlungen zu Diagnostik und Therapie sowie die Qualitätskontrolle.

> 1. Über einen Zeitraum von > 3 Monaten anhaltende strukturelle oder funktionelle Veränderungen der Nieren mit oder ohne Einschränkung der GFR. Der Nachweis dieser Veränderungen kann entweder histologisch, mittels bildgebender Verfahren oder anhand von Blut- oder Urinuntersuchung erfolgen.
> 2. Alternativ reicht auch der alleinige Nachweis einer über 3 Monate anhaltenden GFR-Einschränkung auf < 60 ml/min/1,73 m^2 aus. In diesem Fall liegt auch ohne Nachweis struktureller Veränderungen eine chronische Nierenerkrankung vor.

Stadium	Beschreibung	GFR, ml/min/1,73 m^2
Keine CKD	Gesunde Niere	≥ 90
CKD 1	Strukturelle renale Veränderungen (z.B. Proteinurie) ohne GFR-Verlust	≥ 90
CKD 2	Strukturelle renale Veränderungen mit leichtem GFR-Verlust	60-89
CKD 3	Moderater GFR-Verlust	30-59
CKD 4	Schwerer GFR-Verlust	15-29
CKD 5	Präterminales/terminales Nierenversagen	≤ 15 oder Dialyse

Tab. 2.1: Stadien der chronischen Nierenerkrankung (CKD).

Die Definition einer chronischen Nierenerkrankung erfolgt anhand folgender Kriterien:

Es muss betont werden, dass Individuen mit einer GFR zwischen 60-89 ml/min/1,73 m^2 ohne strukturelle Veränderungen der Nieren nach diesen Kriterien nicht als nierenkrank bezeichnet werden. Hierbei handelt es sich häufig um Kinder oder ältere Patienten, bei denen dieses Maß der Nierenfunktion oft als altersentsprechend betrachtet wird. Als weitere Ursachen für eine leichte Einschränkung der Nierenfunktion ohne Krankheitscharakter müssen vegetarische Diät, Herzinsuffizienz, Leberzirrhose oder Systemerkrankungen mit reduzierter Nierendurchblutung in Betracht gezogen werden.

Die GFR ist der beste und sensitivste Parameter zur Beurteilung der Nierenfunktion. Ein Abfall der GFR korreliert gut mit der Ausprägung struktureller Veränderungen des Nierenparenchyms. Fällt die GFR in Bereiche zwischen 5-10 ml/min/1,73 m^2, treten Urämiesymptome unabhängig (d.h. auch nach Ausgleich) von Azidose, Anämie, Hypokalzämie und Hyperphosphatämie auf.

2.2. Beurteilung der Nierenfunktion bei CKD 4 und 5

2.2.1. Serum-Kreatininkonzentration

Die Serum-Keatininkonzentration wird in der Praxis zur groben Abschätzung der GFR herangezogen. Allerdings ist Kreatinin zu diesem Zweck nur bedingt geeignet, da die Serumkonzentration nicht nur von der renalen Exkretionskapazität abhängt, sondern auch stark von der Kreatiningenerationsrate, die ihrerseits direkt mit der Muskelmasse assoziiert ist. Bei mangelernährten oder kachektischen Patienten mit geringer Kreatiningeneration kann es somit trotz stark eingeschränkter Nierenfunktion zu einem lediglich geringen Kreatininanstieg kommen. Einfluss auf die Serum-Kreatininkonzentration haben ferner Medikamente, wie Trimethoprim, Cimetidin oder Fibrate (außer Gemfibrozil), welche die tubuläre Sekretion von Kreatinin reduzieren und den Serum-Spiegel erhöhen (2). Die beste Korrelation zwischen Serum-Kreatininkonzentration und GFR findet sich im CKD-Stadium 3 (Abb. 2.1). Die Stadien 1 und 2 werden als kreatininblinder Bereich bezeichnet, da es bei einem Abfall der GFR in diesen Bereich häufig zu keinem Anstieg der Kreatininkonzentration über den Normbereich hinaus kommt. In den Stadien 4 und 5 ist die Korrelation zwischen Serum-Kreatinin und GFR nur noch schwach, so dass die tatsächliche Nierenfunktion ab Stadium CKD 4 anhand des Serum-Kreatinins nur noch unzureichend und unzuverlässig abgeschätzt werden kann.

Cockcroft-Gault-Formel wird jedoch lediglich die Kreatininclearance ohne Bezug auf die Körperoberfläche abgeschätzt (Tab. 2.2) (3). Die Kreatininclearance selber ist jedoch kein gutes Maß der Nierenfunktion bei fortgeschrittener Niereninsuffizienz, da sie die tatsächliche GFR in den CKD-Stadien 4 und 5 um 50-75 % überschätzt (Abb. 2.2). Somit ist die Cockcroft-Gault-Formel zur genauen Beurteilung der Nierenfunktion bei fortgeschrittener Niereninsuffizienz nicht geeignet.

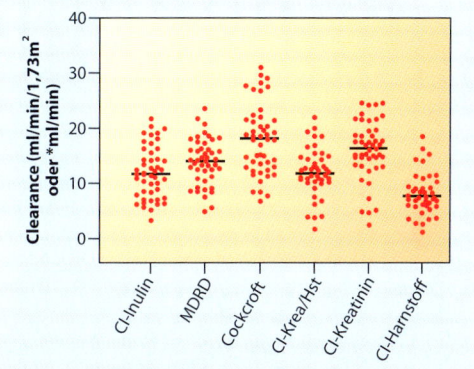

Abb. 2.2: Vergleich verschiedener Parameter zur Bestimmung der Nierenfunktion im Stadium CKD 4 und 5. Cl-Inulin = Inulinclearance; MDRD = MDRD-Formel; Cockcroft = Cockcroft-Gault-Formel; Cl-Kreatinin = Kreatininclearance; Cl-Harnstoff = Harnstoffclearance; Cl-Krea/Hst = gemittelte Harnstoff-/Kreatininclearance. Angabe einzelner Datenpunkte (n = 51) und Median.

Mit der kürzlich entwickelten MDRD-Formel kann die GFR auch bei fortgeschrittener Niereninsuffizienz ausreichend genau abgeschätzt werden. Die MDRD-Formel wurde im Rahmen der MDRD (Modification of Diet in Renal Disease)-Studie an > 1.000 Patienten entwickelt und an weiteren 500 Patienten dieser Studie validiert (2, 4, 5) (Tab. 2.2). Inzwischen wurde die Formel auch bei Patientenkollektiven mit nur leicht eingeschränkter oder normaler Niereninsuffizienz getestet (6, 7). Im oberen Bereich des GFR-Spektrums wird die Nierenfunktion anhand der MDRD-Formel etwas unterschätzt, wohingegen es im Stadium CKD 5 zu einer leichten Überschätzung kommt.

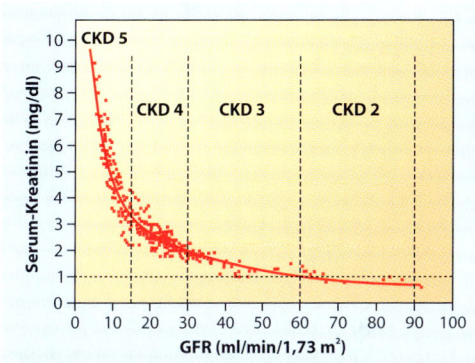

Abb. 2.1: Beziehung zwischen GFR und Serum-Kreatininkonzentration. Erst im Stadium CKD 3 überschreitet Kreatinin den oberen Normwert von 1,0 mg/dl. CKD 2: kreatininblinder Bereich; CKD 3: lineare Beziehung zwischen GFR und Kreatinin; CKD 4: keine lineare Beziehung zwischen Kreatinin und GFR; CKD 5: starke Variabilität der Kreatininwerte bei gleicher GFR.

2.2.2. Cockcroft-Gault-Formel und MDRD-Formel

Unter zahlreichen Formeln zur Abschätzung der Nierenfunktion anhand der Serum-Kreatininkonzentration wurde die Cockcroft-Gault-Formel bislang am häufigsten verwendet. Mit der originalen

1. MDRD-Formel (ml/min/1,73m²) (geeignet für CKD 3, CKD 4, CKD 5)
186×(S-Kreatinin[mg/dl])$^{-1,154}$×(Alter[Jahre])$^{-0,203}$× (0,742, wenn weiblich)×(1,210, wenn afroamerikanisch)
2. Cockcroft-Gault-Formel (ml/min/1,73 m²) (geeignet für CKD 3, ungeeignet für CKD 4, CKD 5)
• Männer $$\frac{(140 - \text{Alter[Jahre]}) \times \text{Gewicht[kg]} \times 1{,}73\text{m}^2}{\text{S-Kreatinin[mg/dl]} \times 72 \times \text{KOF[m}^2\text{]}}$$ • Frauen $$\frac{140 - \text{Alter[Jahre]} \times \text{Gewicht[kg]} \times 1{,}73\text{m}^2}{\text{S-Kreatinin[mg/dl]} \times 85 \times \text{KOF[m}^2\text{]}}$$

Tab. 2.2: Formeln zur Abschätzung der Nierenfunktion anhand der Serum-Kreatininkonzentration bei chronischer Niereninsuffizienz (CKD 3-5).

Wie jede Formel zur Abschätzung der GFR anhand des Serum-Kreatinins hängt auch die Validität der MDRD-Formel von der Genauigkeit des Kreatininassays und den oben genannten Einflussfaktoren auf die Serum-Kreatininkonzentration ab (8) (Tab. 2.3). Im Zweifelsfall sollte die GFR immer auch direkt bestimmt werden, entweder anhand der Harnstoff-/Kreatininclearance oder szintigraphisch.

- Hohes Alter oder extreme Körperstatur
- Kachexie oder starke Adipositas
- Z.n. Gliedmaßenamputation
- Erkrankungen der Skelettmuskulatur
- Paraplegie oder Quadriplegie
- Streng vegetarische Diät, Kreatinsupplemente
- Rapide Progression der Niereninsuffizienz
- Vor der Verabreichung stark nephrotoxischer Medikamente

Tab. 2.3: Situationen, in denen die direkte Messung der Nierenfunktion generell einer Abschätzung durch Formeln vorgezogen werden sollte.

2.2.3. Kreatinin-, Harnstoff- und gemittelte Harnstoff-/Kreatininclearance

Bei fortgeschrittener Niereninsuffizienz im Stadium CKD 4 und 5 lässt sich die GFR am genauesten anhand der "gemittelten Harnstoff-/Kreatininclearance" beurteilen. Der Mittelwert zwischen Harnstoff- und Kreatininclearance gleicht die Nachteile aus, die jeder einzelne dieser beiden Parameter mit sich bringt: Die Überschätzung der GFR durch die Kreatininclearance bei CKD 4 und 5 ist darauf zurückzuführen, dass Kreatinin nicht nur glomerulär filtriert, sondern auch tubulär sezerniert wird. Die sekretorische Komponente nimmt dabei in ihrer relativen Bedeutung mit abnehmender Nierenfunktion zu und kann bei fortgeschrittener Niereninsuffizienz von nahezu gleicher Größenordnung sein wie die glomeruläre Kreatininfiltration. Die tubuläre Sekretion von Kreatinin kann durch Cimetidin gehemmt werden und die Messung der Kreatininclearance unter Cimetidinmedikation ermöglicht eine genauere Analyse der Nierenfunktion auch bei eingeschränkter GFR. Diese Methode hat sich in der Praxis jedoch nicht durchgesetzt.

Im Gegensatz zu Kreatinin wird Harnstoff nach glomerulärer Filtration tubulär rückresorbiert. Auch hier nimmt der relative Anteil der Rückresorption im Verhältnis zur Filtration mit Rückgang der GFR zu, so dass die Harnstoffclearance um 50-75 % niedriger liegt als die tatsächliche GFR. Der Mittelwert der beiden Clearances zeigt in den Stadien CKD 4 und 5 eine gute Übereinstimmung mit der mittels Inulinclearance gemessenen tatsächlichen GFR (Abb. 2.2).

Die Bestimmung der "gemittelten Harnstoff-/Kreatininclearance" ist in der Praxis einfach. Der Patient wird zu einer Urinsammlung über einen beliebigen, genau zu dokumentierenden Zeitraum, der immer länger als 8 Stunden sein sollte, angehalten. Vor oder nach Urinsammlung werden Serum-Kreatinin und -Harnstoff bestimmt. Anhand der Kreatinin- und Harnstoffkonzentration im Urin kann die jeweilige Clearance und die "gemittelte Harnstoff-/Kreatininclearance" berechnet werden (Tab. 2.4). Das Software-Programm EFFICACY 2004 bietet eine einfache Möglichkeit zur Berechnung dieses Parameters.

2.2.4. Renale Kt/V

Um die Nierenfunktion mit dem Maß der Dialysedosis vergleichen zu können, wurde der Parameter "renale Kt/V" entwickelt. Dieser entspricht der kontinuierlichen renalen Clearance einer beliebigen Substanz multipliziert mit der Anzahl Minuten der Woche (10.080 Minuten), bezogen auf den

2.2. Beurteilung der Nierenfunktion bei CKD 4 und 5

1. Kreatininclearance [überschätzt GFR]
$$Cl_{Krea}\,(ml/min/1{,}73\;m^2) = \frac{\text{Urinvolumen (ml)} \times \text{Urin-Kreatinin (mg/dl)} \times 1{,}73\;(m^2)}{\text{S-Kreatinin (mg/dl)} \times \text{Sammelperiode (min)} \times \text{KOF}\;(m^2)}$$
2. Harnstoffclearance [unterschätzt GFR]
$$Cl_{Hst}\,(ml/min/1{,}73\;m^2) = \frac{\text{Urinvolumen (ml)} \times \text{Urin-Harnstoff (mg/dl)} \times 1{,}73\;(m^2)}{\text{S-Harnstoff (mg/dl)} \times \text{Sammelperiode (min)} \times \text{KOF}\;(m^2)}$$
3. Gemittelte Harnstoff-/Kreatininclearance [Gutes Maß der GFR]
$Cl_{Hst/Krea}\,(ml/min/1{,}73\;m^2) = [Cl_{Hst}\,(ml/min/1{,}73\;m^2) + Cl_{Krea}\,(ml/min/1{,}73\;m^2)] \div 2$

Tab. 2.4: Bestimmung der glomerulären Filtrationsrate bei Niereninsuffizienz in den Stadien CKD 4 und 5.

Verteilungsraum der Substanz. Für Harnstoff ist dies das Wasservolumen des Körpers, berechnet anhand der Watson-Formel (9). Für "K" kann entweder die Kreatinin-, die Harnstoff-, oder die gemittelte Harnstoff-/Kreatininclearance eingesetzt werden, in der Regel ist es die Harnstoffclearance (Tab. 2.5). Für die Genauigkeit dieses Parameters gilt dasselbe, wie für die Kreatinin- und Harnstoffclearance: Die tatsächliche GFR wird durch die renale Harnstoff-Kt/V unter- und durch die Kreatinin-Kt/V überbewertet. Da der Begriff der renalen Kt/V weder bei Nephrologen noch bei Praktikern etabliert ist, wird in den European Best Practice-Guidelines for Hemodialysis (EBPG) empfohlen, die renale Kt/V zur Beschreibung der Nierenfunktion bei Nicht-Dialysepatienten nicht zu verwenden (10). In den amerikanischen K/DOQI-Guidelines wird die renale Kt/V hingegen als Parameter zur Festlegung des Zeitpunktes der Dialyseeinleitung empfohlen (siehe Kap. 2.4.).

Folgende Daten müssen zur Berechnung der renalen Kt/V ermittelt werden:
CKD 1-5
• Urinsammelperiode
• Gewicht, Körpergröße
• Serum-Harnstoffkonzentration zu Beginn oder am Ende der Sammelperiode
• Urinvolumen (ml)
• Harnstoffkonzentration im Urin (mg/dl)
Dialysepatienten
• Dialyseintervall in Minuten
• Gewicht nach HD1 und vor HD2
• Serum-Harnstoffkonzentration nach HD1 und vor HD2
• Urinvolumen (ml)
• Harnstoffkonzentration im Urin (mg/dl)
Berechnung
$$\text{Renale Kt/V} = \frac{\text{Cl-Harnstoff (ml/min)} \times 10'080\;(min)}{\text{Harnstoff-Verteilungsraum (ml)}}$$
K = Renale Harnstoffclearance (ml/min)
t = Anzahl der Minuten pro Woche = 10'080
V = Harnstoff-Verteilungsraum (ml) nach der *Watson-Formel*
Watson-Formel
• Männer
2,45-(0,09×Alter [J])+(0,11×Größe [cm])+(0,34×Gewicht [kg])
• Frauen
-2,10+(0,11×Größe [cm])+(0,25×Gewicht [kg])

Tab. 2.5: Berechnung der renalen Kt/V$_{Harnstoff}$.

Zusammenfassung der Empfehlungen der Europäischen Best Practice-Guidelines zur Bestimmung der Nierenfunktion in den verschiedenen CKD-Stadien:

> 1. In den CKD-Stadien 1-5 sollte die Nierenfunktion nicht allein anhand der Serumkonzentrationen von Harnstoff oder Kreatinin beurteilt werden.
> 2. In den CKD-Stadien 1-3 kann sowohl die Cockcroft-Gault- als auch die MDRD-Formel zur Abschätzung der Nierenfunktion eingesetzt werden.
> 3. In den CKD-Stadien 4 und 5 oder zur Entscheidung über die Indikation zur Dialyseeinleitung sollte die Cockcroft-Gault-Formel generell nicht verwendet werden.
> 4. Bei fortgeschrittener Niereninsuffizienz (CKD 4 und 5) sollte die GFR entweder mit der MDRD-Formel abgeschätzt oder durch die gemittelte Harnstoff-/Kreatininclearance direkt gemessen werden. Die beiden Methoden sind gleichwertig.

2.3. Beurteilung der Nierenfunktion bei Dialysepatienten

Bei Dialysepatienten sollte die renale Restfunktion (RRF) regelmäßig quantifiziert werden, um die Dialysedosis daran anzupassen. Neben der Bedeutung für die Gesamtelimination von Urämietoxinen hat die RRF auch einen Einfluss auf Morbidität und Mortalität von HD- und PD-Patienten (11, 12). Um die Nierenfunktion mit der Dialysedosis zu vergleichen, müssen sowohl Dialysedosis als auch RRF als Äquivalent einer kontinuierlichen Clearance über den Zeitraum einer Woche ausgedrückt werden.

Die Dosis einer Dialysebehandlung wird anhand der Harnstoffelimination quantifiziert und durch den Behandlungsindex Kt/V ausgedrückt. Der beste Parameter zur Quantifizierung der Wochendialysedosis ist die Standard-Kt/V (siehe dazu Kap. 4. - Dialysedosis). Wenn die RRF anhand der renalen Kt/V ausgedrückt wird, kann diese einfach zur Standard-Kt/V hinzuaddiert werden (13). In den EBPG wird empfohlen, bei Dialysepatienten die gemittelte Harnstoff-/Kreatininclearance zur Berechnung der renalen Kt/V zu verwenden (10). Das Software-Programm EFFICACY 2004 ermöglicht die einfache und valide Bestimmung von renaler und Standard-Kt/V bei Hämodialysepatienten und die regelmäßige genaue Anpassung von Dialysedosis und Dialysefrequenz an die Nierenrestfunktion.

Messung der renalen Kt/V beim Dialysepatienten

Die Messung der renalen Kt/V muss anhand einer kompletten Urinsammlung im interdialytischen Intervall erfolgen. Der Patient wird angehalten nach der Dialyse die Blase komplett zu entleeren und anschließend den Urin bis vor Beginn der nächsten Dialyse zu sammeln. In der Praxis hat es sich bewährt, dem Patienten Urinröhrchen mitzugeben, damit er zu jedem beliebigen Zeitpunkt aus einem dokumentierten Urinvolumen eine Probe entnehmen und den bis dahin gesammelten Urin verwerfen kann. Aus Urinvolumen und Harnstoffkonzentration in Urin und Serum (post-HD 1 und prä-HD 2) lässt sich die renale Kt/V mit EFFICACY 2004 einfach berechnen (Tab. 2.5).

2.4. Indikationsstellung zur Dialyseeinleitung

In den letzten Jahren haben verschiedene internationale nephrologische Fachgesellschaften ihre eigenen Guidelines zur Dialyseeinleitung entwickelt. In den Details ihrer Empfehlungen unterscheiden sich die europäischen, amerikanischen und kanadischen Guidelines deutlich (10, 14, 15) (Tab. 2.6). Generelle Übereinstimmung herrscht jedoch dahingehend, dass bei der Indikationsstellung zur Dialyseeinleitung neben der Nierenfunktion auch klinische Kriterien berücksichtigt werden sollten. Als klinische Kriterien gelten das Vorliegen von Urämiezeichen oder therapieresistenter Komplikationen der fortgeschrittenen Niereninsuffizienz, wie Mangelernährung, Überwässerung und schwere Hypertonie. Während sich die K/DOQI-Guidelines ausschließlich auf die renale Kt/V als Maß der Nierenfunktion beziehen, wird in den kanadischen und europäischen Richtlinien die Bestimmung der GFR anhand von Formeln oder Sammelurin empfohlen.

2.4. Indikationsstellung zur Dialyseeinleitung

	EBPG (10)	K/DOQI (14)	CSN-CPG (15)
Beurteilung der GFR bei CKD 1-3	• Cl-Hst/Krea • MDRD • Markersubstanzen • Cl-Krea+Cimetidin	• MDRD oder Cockcroft-Gault	• Cl-Krea oder Cockcroft-Gault
Beurteilung der GFR bei CKD 4-5	• MDRD • Cl-Hst/Krea	• MDRD oder Cockcroft-Gault • In besonderen Fällen: Cl-Krea	• Cl-Hst/Krea
Relatives GFR-Kriterium zur Dialyseeinleitung	• GFR < 15 ml/min/ 1,73 m^2	• Renale Kt/V$_{Harnstoff}$ < 2,0/Woche (= GFR < 10,5 ml/min/ 1,73 m^2)	• GFR < 12 ml/min/ 1,73 m^2
Absolutes GFR-Kriterium zur Dialyseeinleitung	• Bevor GFR ≤ 6 ml/min/ 1,73 m^2	• Nicht angegeben	• GFR < 6 ml/min/ 1,73 m^2
Klinische Kriterien zur Dialyseeinleitung	• Urämie • Hydratationszustand • Blutdruck • Ernährungsstatus	• Urämiesymptome • Ernährungsstatus (SGA, nPCR) • Ödemfreies KG • % Standard-KG (NHANES II) • Serum-Albumin	• Urämiesymptome, Ernährungsstatus (SGA, nPCR)
Dialyseeinleitung bei Diabetikern	• Kein Kommentar	• Früher	• Kein Kommentar

Tab. 2.6: Kriterien zur Beurteilung der Nierenfunktion bei CKD und zur Festlegung des Zeitpunktes der Dialyseeinleitung - Vergleich internationaler Guidelines. GFR = Glomeruläre Filtrationsrate; CKD = Chronic Kidney Disease; EBPG = European Best Practice-Guidelines for Peritoneal Dialysis Adequacy, 2000. CSN-CPG = Canadian Society of Nephrology. Clinical Practice-Guidelines for the delivery of hemodialysis. Cl-Krea = Kreatininclearance; Cl- Hst/Krea = gemittelte Harnstoff-/Kreatininclearance; MDRD = MDRD-Formel; Cockcroft-Gault = Cockcroft-Gault-Formel; SGA = Subjective Global Assessment; nPCR = normalized Protein Catabolic Rate; KG = Körpergewicht; NHANES II = National Health And Nutrition Examination Survey II.

Bezüglich des Zeitpunktes der Dialyseeinleitung gibt es unterschiedliche Standpunkte (Abb. 2.3):

- Einleitung der Dialyse, sobald die Nierenfunktion ein bestimmtes Limit unterschritten hat, um zu verhindern, dass der Patient längerfristig einer inadäquaten Elimination von Urämietoxinen ausgesetzt ist, was mit einem erhöhten Mortalitätsrisiko verbunden sein könnte,

oder

- Einleitung der Dialyse erst, wenn erste Urämiezeichen oder andere Komplikationen auftreten, selbst wenn ein bestimmtes Limit der Nierenfunktion bereits lange unterschritten ist.

In der Praxis wird meist die zweite Variante bevorzugt, da die Notwendigkeit einer regelmäßigen Dialyse dem Patienten leichter zu vermitteln ist, wenn er selber einen gewissen Leidensdruck verspürt. Im Folgenden sind bedeutende Parameter zur Indikationsstellung der Dialyseeinleitung aufgelistet.

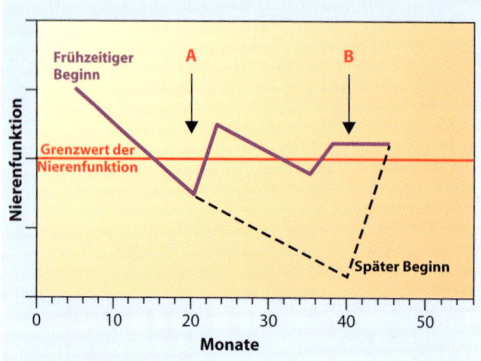

Abb. 2.3: Verschiedene Modelle zur Festlegung des Zeitpunktes der Dialyseeinleitung. A = Einleitung nach Unterschreiten eines minimalen Grenzwertes der Nierenfunktion, unabhängig von der Klinik; B = Einleitung nach Unterschreiten des Grenzwertes, jedoch erst nachdem sich klinische Symptome eingestellt haben.

2.4.1. Parameter zur Dialyseeinleitung

■ **Renale Kt/V**

Die amerikanischen K/DOQI-Guidelines (14) stellen die renale Kt/V$_{Hst}$ als Parameter zur Festlegung des Zeitpunktes der Dialyseeinleitung in den Vordergrund. Die Dialyse soll eingeleitet werden bei renaler Kt/V < 2,0 und Vorliegen klinischer Kriterien. Es wird argumentiert, dass die renale Harnstoffelimination eines CKD 5-Patienten nicht niedriger sein sollte als die eines adäquat dialysierten PD-Patienten. Eine renale Kt/V$_{Hst}$ von 2,0/Woche entspricht einer renalen Harnstoffclearance von 7 ml/min/1,73 m² und somit einer GFR von 10,5 ml/min/1,73 m². Harnstoff wird hier als Surrogatmarker für die Elimination niedermolekularer Urämietoxine verwendet.

Die K/DOQI-Argumentation kann allerdings nur dann gültig sein, wenn Harnstoff und somit auch andere Urämietoxine von Niere, Peritoneum und Dialysator gleich behandelt werden. Dies ist jedoch nicht der Fall, da nur die Niere über eine tubuläre Harnstoffresorption verfügt, während bei HD und PD die filtrierte Harnstoffmenge komplett eliminiert wird. Auch ist bislang nicht dokumentiert worden, dass die Niere andere Urämietoxine ebenso rückresorbiert wie Harnstoff. In einer eigenen Untersuchung konnten wir zeigen, dass die renale Kt/V$_{Hst}$ nur sehr gering mit der gemessenen Inulinclearance korreliert und dass viele Patienten trotz einer GFR < 10,5 ml/min/1,73 m² eine renale Kt/V$_{Hst}$ > 2,0 aufweisen (16) (Abb. 2.4). Die renale Kt/V$_{Hst}$ allein erscheint somit als Marker für die Festlegung der Dialyseindikation unzureichend geeignet.

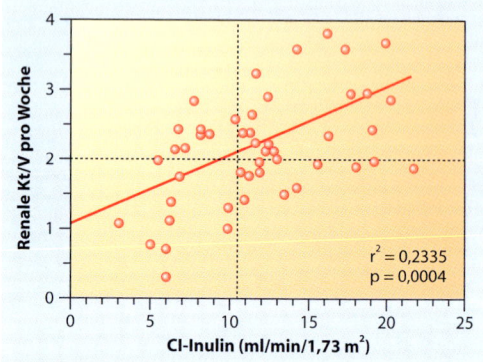

Abb. 2.4: Beziehung zwischen GFR (Inulinclearance) und renaler Kt/V$_{Harnstoff}$ in den CKD-Stadien 4 und 5.

Um bei der Beurteilung der nativen Nierenfunktion die tatsächlich filtrierte Harnstoffmenge zu berücksichtigen, wäre es sinnvoll die gemittelte Harnstoff-/Kreatininclearance als Grundlage zur Berechnung der renalen Kt/V heranzuziehen. In diesem Fall würde eine renale Kt/V$_{Krea/Hst}$ von 2,0 einer GFR von ca. 7 ml/min/1,73 m² entsprechen. In den EBPG ist dieser Ansatz enthalten, wobei die renale Kt/V$_{Krea/Hst}$ nicht als Indikationskriterium wohl aber als Maß der Nierenfunktion bei Dialysepatienten herangezogen wird (10). Es wird dabei ausdrücklich empfohlen, die renale Kt/V anhand der gemittelten Harnstoff-/Kreatininclearance zu berechnen. Wird bei Dialysepatienten eine Standard-Kt/V > 2,0/Woche angestrebt, wäre somit bei renaler Kt/V$_{Krea/Hst}$ > 2,0 keine Dialyse und somit auch keine Dialyseeinleitung nötig. Ob die renale Kt/V$_{Krea/Hst}$ einen geeigneten Parameter zur Bestimmung des Zeitpunktes zur Dialyseeinleitung bietet, wurde bislang allerdings nicht in Studien untersucht.

■ **Glomeruläre Filtrationsrate**

Die EBPG empfehlen, die Kriterien zur Einleitung der Dialyse ab einer GFR < 15 ml/min/1,73 m² regelmäßig kritisch zu prüfen, die Dialyse jedoch auf jeden Fall einzuleiten, bevor die GFR unter 6 ml/min/1,73 m² gefallen ist, selbst wenn klinische Kri-

2.4. Indikationsstellung zur Dialyseeinleitung

terien nicht erfüllt sind (10). Die klinischen Kriterien werden im Folgenden diskutiert.

■ Absolute und relative klinische Kriterien zur Dialyseeinleitung

Eine Auflistung absoluter und relativer klinische Indikationen zur Dialyseeinleitung findet sich in Tab. 2.7. Absolute Indikationen stellen lebensbedrohliche Komplikationen dar, die bei einem regelmäßig betreuten Patienten vermieden werden sollten. Die relativen Dialyseindikationen sind nicht lebensbedrohlich, beeinflussen jedoch die Lebensqualität des Patienten. Im Gegensatz zu den absoluten sind die relativen Indikationen schlechter quantifizierbar und objektivierbar. Sie sind meist subjektiv und können durch verschiedene nichtrenale Faktoren beeinflusst oder ausgelöst werden. Bei vielen Patienten entwickeln sich die einzelnen Symptome häufig so langsam, dass eine Adaptation auftritt und die Beschwerden nicht als störend empfunden werden. Verschiedene Urämiesymptome können auch durch Medikamente ausgelöst werden, z.B. Müdigkeit durch zentral angreifende Antihypertensiva oder Übelkeit durch orale Eisenpräparate. Andererseits kann eine erfolgreiche Behandlung der renalen Anämie mit Erythropoetin zu einer deutlichen Besserung des Wohlbefindens führen, ohne das Ausmaß der Urämie zu beeinflussen.

Die klinische Symptomatik korreliert nur unzureichend mit der gemessenen Kreatininclearance und ist somit alleine betrachtet kein valider Parameter zur Beurteilung der Dialyseindikation (17, 18). Daher ist es von Bedeutung, Nierenfunktion und Klinik integrativ bei der Indikationsstellung zur Dialyseeinleitung zu berücksichtigen.

Absolute Indikationen	Relative Indikationen
• Enzephalopathie	• Übelkeit, Erbrechen
• Perikarditis	• Appetitlosigkeit
• Lungenödem	• Gewichtsverlust
• Hyperkaliämie	• Schlafstörungen
• Schwere metabolische Azidose	• Periphere Neuropathie
• Blutungsdiathese	• Restless leg-Syndrom
• Therapieresistente Hypertonie	• Therapieresistenter Pruritus
• Schwere Neuropathie	• Einschränkung kognitiver oder mentaler Fähigkeiten

Tab. 2.7: Absolute und relative Dialyseindikationen.

■ Ernährungszustand

Patienten, die bei der Einleitung eines Dialyseverfahrens klinische oder laborchemische Zeichen einer Mangelernährung aufweisen, haben ein deutlich erhöhtes Mortalitätsrisiko (19-21). Die bedeutendste Ursache für die Entwicklung einer Malnutrition bei fortgeschrittener Niereninsuffizienz liegt im Rückgang der spontanen diätetischen Eiweißaufnahme. In einer Untersuchung an 90 Patienten in den CKD-Stadien 3 bis 5 über einen Zeitraum von 16,5 Monaten konnten Ikizler et al. (22) zeigen, dass die durchschnittliche spontane Eiweißaufnahme in strenger Abhängigkeit zur Nierenfunktion steht (Tab. 2.8). Die spontane Eiweißzufuhr, gemessen anhand der nPCR (Protein Catabolic Rate), ging parallel mit der Nierenfunktion zurück, im Stadium 5 betrug sie nur noch 0,54±0,16 g/kg/Tag. Empfohlen wird eine Proteinzufuhr von > 0,8 g/kg/Tag. Gleichzeitig traten zunehmend klinisch-laborchemische Zeichen einer Malnutrition zutage. Ähnliche Daten wurden auch im Rahmen der MDRD-Studie an 1687 Patienten mit CKD erhoben (23) (Abb. 2.5). Die Serum-Albuminkonzentration und nPCR können als Laborparameter zur Beurteilung des Ernährungszustandes herangezogen werden. Dabei ist jedoch zu beachten, das Albumin auch ein negatives Akut-Phase-Protein ist und die Serum-Konzentration somit durch eine zusätzlich bestehende chronische Inflammation beeinflusst werden kann. Eine metabolische Azidose, wie sie sich mit zunehmender Niereninsuffizienz entwickelt, fördert ihrerseits die Entstehung einer katabolen Stoffwechsellage und trägt zusätzlich zum Abbau von Muskelmasse bei (24).

Glomeruläre Filtrationsrate (ml/min/1,73 m²)	Spontane Eiweißaufnahme (g/kg Körpergewicht/Tag)
> 50	1,01±0,21
50-25	0,85±0,23
25-10	0,70±0,17
< 10	0,54±0,16

Tab. 2.8: Spontane diätetische Eiweißaufnahme in verschiedenen Stadien der Niereninsuffizienz (nach [22]).

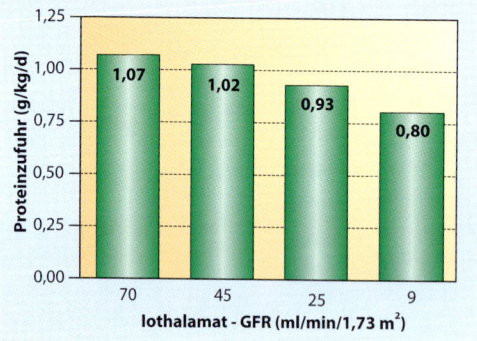

Abb. 2.5: Mit Abnahme der GFR sinkt die spontane diätetische Eiweißzufuhr (nach [23]).

In zwei neueren Untersuchungen konnte gezeigt werden, dass die Dialyseeinleitung mit einer Verbesserung des Ernährungszustandes einhergeht, gemessen an einer Steigerung der Serumkonzentrationen von Albumin, Präalbumin, Eisen, Transferrin und Kreatinin. Auch die Körperzusammensetzung, gemessen mittels Bioimpedanz und DEXA (Dual energy x-ray absorptiometry), verbesserte sich. Zurückgeführt werden konnte dies auf eine gesteigerte diätetische Proteinzufuhr, was in einem Anstieg der nPCR Ausdruck fand (25, 26). Lediglich der Ernährungszustand älterer Patienten sprach in diesen Untersuchungen schlechter auf die Dialyseeinleitung an. Eine Verbesserung des Ernährungszustandes durch Steigerung der Toxinelimination verweist auf die Bedeutung von Urämietoxinen für die Entwicklung einer Malnutrition. Durch eine rechtzeitige Einleitung eines Dialyseverfahrens kann wohl eine zunehmende Einschränkung der spontanen Eiweißaufnahme und das damit verbundene Risiko für die Entwicklung einer Malnutrition verhindert werden. Entsprechend kann ein Dialysebeginn ohne Zeichen einer Malnutrition mit einer besseren Prognose für die Patienten verbunden sein.

In den CKD-Stadien 4 und 5 sollte regelmäßig der Ernährungszustand überprüft werden (siehe Kap. 6. - Malnutrition-Inflammation-Komplex). Bei den ersten Zeichen einer Malnutrition sollte eine diätetische Beratung mit dem Ziel einer Steigerung der Eiweiß- und Kalorienzufuhr erfolgen. Bei einer anhaltenden Verschlechterung des Ernährungszustandes trotz intensiver diätetischer Beratungen und Interventionen sollte die Einleitung der Dialyse erwogen werden. Die K/DOQI-Guidelines empfehlen dabei folgende Kriterien:

- Unfreiwilliger Verlust von > 6 % des ödemfreien Körpergewichts oder Gewichtsrückgang auf < 90 % des Standardkörpergewichtes (nach NHANES II).
- Abfall der Serum-Albuminkonzentration um ≥ 0,3 g/dl auf einen Wert < 4,0 g/dl in Abwesenheit von akuter oder chronischer Inflammation.
- Verschlechterung der SGA-Klassifizierung um eine Kategorie (siehe Kap. 6. - Malnutrition-Inflammation-Komplex)

Die Durchführung einer diätetischen Proteinreduktion kann einige urämische Symptome verbessern, birgt aber im CKD-Stadium 5 das Risiko der Entwicklung einer Mangelernährung und sollte daher nur unter strenger ärztlicher und diätetischer Kontrolle durchgeführt werden. Der erhoffte verlangsamende Effekt einer Proteinrestriktion auf die Progression der Niereninsuffizienz ist gering. Eine Progressionsverzögerung der Niereninsuffizienz lässt sich wirksamer durch eine konsequente Blutdrucksenkung und Einsatz von ACE-Hemmern erzielen.

■ Hydratationszustand, Blutdruck, linksventrikuläre Hypertrophie

Kardiale Erkrankungen sind die Haupttodesursachen bei Dialysepatienten. In einer Studie an 683 Dialysepatienten, bei denen zwischen 1970 und 1989 die Dialyse eingeleitet wurde, waren arterielle Hypertonie und vorbestehende Herzerkrankung unabhängig voneinander mit der Überlebensrate assoziiert (27-29). Auf dem Boden einer arteriellen Hypertonie, einer chronischen Natriumretention und einer sich schleichend entwickelnden Überwässerung finden sich meist bereits im Prädialysestadium eine konzentrische Linksherzhypertrophie (Tab. 2.9), Linksherzdilatation und ischämische Herzerkrankung. Mit fortschreitender Niereninsuffizienz wird die arterielle Hypertonie zunehmend volumenabhängig und schwerer therapierbar.

In den CKD-Stadien 4 und 5 sollte der Blutdruck auf Zielwerte um 130/85 mmHg gesenkt und einer Überwässerung durch Diuretika entgegengewirkt werden. Bei ungenügender Blutdruckkontrolle und zunehmender Überwässerung unter maximaler medikamentöser Therapie sollte nicht mit der Dialyseeinleitung gezögert werden. Durch rechtzeitige Einleitung einer Dialysetherapie und möglichst gute Kontrolle des Volumenhaushaltes kann die Blutdruckeinstellung einfacher und das Fortschreiten der Kardiomyopathie verlangsamt oder aufgehalten werden. Eine LVH alleine stellt keine Indikation zur Dialyseeinleitung dar, sollte jedoch bei der Beurteilung von Blutdruckeinstellung und Hydratationszustand berücksichtigt werden.

CKD-Stadien	LVH-Prävalenz (%)
CKD 1-3	16
CKD 4 und 5 (vor HD-Einleitung)	38
Zeitpunkt des Beginns der Dialysetherapie	70

Tab. 2.9: Prävalenz der linksventrikulären Hypertrophie (LVH) in verschiedenen CKD-Stadien.

2.4.2. Frühe vs. späte Einleitung der Dialysebehandlung

Verschiedene Gruppen haben den Einfluss von früher vs. später Dialyseeinleitung auf das Patienten-Outcome retrospektiv untersucht. Als früher Start wird dabei ein Dialysebeginn nach K/DOQI-Kriterien unabhängig von klinischer Symptomatik verstanden, unter spätem Start ein Dialysebeginn aufgrund klinischer Symptome.

In der niederländischen NECOSAD-Studie überlebten Patienten mit frühem Start im Durchschnitt 2,5 Monate länger als Patienten bei denen die Dialyse erst später begonnen wurde (30). Innerhalb der ersten 6 Monate nach Dialyseeinleitung war die Lebensqualität der früh eingeleiteten Patienten signifikant höher als die der spät eingeleiteten, wohingegen nach 12 Monaten kein Unterschied mehr bestand (31). Der geringe Unterschied im Überleben wurde allerdings nicht auf die Dialysebehandlung selber zurückgeführt, sondern darauf, dass die Dialyse früher im Krankheitsverlauf begonnen wurde. Wenn die Dialyse früher im Krankheitsverlauf begonnen wird, ist generell mit einer längeren Überlebenszeit zu rechnen, da die Dialyse selber das Überleben nicht verkürzt (lead-time-bias). Jeder nichtrandomisierte Vergleich zwischen frühem und spätem Dialysebeginn wird durch diesen lead-time-bias beeinflusst (32). Die Überlebensrate sollte daher nicht erst vom Dialysestart an, sondern bereits ab Erreichen eines gewissen Levels der Nierenfunktion vor dem Start der Dialyse verfolgt werden. Eine randomisierte prospektive Studie zum Vergleich von frühem und spätem Dialysebeginn wird derzeit in Australien durchgeführt, die Ergebnisse stehen noch aus.

2.5. Literatur

1. Levey AS, Coresh J, Balk E et al.; National Kidney Foundation practice guidelines for chronic kidney disease: evaluation, classification, and stratification. Ann Intern Med. 2003 Jul 15;139(2):137-47.

2. Manjunath G, Sarnak MJ, Levey AS. Prediction equations to estimate glomerular filtration rate: an update. Curr Opin Nephrol Hypertens 10:785-792, 2001

3. Cockcroft DW, Gault MH: Prediction of creatinine clearance from serum creatinine. Nephron 16:31-41, 1976

4. Levey AS, Bosch JP, Lewis JB et al.: A more accurate method to estimate glomerular filtration rate from serum creatinine: A new prediction equation. Modification of Diet in Renal Disease Study Group. Ann Intern Med 130:461-470, 1999

5. Levey AS, Greene T, Kusek J et al.: A simplified equation to predict glomerular filtration rate from serum creatinine [Abstract]. J Am Soc Nephrol 11:A0828, 2000

6. Bostom AG, Kronenberg F, Ritz E: Predictive performance of renal function equations for patients with chronic kidney disease and normal serum creatinine levels. J Am Soc Nephrol 13:2140-2144, 2002

7. Lin J, Knight EL, Hogan ML, Singh AK: A comparison of prediction equations for estimating glomerular filtration rate in adults without kidney disease. J Am Soc Nephrol 14:2573-2580, 2003

8. Coresh J, Astor BC, McQuillan G et al.: Calibration and random variation of the creatinine assay as critical elements of using equations to estimate glomerular filtration rate. Am J Kidney Dis 39:920-929, 2002

9. Watson PE, Watson ID, Batt RD. Total body water volumes for adult males and females estimated from simple

anthropometric measurements. Am J Clin Nutr 33:27-39, 1980

10. European Best Practice Guidelines for Hemodialysis, Section I. Nephrol Dial Transplant 2002;17[Suppl 17]:7-15

11. Termorshuizen F, Korevaar JC, Dekker FW et al.; The relative importance of residual renal function compared with peritoneal clearance for patient survival and quality of life: an analysis of the Netherlands Cooperative Study on the Adequacy of Dialysis (NECOSAD)-2. Am J Kidney Dis. 2003 Jun;41(6):1293-302

12. Suda T, Hiroshige K, Ohta T et al.; The contribution of residual renal function to overall nutritional status in chronic hemodialysis patients. Nephrol Dial Transplant 2000;15:396-401

13. Gotch FA. The current place of urea kinetic modelling with respect to different dialysis modalities. Nephrol Dial Transplant 1998;13(Suppl 6):10-14.

14. National Kidney Foundation. K/DOQI Clinical Practice Guidelines for Peritoneal Dialysis Adequacy, 2000. Am J Kidney Dis 37:S65-S136, 2001 (suppl 1)

15. Canadian Society of Nephrology. Clinical Practice Guidelines for the delivery of hemodialysis. J Am Soc Nephrol 1999;10:S306-S310

16. Kuhlmann MK, Heckmann M, Riegel W. Kohler H: Evaluation of renal Kt/V as a marker of renal function in pre-dialysis patients. Kidney Int 60:1540-6, 2001.

17. Malangone JM, Abuelo JG, Pezzullo JC, Lund K, McGloin CA (1989) Clinical and laboratory features of patients with chronic renal disease at the start of dialysis. Clin Nephrol 31:77-87

18. Caravaca F, Arrobas M, Piazzo JL, Sanchez-Casado E: Uraemic symtoms, nutritional status and renal function in pre-dialysis end-stage renal failure patients. Nephrol. Dial. Transplant 16:776-782, 2001

19. Port F (1994) Morbidity and mortality in dialysis patients. Kidney Int 46:1728-1737

20. United States Renal Data System (1992) Comorbid conditions and correlation with mortality risk among 3399 incident hemodialysis patients. Am J Kidney Dis 20:32-38

21. Barrett BJ, Parfrey PS, Morgan J, Barre P, Fine A, Goldstein MB et al. (1997) Prediction of early death in end-stage renal disease patients starting dialysis. Am J Kidney Dis 29:214-222

22. Ikizler TA, Greene JH, Wingard RL, Parker RA, Hakim RM (1995) Spontaneous dietary protein intake during progression of chronic renal failure. J Am Soc Nephrol 6:1386-1391

23. Kopple JD, Greene T, Chumlea WC et al; Relationship between nutritional status and the glomerular filtration rate: results from the MDRD study. Kidney Int. 2000;57:1688-1703

24. Mitch WE (1997) Influence of metabolic acidosis on nutrition. Am J Kidney Dis 29(5):xlvi-xlviii

25. Mehrotra R, Berman N, Alistwani A, Kopple JD. Improvement of nutritional status after initiation of maintenance hemodialysis. Am J Kidney Dis 2002;40:133-142

26. Pupim LB, Kent P, Caglar K et al.. Improvement of nutritional parameters after initiation of chronic hemodialysis. Am J Kidney Dis 2002;40:143-151

27. Davies SJ, Phillips L, Griffiths AM, Russell LH, Naish PF, Russell GI: What really happens to people on long-term peritoneal dialysis? Kidney Int 54:2207-2217,1998

28. Foley RN, Parfrey PS, Harnett JD, Kent GM, Martin CJ, Murray DC, Barre PE. Clinical and echocardiographic disease in patients starting end-stage renal disease therapy. Kidney Int 1995 Jan;47(1):186-92

29. Silberberg JS, Barre PE, Prichard SS, Sniderman AD. Impact of left ventricular hypertrophy on survival in end-stage renal disease. Kidney Int 1989 Aug;36(2):286-90

30. Korevaar JC, Jansen MA, Dekker FW et al.; When to initiate dialysis: effect of proposed US guidelines on survival. Lancet. 2001;358(9287):1046-1050

31. Korevaar JC, Jansen MA, Dekker FW et al.; Evaluation of DOQI guidelines: early start of dialysis treatment is not associated with better health-related quality of life. Am J Kidney Dis. 2002;39:108-115

32. Traynor JP, Simpson K, Geddes CC, Deighan CJ, Fox JG. Early initiation of dialysis fails to prolong survival in patients with end-stage renal failure. J Am Soc Nephrol 2002;13:2125-2132

3. Behandlungsverfahren und ihre Differentialindikation

3.1. Chronische Behandlungsverfahren

Zahlreiche technische Varianten des Stoffaustauschs über eine semipermeable Membran stehen für die Behandlung des chronischen Nierenversagens zur Verfügung. Daher sollen im Folgenden zunächst die Behandlungskonzepte definiert werden, um anschließend ihre Vor- und Nachteile zu diskutieren, die letztlich die Differentialindikation bestimmen (1).

3.1.1. Hämodialyse

Bei der Hämodialysebehandlung zirkulieren Blut und Dialyseflüssigkeit im Gegenstrom entlang einer Dialysemembran mit niedriger hydrostatischer Permeabilität (low-flux, Wasserpermeabilität < 10 ml/h mmHg). Während dieses Behandlungsverfahren lange Zeit typischerweise mit zellulosebasierten Membranen durchgeführt wurde, stehen seit einigen Jahren auch vollsynthetische Dialysatoren für die klassische Low-flux-Hämodialyse zur Verfügung. Als Dialyseflüssigkeit werden heute nahezu ausschließlich mit Bicarbonat gepufferte Lösungen verwendet. Abb. 3.1 zeigt das Fluss-Schema des Behandlungsverfahrens, bei dem der Stoffaustausch ausschließlich durch Diffusion über die Membran stattfindet. Das Hämodialyseverfahren im engeren Sinn erlaubt keine Volumenbilanzierung des Patienten, es wird jedoch mit einer kontrollierten Ultrafiltration zum Volumenentzug kombiniert, die durch die Einstellung des Transmembrandrucks bestimmt wird.

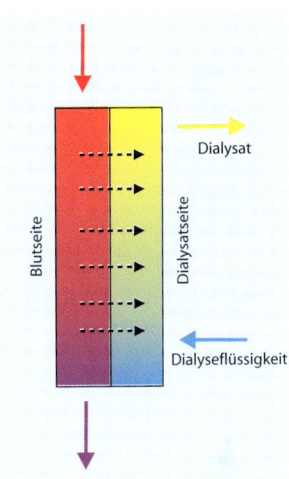

Abb. 3.1: Fluss-Schema der Hämodialyse. Blut und Dialyseflüssigkeit fließen im Gegenstrom entlang der Dialysemembran. Der Stoffaustausch erfolgt durch Diffusion (gestrichelte Pfeile) ohne Flüssigkeitsverschiebung über die Membran.

3.1.2. Hämofiltration

Das Entgiftungsprinzip bei der Hämofiltration ist die Konvektion. Gemäß dem Fluss-Schema in Abb. 3.2 wird über die Membran Plasmawasser mit den darin gelösten Stoffen abfiltriert. Zur Volumenbilanzierung wird eine entsprechende Menge Substituat in den Blutkreislauf zurück infundiert. Ein Nettovolumenentzug entsteht durch die Verminderung des Substituatvolumens im Verhältnis zur Filtratmenge. Der Filtratfluss liegt typischerweise zwischen 10 und 20 ml/min, was die Verwendung von High-flux-Membranen nahelegt. Als Substituat werden balancierte Elektrolytlösungen verwendet, einige Dialysegeräte erzeugen die Infusate aus direkt Osmosewasser und Elektrolytkonzentrat (vor allem bei der sog. "Online"-Hämodiafiltration).

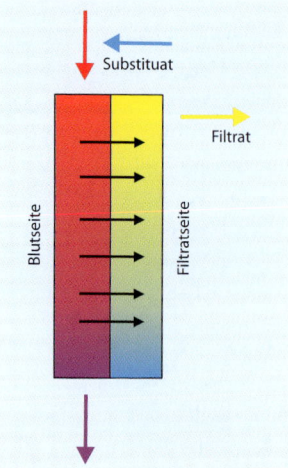

Abb. 3.2: Fluss-Schema der Hämofiltration. Aufgrund einer Druckdifferenz über der Dialysemembran (Transmembrandruck) wird Plasmawasser mit darin gelösten Stoffen als Filtrat abgepresst, der Stoffaustausch erfolgt per Konvektion (durchgezogene Pfeile). Das abfiltrierte Volumen wird als Substituat ins Blut reinfundiert. Dies kann sowohl auf der arteriellen ("Prädilution", hier gezeigt) als auch auf der venösen Seite ("Postdilution") erfolgen.

3.1.3. Ultrafiltration

Ist das primäre Therapieziel nicht die Entgiftung, sondern lediglich der Volumenentzug, so kann die Ultrafiltration angewandt werden. Sie eignet sich jedoch nicht als dauerhaftes Nierenersatzverfahren. Es handelt sich um eine reine Filtration von Plasmawasser ohne Substitution, die mit relativ einfacher Technik in Notfallsituationen (Überwässerung, Lungenödem) durchgeführt werden kann. Typische Filtrationsraten liegen bei 10-20 ml/min.

3.1.4. Hämodiafiltration

Um die Vorteile von Hämodialyse (HD) und Hämofiltration (HF) miteinander zu verbinden, wurde die Hämodiafiltration (HDF) entwickelt, bei der eine Entgiftung sowohl durch Diffusion als auch Konvektion erfolgt. Das Fluss-Schema in Abb. 3.3 zeigt, dass die Bildung eines großvolumigen Plasmawasserfiltrats über eine High-flux-Membran mit einem im Gegenstrom zum Blut fließenden Dialysatfluss verbunden ist. Aufgrund des hohen Filtratvolumens ist natürlich eine Substitution von Flüssigkeit durch Infusion erforderlich, diese erfolgt bei neueren Geräten automatisch mit während der Behandlung erzeugten sterilen Substituatlösungen ("Online"-Hämodiafiltration).

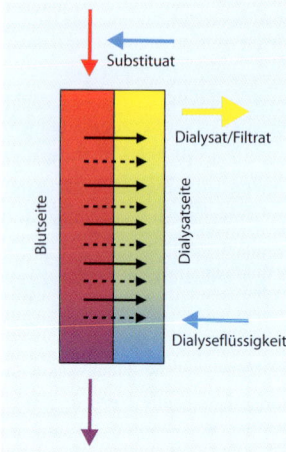

Abb. 3.3: Fluss-Schema der Hämodiafiltration. Das Gegenstromverfahren der Hämodialyse wird hier mit einer großvolumigen Filtration von Plasmawasser sowie Substitution ins Blut kombiniert. Diffusion und Konvektion werden gleichermaßen wirksam.

3.1.5. High-flux-Dialyse

Die High-flux-Dialyse erfolgt prinzipiell nach dem Fluss-Schema der Hämodialyse (Abb. 3.1), jedoch unter Verwendung von Membranen mit hoher hydrostatischer Permeabilität (Ultrafiltrationskoeffizient > 10 ml/h mmHg). Durch den Funktionsaufbau bildet sich ein diffusiver Stoffaustausch aus, durch die hohe Wasserpermeabilität kommt es jedoch zusätzlich zu einer starken Volumenfiltration am arteriellen Ende des Dialysefilters (Abb. 3.4). Um ohne Substituat auszukommen, wird durch die Ultrafiltrationskontrolle des Dialysegeräts im Gegensatz zur Hämofiltration eine sehr hohe Filtration verhindert. Hierzu legt das System einen positiven Druck auf der Dialysatabflussseite an, wodurch es zu einer Rückfiltration über die Dialysemembran auf die Blutseite kommt. Die High-flux-Dialyse ähnelt hinsichtlich der Flüssigkeitsströme und dem Verhältnis von diffusivem und konvektivem Transport sehr der Hämodiafiltration, sie ist jedoch technisch einfacher durchzuführen. Die Anforderungen an die Reinheit des Dialysats sind jedoch höher anzusetzen als bei der konventionellen Hämodialyse.

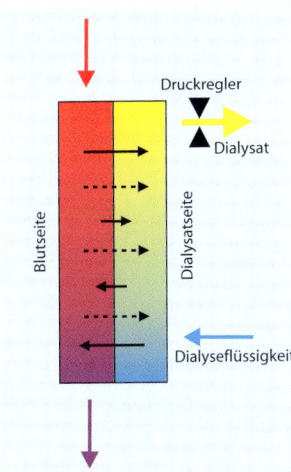

Abb. 3.4: Fluss-Schema der High-flux-Dialyse. Über eine hochpermeable Membran kommt es zur Diffusion gelöster Stoffe in das im Gegenstrom fließende Dialysat (gestrichelte Pfeile), zusätzlich wird jedoch am arteriellen Ende des Dialysators ein hohes Flüssigkeitsvolumen filtriert, welches konvektiv gelöste Stoffe ins Dialysat transportiert (durchgezogene Pfeile). Durch volumengesteuerte Regelung des Filtrationsdrucks erfolgt auf der venösen Seite des Dialysators eine Flüssigkeits-Rückfiltration mit frischem Dialysat, die die Volumenverluste auf der arteriellen Seite ausgleicht.

3.1.6. Peritonealdialyse

Die Stoffaustauschvorgänge bei der Peritonealdialyse sind wesentlich komplexer als bei den extrakorporalen Verfahren. Das zu entgiftende Blut zirkuliert durch die Kapillaren des Peritoneums, während sich jenseits des peritonealen Mesothels die Dialyselösung mit ihrem variierenden Gehalt an Elektrolyten und Glucose sowie veränderbarer Osmolarität befindet. Beide Flüssigkeiten sind somit nicht durch eine relativ einfach aufgebaute Membran getrennt, sondern durch die Kapillarwand mit Endothel und Basalmembran, durch das interstitielle Bindegewebe des Peritoneums sowie die Mesothelschicht des Bauchfells. Die Gesamtheit dieser anatomischen Schichten bestimmt die Diffusionskapazität. Aber auch konvektive Komponenten spielen bei der Peritonealdialyse eine Rolle, da es durch Lymphgefäße sowohl zur Sekretion ins Dialysat als auch zur Resorption ins Blut kommen kann. Aktive Transportvorgänge der Zellen an den jeweiligen Grenzschichten kommen hinzu. Die Variabilität der Transportvorgänge ist nicht nur interindividuell bei der Peritonealdialyse wesentlich höher als bei den Hämodialyseverfahren, sie kann sich auch beim Individuum über die Zeit erheblich ändern. Es ist daher wichtig, bei Beginn der Peritonealdialyse sowie regelmäßig im Verlauf die peritoneale Transportcharakteristik mittels eines Äquilibrationstests zu bestimmen.

Die Peritonealdialyse bietet eine Vielzahl unterschiedlicher Verfahrensweisen, so die kontinuierliche ambulante Peritonealdialyse mit regelmäßigem Wechsel des Dialysats über 24 h, intermittierende, maschinell gesteuerte Verfahren mit nächtlicher Behandlung 7x pro Woche oder Kombinationen aus beidem. Ferner gibt es eine erhebliche Variabilität der Behandlungsparameter wie Füllvolumen, Verweilzeit, Zusammensetzung der Dialyseflüssigkeit. Auf eine ausführliche Schilderung der Optionen muss an dieser Stelle verzichtet werden, es wird auf die spezialisierte Literatur verwiesen. Die Peritonealdialyse soll lediglich im Folgenden in die Vergleiche mit den extrakorporalen Dialyseverfahren mit aufgenommen werden, um eine Einordnung der Vor- und Nachteile der einzelnen Verfahren zu erlauben.

3.2. Vor- und Nachteile der Verfahren

Der Vergleich der Verfahren ist nicht darauf angelegt, eine der Behandlungsmethoden gegenüber anderen als vorteilhaft herauszustellen. Vielmehr steht dahinter die Vorstellung, dass uns das breite Spektrum an therapeutischen Varianten erlaubt, auf die jeweiligen Bedürfnisse des individuellen Patienten einzugehen und die Nierenersatztherapie an die Komorbidität und auch die Lebensumstände des Patienten anzupassen. Hierbei kann es im zeitlichen Verlauf durchaus adäquat sein, das Behandlungsverfahren bei Änderung der klinischen Umstände zu wechseln.

Vor- und Nachteile können zunächst in den messbaren Parametern der Entgiftungsleistung liegen. Praktisch relevant sind hingegen eher Vorteile hinsichtlich der Mortalität oder Lebensqualität der so behandelten Patienten. Der Nachweis solcher Unterschiede ist methodisch ungleich schwieriger.

3.2.1. Entgiftungsleistung

Der Anteil diffusiven und konvektiven Transports an der Elimination im Rahmen eines Dialyseverfahrens bestimmt die Clearanceleistung für verschiedene Moleküle. Niedermolekulare Substanzen wie Elektrolyte, Kreatinin und Harnstoff lassen sich auf diffusivem Weg besonders gut eliminieren, während höhermolekulare Substanzen besser auf konvektivem Weg eliminiert werden. Dabei sind die Unterschiede in der Clearance, die durch die Verwendung verschiedener Membranen entstehen, zusätzlich zu berücksichtigen. Abb. 3.5 vergleicht die Exkretionsleistung der extrakorporalen Dialyseverfahren für Harnstoff (Molekulargewicht 60 D) und Inulin (Molekulargewicht 5.200 D). Während die Hämofiltration im Vergleich zur Hämodialyse eine bessere Clearance für höhermolekulare Substanzen erreicht, wird dies durch eine reduzierte Clearance für Harnstoff erkauft. Verfahren, die Diffusion und Konvektion verbinden, erreichen eine Clearancesteigerung für höhermolekulare Substanzen, ohne diesen Nachteil in Kauf nehmen zu müssen. Bei der Hämofiltration ist zu beachten, dass sie im Prädilutionsmodus (Infusion des Substituats vor dem Hämofilter) eine geringere Effizienz aufweist als im Postdilutionsmodus (Infusion hinter dem Hämofilter). Bei dieser Variante kommt es hingegen durch die Hämokonzentration im Filter häufiger zur Koagulation.

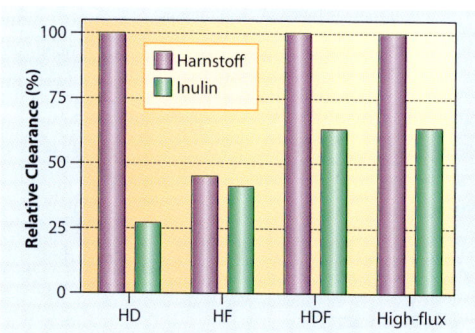

Abb. 3.5: Relative Clearance für niedermolekulare (Harnstoff) und mittelmolekulare (Inulin) Substanzen durch unterschiedliche Eliminationsverfahren (nach [1]).

Die Entgiftungsleistung der Peritonealdialyse kann nur bedingt mit den extrakorporalen Verfahren verglichen werden. Einerseits sind häufig die Patientenkollektive nicht identisch, was vor allem hinsichtlich der Nierenrestfunktion bedeutsam ist. Andererseits hat die Peritonealdialyse als kontinuierliches Verfahren eine völlig andere Eliminationskinetik. Die Relation der Clearances von Molekülen unterschiedlicher Größe zueinander ist zum Teil auch vom verwendeten Peritonealdialyseregime abhängig. In der Regel kann durch den konvektiven Anteil an der Elimination eine recht gute Clearance für höhermolekulare Stoffe erreicht werden.

Substanzen im Molekulargewichtsbereich 500-5.000 D, die durch die Hinzunahme der Konvektion besser eliminierbar sind, werden für eine Reihe von Komplikationen der chronischen Niereninsuffizienz verantwortlich gemacht. Letztlich ist dies jedoch nur für $\beta 2$-Mikroglobulin ausreichend wissenschaftlich belegt. Somit kann die Prävention der $\beta 2$-Mikroglobulin-Amyloidose als gesicherte Indikation für eine konvektive Dialyse gelten (2). Eine Verbesserung der Immunfunktion, günstige Beeinflussung einer Polyneuropathie oder eine Reduktion des Erythropoetinbedarfs durch Highflux-Dialyse oder Hämodiafiltration kann hingegen nicht als abschließend bewiesen angesehen werden. Dennoch gibt es auch bei diesen Komplikationen gute Argumente für eine Behandlung mit einem diffusiv-konvektiven Verfahren. Die Hämodiafiltration ist im Vergleich mit der High-flux-Dialyse etwas leistungsfähiger, ob dies aber klinisch bedeutsam ist, lässt sich bisher nicht beantworten (3).

Besonders beim Diabetiker, aber nicht nur bei dieser Patientengruppe, sind die sog. "advanced glycation end-products" (AGE) zunehmend von Interesse, da die Bildung dieser oxidativ veränderten Kohlenhydrate und Proteine mit der rasch progredienten Atherosklerose assoziiert wird. Es ist bisher nicht überzeugend gelungen, die Elimination der AGEs durch Modifikation des Therapieverfahrens zu verbessern. Insbesondere besteht kein klinisch bedeutsamer Unterschied zwischen der High-flux- und der Low-flux-Dialyse hinsichtlich verschiedener oxidativer Metaboliten im Plasma von Dialysepatienten (4).

Bei Betrachtung der Eliminationseigenschaften von extrakorporalen Dialysesystemen darf die Adsorption bestimmter Substanzen nicht übersehen werden. Die Kapazität, Stoffe wie das $\beta 2$-Mikroglobulin zu adsorbieren und damit aus dem Blutstrom zu entfernen, ist eine Materialeigenschaft bestimmter Dialysemembranen (vgl. Kap. 5.), die klinisch durchaus relevant sein kann und mit der Auswahl des Behandlungsverfahrens interferiert.

3.2.2. Mortalität

Die Verwendung der kombiniert konvektiv-diffusiven Eliminationsverfahren verursacht höhere Behandlungskosten als die klassische Hämodialyse, wenngleich der Abstand durch die technische Entwicklung zunehmend geringer wird. Parallel zur Finanzierungspraxis durch die Kostenträger ist der Anteil dieser Verfahren an den Behandlungsfällen zeitweise gestiegen oder abgesunken. Bisher ist es nicht gelungen, einen deutlichen Mortalitätsvorteil für Patienten mit konvektiv-diffusiven Verfahren in größeren, gut aufgebauten Studien zu sichern. Der umfangreichste Anlauf hierzu ist die HEMO-Studie (5), die mit 1846 Patienten bisher größte kontrolliert-randomisierte Studie im Bereich der Dialysetherapie überhaupt. Von den zwei Studienzielen soll hier nur der Vergleich von Low-flux- mit High-flux-Dialyse diskutiert werden, parallel dazu wurde auch eine höhere mit einer konventionellen Dialysedosis (Kt/V von 1,53 vs. 1,16) verglichen. Bei Betrachtung des Gesamtkollektivs führte die Verwendung der High-flux-Dialyse nicht zu einer Verringerung der Mortalität. In einer Subgruppenanalyse stellte sich jedoch heraus, dass Patienten, die bereits länger als 3,7 Jahre dialysepflichtig waren, von der Behandlung mit High-flux-Membranen profitierten (Abb. 3.6, [6]). Dies war insbesondere bei Patienten der Fall, die zuvor mit Low-flux-Membranen dialysiert hatten. Zu Studienbeginn wurden jedoch schon 60 % der Patienten mit High-flux-Dialyse therapiert. Man kann spekulieren, dass durch die Umstellung nach langer Low-flux-Dialyse Toxine ausgeschwemmt werden, die über Jahre akkumuliert sind. Aufgrund des Studiendesigns waren allerdings sehr schwere Patienten und solche mit fortgeschrittener Atherosklerose unterrepräsentiert, so dass keine Aussage möglich ist, ob diese Patienten ebenfalls besonders von der High-flux-Dialyse profitiert hätten. Hinsichtlich der Übertragbarkeit der Ergebnisse auf europäische Verhältnisse ist auch der hohe Anteil der Membranwiederverwendung in der HEMO-Studie einschränkend zu beachten.

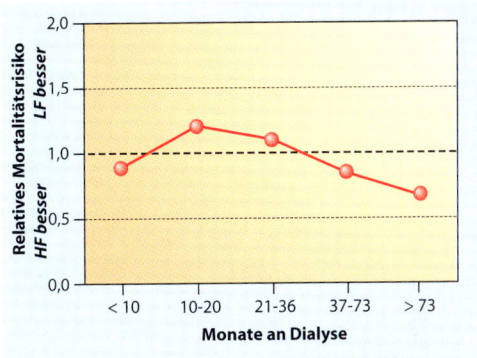

Abb. 3.6: Veränderung des Mortalitätsrisikos durch den Einsatz der High-flux-Dialyse verglichen zur konventionellen Dialyse. Patienten mit längerer Dauer der Dialysepflichtigkeit bei Eintritt in die Studie profitierten von der High-flux-Dialyse, während bei solchen mit kurzer Zeitdauer seit Eintritt der terminalen Niereninsuffizienz kein Vorteil erkennbar wurde (Daten aus der HEMO-Studie, nach [6]).

Es gab hingegen in der HEMO-Studie keine Hinweise auf Nachteile durch die Verwendung von High-flux-Membranen. Auch diese wären denkbar gewesen, wurde doch nicht über die allgemeinen Mindeststandards hinaus auf die Wasserqualität zur Dialyse geachtet. Dennoch wirkte sich die theoretische Möglichkeit einer Einschwemmung inflammationsauslösender Kontaminationen der Dialyseflüssigkeit nicht nachteilig auf das Überleben der Patienten unter High-flux-Dialyse aus.

Eine Reihe früherer Studien hatte auf das Vorliegen von Mortalitätsvorteilen der High-flux-Dialyse hingewiesen, diese jedoch aufgrund von Patientenzahlen, Beobachtungszeiträumen oder dem retrospektiven Studiendesign nicht beweisen können (7). Letztlich gilt dies auch für die Hämodiafiltration, die technisch der High-flux-Dialyse sehr nahe steht. Kürzlich publizierte Daten der DOPPS-Studie legen zwar gleichfalls einen Mortalitätsvorteil der hoch-effizienten HDF gegenüber einer Low-flux-Hämodialyse nahe, aufgrund des retrospektiven Ansatzes und erheblichen Hinweisen auf einen Selektionseffekt kann dies weiterhin nicht als bewiesen gelten (8). Als Fazit lässt sich ableiten, dass die Verwendung eines kombiniert diffusiv-konvektiven Verfahrens wahrscheinlich schon die Mortalität von chronisch Nierenkranken reduzieren kann, die Vorteile dieses Verfahrens allerdings nur zum Tragen kommen, wenn eine sehr lange Behandlungszeit (> 3-4 Jahre) erforderlich ist.

3.2.3. Lebensqualität

Der Nachweis einer generellen Lebensqualitätsverbesserung durch Wechsel von der Low-flux- zur High-flux-Dialyse oder Hämofiltration/-diafiltration konnte bisher nicht erbracht werden. Sofern derartige Parameter in den Studien miterhoben wurden, resultierten klinisch nur wenig bedeutsame Unterschiede zwischen den Behandlungsverfahren (3, 9).

3.2.4. Hämodynamik

Die Filtrationsverfahren werden allgemein mit einer höheren hämodynamischen Stabilität des Patienten assoziiert. Bereits in den 70er Jahren schlug Bergström vor, bei zur Hypotonie neigenden Patienten den Flüssigkeitsentzug und die Entgiftung zu trennen und in Form einer sequentiellen Behandlung aus reiner Ultrafiltration und volumenneutraler Hämodialyse durchzuführen (10). Diese Sequenzdialyse hat sich seither in vielen Zentren etabliert. Lange wurde nach der Ursache einer besseren Verträglichkeit des Volumenentzugs unter der Filtration gesucht und die Dialyseflüssigkeit als Quelle der Instabilität vermutet. Vieles spricht jedoch dafür, dass vor allem Unterschiede in der Energiebilanz des Organismus bei beiden Behandlungsverfahren die eigentliche Ursache sind (s.a. Kap. 12.). Während eine reguläre Hämodialyse zu einer positiven Energiebilanz des Organismus und zu einem Anstieg der Körperkerntemperatur um 0,5-1°C führt, sinkt die Temperatur bei Hämofiltration ab. Diese Unterschiede führen zu einer messbaren Beeinflussung des peripheren Gefäßwiderstands, dessen Abnahme bei kardiovaskulär kompromittierten Patienten zu einer verminderten Toleranz des Volumenentzugs führen kann (11). Es ist nicht gelungen, einen von der Wärmebilanz unabhängigen Vorteil der Filtration hinsichtlich der hämodynamischen Stabilität zu beweisen (12).

Ganz sicher ist es dennoch nicht falsch, Filtrationsverfahren bei hämodynamisch kompromittierten Patienten zu bevorzugen, auch die Bergström-Methode hat sich ja klinisch sehr bewährt. Die diffusiven Eliminationsverfahren können aber bei geeigneter Wahl der Dialysattemperatur (z.B. 35,5°C, s.a. Abb. 12.4) ebenso durchgeführt werden, ohne häufiger Hypotensionen auszulösen (Abb. 3.7, [11]).

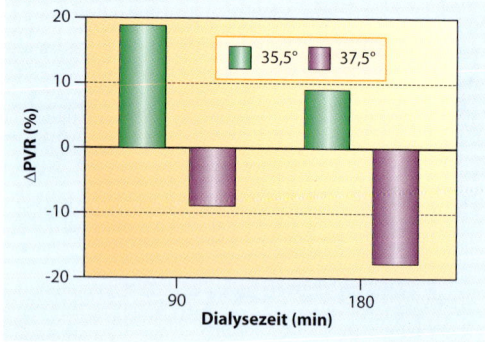

Abb. 3.7: Veränderung des peripheren Gefäßwiderstands (PVR) während der Hämodialyse mit vergleichbarem Volumenentzug abhängig von der verwendeten Dialysattemperatur (nach [11]).

3.3. Differentialindikation

3.3.1. Nierenersatz: Konvektiv, diffusiv oder beides?

Das Spektrum der Schlüsse, die die Sekundärliteratur aus der HEMO-Studie zieht, reicht von "High-flux-Dialyse für alle" bis zur Negation eines Vorteils dieser Behandlungsvariante. Wie so häufig, wird die Wahrheit in der Mitte zu finden sein. Angesichts der langsamen Kostenangleichung zwischen konventioneller und High-flux-Dialyse kann die Indikation für das modernere Verfahren häufiger gestellt werden, ohne jedoch ein solches Verfahren für jeden Patienten zu fordern. Tab. 3.1 listet Patienten, die wahrscheinlich am meisten von der High-flux-Dialyse profitieren.

- Patienten mit bereits lange bestehender Dialysepflicht
- Junge Patienten mit voraussichtlich langer Dialysezeit
- Sehr hohes β_2-Mikroglobulin
- Bereits manifeste β_2-M-Amyloidose
- Neigung zur hämodynamischen Instabilität
- Progrediente Polyneuropathie unter Low-flux-Dialyse

Tab. 3.1: Klinische Situationen, in denen eine High-flux-Dialyse oder eine Hämodiafiltration vorteilhaft sein können.

Die Belege dafür, dass die Hämodiafiltration mit ihrem wesentlich höheren apparativen und finanziellem Aufwand der High-flux-Dialyse überlegen sein könnte, sind relativ dürftig. Allenfalls die Elimination des β2-Mikroglobulins könnte durch dieses Verfahren noch klinisch relevant zu steigern sein, so dass eine gesonderte Indikation für β2-Amyloidosepatienten bestehen bleibt. Zu beachten ist allerdings, dass eine Abhängigkeit der β2-Mikroglobulinelimination vom Filtratvolumen bei der HDF besteht (Abb. 3.8). Somit sind nicht alle Untersuchungen zur HDF vergleichbar, weil aus Kostengründen durchaus nicht generell ein Filtratvolumen von über 3,5 l/h eingesetzt wird (13). Vieles spricht dafür, dass die moderne High-flux-Dialyse nahezu das Maximum an Behandlungsintensität bietet, welches mit einer zeitlich limitierten (3x wöchentlichen) Therapie erreichbar ist. Bei dialyseassoziierten Problemen wie der schweren Polyneuropathie oder einem anderweitig schwer beherrschbaren Pruritus erscheint ein Behandlungsversuch mit hochvolumiger Hämodiafiltration gerechtfertigt, auch wenn die Evidenz für einen solchen Ansatz weitgehend fehlt. Man sollte die Indikation jedoch bei fehlendem Erfolg innerhalb von etwa 3 Monaten kritisch hinterfragen.

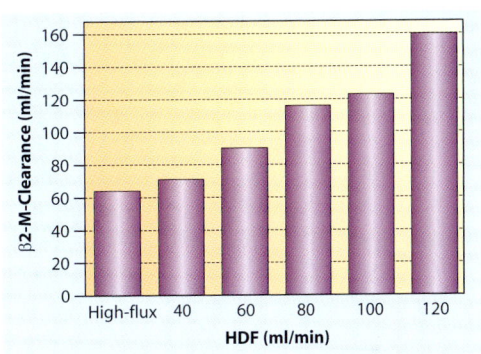

Abb. 3.8: Abhängigkeit der β2-Mikroglobulinclearance vom Filtratvolumen bei der Hämodiafiltration. Eine Überlegenheit der HDF gegenüber der High-flux-Dialyse zeigt sich erst ab Filtrationsraten > 60 ml/min (nach [13]).

3.3.2. Extrakorporale Behandlung oder Peritonealdialyse?

Peritonealdialyse und Hämodialyse sind prinzipiell gleichwertige Behandlungsverfahren des terminalen Nierenversagens. Beide weisen bestimmte Vor- und Nachteile auf (Tab. 3.2), die Auswahl des Verfahrens sollte immer individuell vorgenommen und an die Bedürfnisse des Patienten angepasst werden. Ferner muss man beide Konzepte für viele Patienten auch nicht als Alternativen, sondern als Methoden für bestimmte Abschnitte des Krankheitsverlaufs begreifen. So kann es durchaus vorteilhaft sein, bei guter Restdiurese zunächst die Peritonealdialyse durchzuführen und später mit abnehmender Nierenfunktion oder Verschlechte-

Peritonealdialyse	Extrakorporale Verfahren
Kein Blutungsrisiko	Regelmäßige Antikoagulation
Langsamer Volumenentzug, gute Kreislaufstabilität	Volumenentzug diskontinuierlich in kurzen Zeiträumen
Neigung zur Überwässerung	Häufig bessere Volumenkontrolle
Sehr hohe Hypertonieprävalenz, oft unzureichend beherrscht	Hypertonie besser beherrschbar
Proteinverluste über die Peritonealmembran	Nur geringe Proteinverluste
Hohe Selbständigkeit und Unabhängigkeit des Patienten	Vielfach passive Patienten, weniger Eigenverantwortlichkeit
Hohe inter- und intraindividuelle Variabilität der Effektivität	Vorhersagbare Dialyseeffizienz
Bessere Erhaltung der Nierenrestfunktion	Schnellerer Verlust der Nierenrestfunktion
Peritonitisrisiko	Infektionen seltener

Tab. 3.2: Vergleich der Peritonealdialyse mit extrakorporalen Dialyseverfahren.

rung der peritonealen Transportcharakteristik auf die Hämodialyse umzusteigen. Der umgekehrte Weg wird wohl eher selten beschritten, es ist jedoch auch denkbar, bei ausgeprägten Schwierigkeiten mit dem Gefäßzugang von extrakorporaler Therapie auf die Peritonealdialyse zu wechseln. Der Peritonealdialyse stehen gewisse Kontraindikationen entgegen (Tab. 3.3), bei der Hämodialyse ist dies nahezu nur die Unmöglichkeit, einen vaskulären Zugang zu schaffen.

- Fehlende Therapietreue
- Fehlendes Verständnis für die Therapiedurchführung und Hygienevorschriften
- Unfähigkeit zur manuellen Durchführung der Behandlung oder starke Visuseinschränkung (falls kein Partner zur Verfügung steht)
- Größere Voroperationen am Bauch
- Peritoneale Verwachsungen
- Chronisch-entzündliche Darmerkrankungen
- Rezidivierende Divertikulitis

Tab. 3.3: Kontraindikationen zur Durchführung der Peritonealdialyse.

Neben den Vorzügen und Nachteilen der Behandlungskonzepte, die in Tab. 3.2 dargestellt sind und die in unterschiedlichem Maße für den einzelnen Patienten relevant sein mögen, gibt es weitere Argumente, die in der Diskussion oft eine Rolle spielen, jedoch wesentlich weniger stichhaltig belegt sind. Der Aspekt der Biokompatibilität kann je nach verwendeter Membran oder Dialysatzusammensetzung zugunsten des einen oder anderen Verfahrens diskutiert werden. Ähnlich sieht es für die Gefahr der Malnutrition aus, höheren verfahrensbedingten Proteinverlusten bei der Peritonealdialyse steht hier die Möglichkeit der Verwendung nutritiv supplementierter Dialyselösungen gegenüber, mit denen die Malnutrition günstig beeinflusst werden soll.

Versuche, Peritonealdialyse und extrakorporale Behandlung mit kontrolliert prospektiven Ansätzen zu vergleichen, sind weitgehend gescheitert, weil es kaum möglich ist, Patienten mit terminaler Niereninsuffizienz auf die Verfahren zu randomisieren. Dieser Vergleich widerspricht auch der Überlegung einer ans Individuum und die jeweilige Krankheitsphase angepassten Behandlung und kann daher den Unterschieden der Verfahren

nicht wirklich gerecht werden. Eine große Observationsstudie an über 1.200 Patienten zeigte, dass das relative Mortalitätsrisiko in den ersten 12 Monaten der Behandlung bei Peritonealdialyse günstiger war, jenseits des zweiten Jahres dann jedoch die Hämodialysepatienten im Vorteil waren (Abb. 3.9) (14). Allerdings wiesen die Peritonealdialysepatienten in diesem Vergleich günstigere Ausgangsdaten (niedrigeres Alter, weniger Komorbidität) auf.

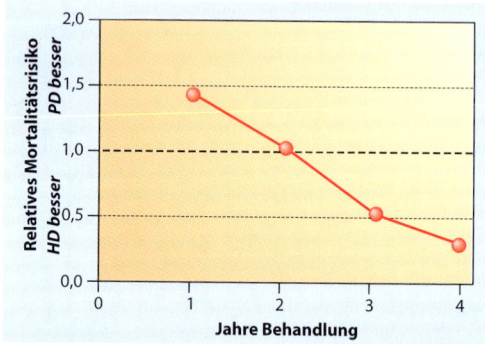

Abb. 3.9: Relatives Mortalitätsrisiko von Patienten unter Peritonealdialyse- oder Hämodialysebehandlung im Langzeitverlauf (nach [14]).

3.4. Extrakorporale Verfahren mit unkonventionellen Zeitschemata

Die Ergebnisse der HEMO-Studie untermauern die These, dass die extrakorporale Therapie mit einer Behandlungsfrequenz 3x wöchentlich bei kürzerer Behandlungsdauer (3-5 h) in ihrer Leistungsfähigkeit weitgehend ausgeschöpft ist. Die Entgiftungsfunktion wird weniger durch die Clearance über das Dialyseverfahren, sondern durch die Umverteilung von extra- nach intravasal begrenzt, ein Vorgang, der deutlich langsamer verläuft als die Dialyse. Der Behandlungsparameter Kt/V beurteilt ausschließlich den Austauschvorgang bei der Dialyse, den inneren Stoffaustausch kann er nicht berücksichtigen. Während die gesunden Nieren ihre Clearanceleistung über 168 Stunden in der Woche erbringen, erfolgt die Toxinelimination durch Dialyse oft nur über 12-16 Stunden pro Woche (Abb. 3.10). Allein aus dieser Gegenüberstellung ergibt sich, dass bei dreimal wöchentlicher Dialyse große Zeiträume verbleiben, in denen Toxine akkumulieren. Eine Normalisierung des inneren Milieus darf somit nicht erwartet werden. Diese Überlegung hat seit langem Konzepte beflügelt, die häufigere und/oder längere Behandlungen zum Ziel haben.

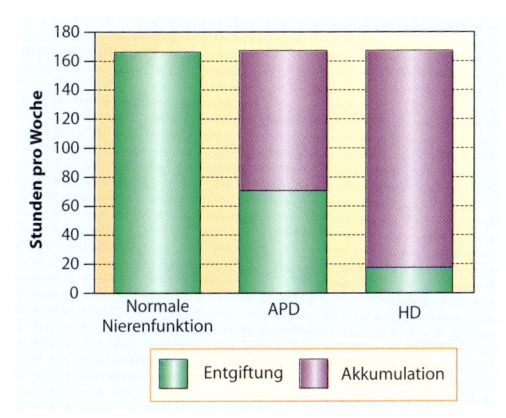

Abb. 3.10: Verhältnis der Zeiten pro Woche, in denen bei normaler Nierenfunktion, 7x wöchentlich nächtlicher automatisierter Peritonealdialyse (APD) oder 3x wöchentlicher Hämodialyse (HD) eine Giftstoffelimination oder -akkumulation stattfinden.

3.4.1. Konzepte

In der Frühzeit der Hämodialysetherapie dauerte eine Sitzung 8-12 Stunden, weil mit den damals verfügbaren Dialysatoren nur geringe Clearanceleistungen zu erreichen waren. Die Effektivität des Behandlungsverfahrens wurde durch die Austauschleistung der Dialysatoren, nicht jedoch durch die Toxinumverteilung zwischen verschiedenen Kompartimenten im Organismus limitiert. Mit der Entwicklung moderner Hochleistungsdialysatoren wurde die Dialysezeit immer weiter verkürzt. Inzwischen liegt die mittlere Dialysezeit nach Daten der "Dialysis Outcomes and Practice Patterns Study (DOPPS)" in Europa bei 234 min pro Sitzung (15).

Zwei grundsätzliche Konzeptionen zur Intensivierung der Dialyse werden seit längerem verfolgt: die Verlängerung der Einzelsitzung auf z.B. 8 h bei Beibehaltung der 3x wöchentlichen Behandlungsfrequenz oder die Steigerung der Dialysehäufigkeit auf 6-7x pro Woche mit kurzen Behandlungszeiten. Zum Teil werden auch Kombinationen beider Konzepte erprobt, so etwa die 7x wöchentliche Langzeitdialyse über Nacht. All diese Schemata können bislang nicht als etabliert gelten, meist bestehen Erfahrungen nur mit relativ kleinen Patientenzahlen. Dennoch hat die Langzeitdialyse möglicherweise erhebliches Entwicklungspotential. Interessanterweise berichten alle Programme, die Erfahrung mit häufiger Dialysebehandlung (6-7x wöchentlich) haben, über ausgezeichnete Funktionsraten der Dialysefisteln, die häufige Punktion scheint sich eher nicht ungünstig auszuwirken.

3.4.2. Eliminationsleistung

Während zunehmend deutlicher wird, dass die Eliminationsleistung der heute überwiegend praktizierten Kurzzeitdialyse kaum noch gesteigert werden kann, birgt die Verlängerung der Behandlungszeit erhebliche Reserven hinsichtlich der Toxinentfernung. Während einer modernen Hochleistungsdialyse lassen sich kleinmolekulare Substanzen wie Kreatinin, Harnstoff oder Phosphat im Blut auf niedrige Werte reduzieren. Durch Umverteilung aus dem Extravasalraum kommt es jedoch zu einem Wiederanstieg der Plasmakonzentrationen binnen weniger Stunden nach Behandlungsende. Dies lässt sich nicht dadurch beeinflussen, dass man die jeweiligen intravasal zu messenden Konzentrationen während der Behandlung noch weiter absenkt. Dehnt man jedoch die Einzeldialyse deutlich zeitlich aus (z.B. 8 h), so kann auch ein deutlicher Anteil der nach intravasal umverlagerten Toxine herausdialysiert werden (Abb. 3.11, [16]).

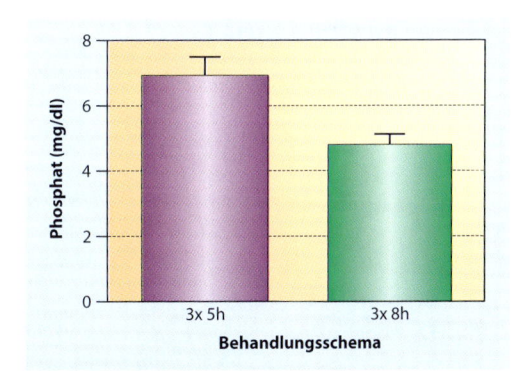

Abb. 3.11: Veränderung des durchschnittlichen Serum-Phosphats bei Wechsel von regelmäßig 3x 5 h Dialyse zu 3x 8 h Dialyse pro Woche (nach [16]).

Dieses Behandlungskonzept sieht eine Steigerung der wöchentlichen Dialysezeit (z.B. von 15 auf 24 h) vor. Alternativ wird eine Beibehaltung der Gesamtzeit bei Verteilung auf mehr Einzelbehandlungen vorgeschlagen. Auch durch tägliche Kurzdialyse kann das Problem der unzureichenden Zugänglichkeit extravasal befindlicher urämischer Solute während einer Dialysesitzung gemildert werden. Eine gewisse Mindestbehandlungszeit ist hierbei jedoch offenbar erforderlich, um eine adäquate Entgiftung zu erreichen. Eine mathematische Simulation der Elimination verschiedener Solute (17) ergab zwar für eine 7x wöchentliche Kurzdialyse von jeweils 100 min im Vergleich zur konventionellen Behandlung 3x 4 h pro Woche eine 3-4 %ige Steigerung der Clearances für kleinmolekulare Substanzen (Abb. 3.12), ob eine solch geringe Steigerung jedoch klinisch relevant sein und den zusätzlichen Aufwand rechtfertigen könnte, muss bezweifelt werden. Die gleichen Modellrechnungen zeigen jedoch, dass sich die Entgiftung durch häufige und lange Therapiesitzungen erheblich intensivieren lässt (Abb. 3.13). Bei diesen Rechnungen wurde für die Langzeitdialysen ein auf 100 ml/min reduzierter Dialysatfluss angenommen.

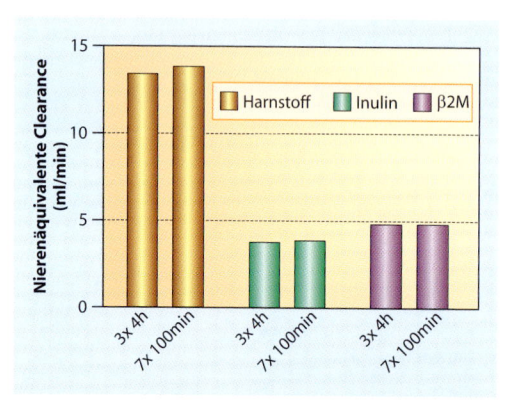

Abb. 3.12: Theoretische nierenäquivalente Clearance für Harnstoff (MG = 60 D), Inulin (MG= 5.200 D) und β2-Mikroglobulin (MG = 11.800 D) bei 3x 4 h Dialyse oder bei 7x 100 min Dialyse pro Woche (nach [17]).

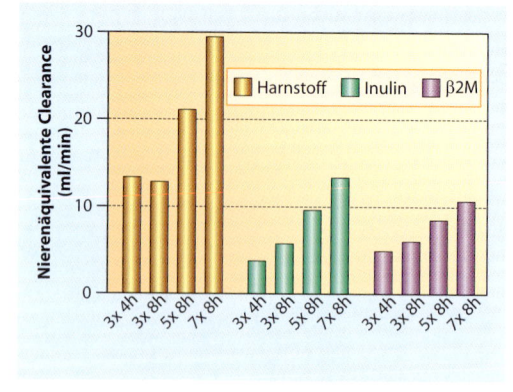

Abb. 3.13: Theoretische nierenäquivalente Clearance für verschiedene Solute bei 3x 4 h Dialyse oder bei 3-5x 8 h Dialyse pro Woche (nach [17]).

Es fällt schwer einzuschätzen, welche klinische Bedeutung die so berechneten Eliminationsdaten haben. Bereits seit mehr als 2 Jahrzehnten sind in verschiedenen Ländern Versuche mit täglicher Kurzzeitdialyse oder Langzeitbehandlungen über Nacht gemacht worden. Die berichteten Erfahrungen (18) sind überwiegend günstig und bestätigen die Modellrechnungen hinsichtlich der Eliminationsleistung. Die klinische Bedeutsamkeit wird durch Berichte untermauert, wonach sich Zeichen der Malnutrition sowie der Erythropoetinverbrauch reduzieren lassen.

3.4.3. Blutdruck

Eines der größten und erfahrensten Programme für lange Dialysezeit besteht in Tassin, Frankreich. Das hier durchgeführte Konzept setzt auf die konsequente Blutdrucknormalisierung durch sehr strikte Volumenbilanzierung. Die Patienten benötigen nahezu keine Blutdruckmedikamente, da sie mittels 3x wöchentlicher Dialyse über je 8 h auf ein sorgfältig bestimmtes Trockengewicht dialysiert werden. Der Einfluss dieses Regimes, welches keine Rücksicht auf eine eventuell frühzeitiger verloren gehende Nierenrestfunktion nimmt, auf den prädialystisch gemessenen Blutdruck ist in Abb. 3.14 dargestellt. Die aus dieser Behandlung resultierenden Mortalitätszahlen sind für ein Kollektiv terminal niereninsuffizienter Patienten bemerkenswert und bei weitem besser als von allen großen Behandlungsregistern berichtet. So lag die 10-Jahres-Überlebensrate von 876 Patienten bei 61,2 % (19). Die Anforderungen an die Therapietreue der Patienten, besonders hinsichtlich der

Flüssigkeitsaufnahme, sind jedoch ausgesprochen hoch (durchschnittliche Gewichtszunahme zwischen Dialysen 1,6 kg). Die Autoren betonen die hohe relative Bedeutung der Volumenbilanzierung und des langsamen Flüssigkeitsentzugs im Verhältnis zu Entgiftungsüberlegungen für die Mortalität, zumal die Ergebnisse nahezu ausschließlich mit relativ kleinen Cuprophandialysatoren und mäßigem Blutfluss (220 ml/min) erreicht wurden.

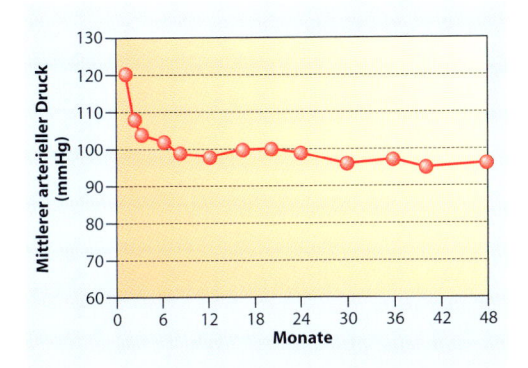

Abb. 3.14: Veränderung des mittleren arteriellen Blutdrucks vor Dialyse bei 876 Patienten nach Einleitung einer strikten Volumenbilanzierung und 3x 8 h Dialyse pro Woche in Tassin (nach [19]).

Die positiven Einflüsse der Langzeitdialyse auf die Blutdruckeinstellung wurden von nahezu allen Autoren bestätigt. Die Bedeutung der Überwässerung für den Blutdruck kann kaum überschätzt werden. Bei kurzen Behandlungszeiten ist es jedoch kaum möglich, die Natrium- und Wasserbilanz zu optimieren, da bei hohem Volumenentzug Blutdruckinstabilität und Muskelkrämpfe drohen.

3.4.4. Patientenakzeptanz, Lebensqualität

Die in Studien zur Anwendung unkonventioneller Dialyseschemata berichteten Daten zur Lebensqualität der Patienten sind durchweg positiv, zum Teil geradezu euphorisch (20). Die unkontrollierten und überwiegend recht kleinen Serien stellen eine Verminderung von Müdigkeit, urämischen Symptomen und Depression fest und berichten über subjektiv empfundene Zunahme der Energie und der körperlichen Leistungsfähigkeit bei den Patienten. Verschiedene psychometrische Werkzeuge wie die SF36-Skala zeigen eine signifikante Verbesserung durch Langzeitdialyse und/oder hochfrequente Dialyse auf. Für die Lebensqualitätsverbesserung gilt wahrscheinlich noch mehr, was auch für die übrigen berichteten Effekte der unkonventionellen Dialyseschemata zutrifft: bisher sind die Veränderungen nicht in großen, randomisierten Studien bestätigt worden. Gerade hinsichtlich Verbesserung der Lebensqualität könnte nämlich die hohe Zuwendung, die ein Patient im Rahmen einer klinischen Studie erfährt, sowie die positive Grundstimmung, von der die Etablierung eines solchen Programms begleitet wird, einen erheblichen Einfluss nehmen (20). Wiederholt wird allerdings auch berichtet, dass Patienten, die Erfahrung mit der Langzeitdialyse gesammelt haben, mehrheitlich nicht mehr zur Kurzzeitdialyse zurückkehren wollen. Mögliche direkt für den Patienten zu erfahrende Vorteile einer Behandlung mit langen Dialysezeiten sind in Tab. 3.4 aufgeführt.

- Höhere körperliche Leistungsfähigkeit
- Weniger Erschöpfungsphasen nach Dialyse
- Bessere Kreislaufstabilität, weniger hypotensive Episoden
- Weniger Muskelkrämpfe
- Fortfall diätetischer Beschränkungen
- Geringere Trinkmengenbeschränkung
- Entfall der Phosphatbindermedikation
- Reduktion der Blutdruckmedikation

Tab. 3.4: Mögliche Vorteile einer Behandlung mit langen und/oder häufigen Dialysen aus Sicht des Patienten.

Ein besonders wichtiger Aspekt für die Akzeptanz von Behandlungsprogrammen mit häufigeren oder länger dauernden Sitzungen für den Patienten ist die dafür aufzuwendende Lebenszeit. Als besonders belastend werden hierbei die Randzeiten empfunden, die nicht direkt der Dialysetherapie dienen. Dies sind zum einen die Fahrzeiten des Patienten zur Behandlungseinrichtung, so dass Heimdialyseverfahren wieder mehr ins Zentrum des Interesses rücken. Ferner sind dies aber auch und vor allem bei der Heimdialyse die Rüstzeiten und Abbauzeiten, die vor und nach der Behandlung an der Dialysemaschine anfallen. Die derzeit zur Verfügung stehende Technik ist aufgrund ihrer Komplexität nur sehr eingeschränkt für die Heimbehandlung geeignet. Mit zunehmendem Interesse an dieser Behandlungsvariante kommen nun mehrere Hersteller mit sehr einfach zu bedienenden Dialysesystemen zunächst in USA auf den Markt, so dass in der nahen Zukunft der breitere Einsatz der allnächtlichen Heimhämodialyse vorstellbar wird.

3.4.5. Ökonomische Aspekte

Eine Steigerung der Dialysefrequenz ist zwangsläufig mit erhöhten direkten Kosten der Dialysebehandlung verbunden. Wirtschaftlichkeitskalkulationen für Deutschland liegen bislang nicht vor und der Vergleich mit den USA und Kanada, für die derartige Rechnungen aufgemacht wurden, ist nur sehr bedingt möglich. Die Refinanzierungssysteme sind unterschiedlich, in Deutschland ist die Wiederverwendung der Dialysatoren ungebräuchlich und Kosten für die Patiententransporte müssen hier den Behandlungskosten hinzugerechnet werden. Es ist aufgrund der Rahmenbedingungen nicht anzunehmen, dass die wirtschaftlichen Ergebnisse einer hochfrequenten (täglichen) Zentrumsdialyse in Deutschland günstiger aussehen könnten als in Nordamerika. Und bereits dort wurden Zusatzkosten pro Patient und Jahr von 7.500-9.000 US$ berechnet.

Günstiger sehen die Kalkulationen für die nächtliche Heimhämodialyse 5-7x pro Woche für jeweils 8 h aus. Eine Analyse aus Toronto, in die die Erfahrungen von 33 Patienten eingingen, die von 3x wöchentlicher Zentrumsdialyse auf eine 6x wöchentliche Heimbehandlung wechselten, ergab eine Kostensteigerung für Verbrauchsmaterialien um 152 %, die aber durch die niedrigeren Personalkosten vollständig aufgefangen werden konnte (21). Die kanadische Kalkulation bezog ihre Erfahrungen hinsichtlich Erythropoetinverbrauch und Hospitalisation mit ein und berechnete eine Kostenreduktion für das Gesundheitssystem durch 7x wöchentliche lange Heimhämodialyse um etwa 20 %. Auch für diese Behandlungsvariante fehlen noch deutsche Zahlen, eine direkte Übertragbarkeit ist sehr fraglich.

3.4.6. Fazit

Die gegenwärtigen Therapieergebnisse bei chronischer Niereninsuffizienz können hinsichtlich Morbidität, Hospitalisationsraten, Lebensqualität und Mortalität nicht befriedigen. Kürzlich abgeschlossene Studien haben Hoffnungen gedämpft, dass sich durch technische Verbesserungen der Hämodialyse noch wesentliche Fortschritte für die Patienten erreichen lassen. Vor diesem Hintergrund stellen alternative Zeitschemata und längere Therapiezeiten einen viel versprechenden Ansatzpunkt dar. Günstige Effekte hinsichtlich Blutdruckeinstellung, Volumenbilanzierung, Phosphathaushalt und Anämiekorrektur wurden in zahlreichen kleineren Untersuchungen dokumentiert, weitere Vorteile könnten in der Verbesserung der Lebensqualität und der körperlichen Leistungsfähigkeit liegen. Bisher ist nicht geklärt, welches intensivierte Schema die besten Ergebnisse bringt. Unter den gegenwärtigen Rahmenbedingungen sind nahezu nur die 3x wöchentliche lange Nachtdialyse im Dialysezentrum oder die nächtliche Heimhämodialyse etablierbar und vielerorts bereits in Gebrauch. Eine neue Gerätegeneration könnte die Heimbehandlung wieder vermehrt aufleben lassen. Bei aller Hoffnung ist jedoch festzuhalten, dass eine Überlegenheit der hier diskutierten Verfahren bislang nicht in ausreichend großen kontrollierten Studien nachgewiesen ist.

3.5. Gefäßzugang für die Hämodialyse

3.5.1. Möglichkeiten des Gefäßzugangs

Eine effektive Hämodialysebehandlung setzt einen Gefäßzugang voraus, der Blutflüsse von 250-400 ml/min erlaubt. Somit kommen nur großlumige zentrale Venenkatheter oder arteriovenöse Fisteln in Betracht. Für die chronische Hämodialysebehandlung ist die Kanülierung der Jugularvenen oder der Vv. subclaviae gebräuchlich, im Rahmen der Notfallbehandlung bei akutem Nierenversagen ist auch eine Katheterinsertion in die V. femoralis möglich. Für die Dauertherapie sind AV-Fisteln aufgrund der geringeren Komplikationsraten in jedem Fall zu bevorzugen. Diese werden in der Regel am Unterarm zwischen A. radialis und V. cephalica angelegt, gelegentlich auch am Oberarm zwischen A. und V. brachialis. Andere Lokalisationen kommen nur bei schwierigen Gefäßverhältnissen in Betracht, so zwischen A. und V. femoralis. AV-Fisteln können unter Verwendung nativer Gefäße oder unter Zuhilfenahme von Kunststoffinterponaten (z.B. PTFE-Grafts) hergestellt werden.

Die "Dialysis Outcomes and Practice Patterns Study (DOPPS)" (22) hat erhebliche Unterschiede in der Präferenz für einzelne Gefäßzugangswege in Europa und Nordamerika dokumentiert (Abb. 3.15). Insbesondere Frauen und ältere Patienten werden in den USA überwiegend über zentrale Venenkatheter dialysiert, während in Europa die AV-Fistel dominiert. Noch eindrucksvoller ist der Unterschied bei Patienten, die neu mit der Dialyse beginnen. Der Behandlungsbeginn erfolgt bei 60 % der amerikanischen Patienten über einen zentralen Venenkatheter, während dies in Europa nur bei 31 % der Patienten der Fall ist. Ein Grund hierfür kann sein, dass Patienten mit chronischer Niereninsuffizienz in Europa deutlich früher beim Nephrologen vorstellig werden als in USA. So waren im Durchschnitt in Europa 84 % der Patienten spätestens 30 Tage vor Beginn der Dialysepflicht vom Fachspezialisten gesehen worden, in USA war dies nur bei 74 % der Patienten der Fall. Je frühzeitiger der Patient jedoch nephrologisch betreut wird, desto größer ist die Wahrscheinlichkeit, dass er bei Eintritt der terminalen Niereninsuffizienz bereits über eine punktierbare AV-Fistel verfügt.

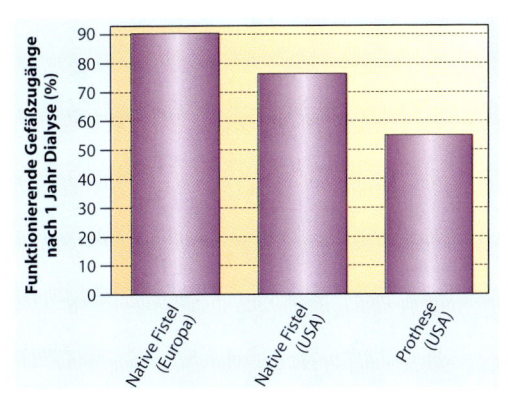

Abb. 3.16: 1-Jahres-Funktionsraten von Gefäßzugängen (nach [22]).

Für den Patienten ist das Funktionieren des Gefäßzugangs essentiell, Komplikationen und Folgekrankheiten tragen sehr erheblich zur Hospitalisierung und Morbidität bei (23) und verursachen eine nicht zu unterschätzende subjektive Belastung. Zusätzlich hat sich herausgestellt, dass der Typ des Dialysezugangs auch für die Mortalität des Dialysepatienten relevant ist (24). Das Mortalitätsrisiko ist mit zentralem Venenkatheter am höchsten, zumindest beim Diabetiker ist jedoch auch die Prothesenfistel gegenüber dem Nativshunt ein Risikofaktor für frühzeitigeren Tod (Abb. 3.17, [24]).

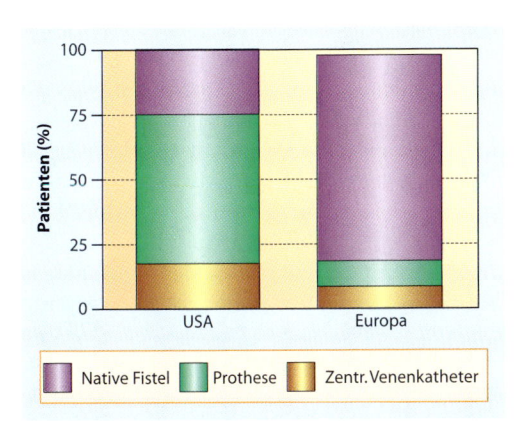

Abb. 3.15: Gefäßzugang zur Hämodialyse bei 3.813 chronischen Dialysepatienten in USA und 2.455 Patienten in Europa (nach [22]).

Die häufige Verwendung von Gefäßprothesen zur Dialyse in den USA hat wahrscheinlich historische und organisatorische Gründe. Die DOPPS-Daten haben hingegen gezeigt, dass die Verwendung von Nativfisteln Vorteile bringt. Abb. 3.16 zeigt die ausgeprägten Unterschiede in den Funktionszeiten der Fisteln.

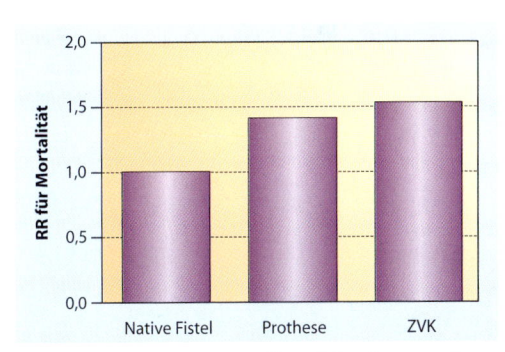

Abb. 3.17: Relatives Mortalitätsrisiko für prävalente diabetische Dialysepatienten mit unterschiedlichen Gefäßzugängen. Die Daten wurden korrigiert für den Einfluss von Alter, Rasse, Geschlecht, BMI, Raucherstatus, AVK, ischämische Herzerkrankung, Herzinsuffizienz, Malignome, Gehfähigkeit und Schulbildung (nach [24]).

Auch der Beginn einer Dauerdialyse mit einem zentralen Venenkatheter wirkt sich nachteilig auf die Prognose aus. Optimal ist der terminal Niereninsuffiziente daher behandelt, wenn er bei Eintritt der Dialysepflicht bereits über eine ausgereifte native AV-Fistel verfügt.

3.5.2. Zentrale Venenkatheter

3.5.2.1. Typen und Lokalisationen

Zahlreiche Kathetertypen stehen für die Hämodialysebehandlung zur Verfügung. Die notwendigen hohen Blutflussraten werden mit Katheterdurchmessern > 10 French erreicht. Direkt in die V. jugularis oder in Ausnahmefällen in die V. subclavia implantierte Katheter sollten aufgrund des Infektionsrisikos in der Regel nur 2-4 Wochen lang benutzt werden und sind für die chronische Nierenersatztherapie nicht geeignet. Sie haben ihren Haupteinsatzbereich beim akuten Nierenversagen oder zur Überbrückung bei Komplikationen der Fistel.

Als Alternative zur AV-Fistel kann ein zentralvenöser Dauerkatheter angelegt werden, dessen äußeres Segment durch einen längeren subkutanen Tunnel verläuft und in der Regel mit einer in der Haut einwachsenden Muffe abgesichert ist. Diese Katheter, die in ein- und zweilumigen Versionen verfügbar sind, reduzieren das Risiko einer Infektion entlang der Katheteraußenwand in den Blutstrom hinein. Während Dauerdialysekatheter durchaus gebräuchlich sind, haben sich die subkutan zu implantierenden Portsysteme aufgrund der Kosten und Komplikationsraten nicht durchsetzen können.

Auch bei den Präferenzen für die Katheterposition gibt es Unterschiede zwischen den USA und Europa. Aus den DOPPS-Daten geht hervor, dass in USA sehr viel häufiger als in Europa der Zugang über die V. subclavia gewählt wird (Abb. 3.18) (22). Dabei ist gut belegt, dass die Subclaviakanülierung mit einer deutlich höheren Rate an Thrombosierungen oder Ausbildung von Venenstenosen assoziiert ist, die letztlich die erneute Verwendung der Venen dieser Seite unmöglich machen können. Eine Insertion von Dialysekathetern in die V. subclavia sollte eine Ausnahme darstellen, wenn sich andere Zugänge nicht etablieren lassen.

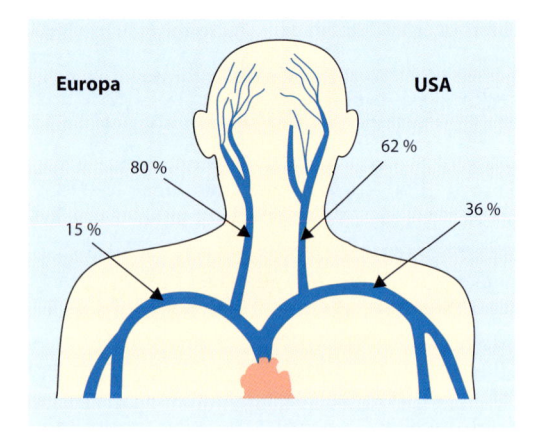

Abb. 3.18: Häufigkeit der Anlage von temporären Dialysekathetern in die Vv. jugulares oder subclaviae (Daten der DOPPS-Studie, [22]).

3.5.2.2. Katheterpflege

Zentrale Venenkatheter müssen nach Gebrauch blutleer gemacht und mit einer koagulationshemmenden Lösung gefüllt werden. Typische Füllvolumina liegen je nach Kathetertyp zwischen 1-2,5 ml pro Schenkel. Gebräuchlich ist das Verfüllen des Katheters mit verdünnten oder unverdünnten Heparinlösungen. Dies ist jedoch mit der Gefahr der versehentlichen systemischen Applikation relativ hoher Heparindosen verbunden und kommt z.B. bei Heparin-induzierter Thrombopenie Typ II generell nicht in Betracht. Ein weiterer Nachteil besteht in der fehlenden antibakteriellen Hemmwirkung von Heparin. Alternativ können Dialysekatheter mit kommerziell verfügbaren Lösungen verschlossen werden, die niedrige Citratkonzentrationen sowie das antimikrobielle Taurolidin enthalten. Die mittelfristige bakterielle Kolonisation des Katheters ist hierdurch im Vergleich mit Heparin zwar nicht aufzuhalten, die Gefahr der Sepsis kann jedoch relevant vermindert werden (25). Außerdem entfällt die Gefahr der Überantikoagulation selbst im Falle einer versehentlichen Injektion der Verschlusslösung in den Patienten. Anstelle von Taurolidin-Lösungen können auch reine Citratlösungen verwendet werden, wobei niedrige (4 %) im Gegensatz zu hohen (z.B. 30-47 %) Citratkonzentrationen jedoch gegenüber Heparin keine mikrobiologischen Vorteile aufweisen. Höher konzentrierte Citratlösungen können bei fehlerhafter Anwendung und Injektion in den Patienten zwar zu unangenehmen Nebenwirkungen durch passagere Hypokalzämie führen, verglichen mit Heparin jedoch nicht zu einer relevanten Gerinnungshemmung. Bei fachkundiger Anwendung stellen sie somit eine kostengünstige Alternative zum Taurolidin dar.

3.5.2.3. Katheterkomplikationen

Häufigste Katheterkomplikationen sind die Infektion, die Thrombosierung oder mechanische Probleme wie das Abknicken, Einreißen oder die akzidentelle Extraktion. Besonders die Infektionen verdienen Aufmerksamkeit. In einer französischen Zusammenstellung lag die Infektionsrate bei 1,1 pro 1.000 Kathetertagen, ganz überwiegend waren Staphylokokken nachweisbar (55 % der Infektionen) (26). Zu dieser Problematik s.a. Kap. 7.

Im klinischen Alltag kommt es immer wieder zu Problemen aufgrund von thrombotisch verschlossenen zentralen Venenkathetern. Bei temporären Kathetern sollte ein Wechsel vorgenommen werden, für Dauerkatheter mit subkutanem Cuff kommt auch der Versuch einer lokalen Lysebehandlung in Betracht (Tab. 3.5). Bei allen Manövern zur Entfernung von Katheterthromben sollte man sich vergegenwärtigen, dass bei Ablösung die Gefahr von Lungenembolien besteht. Klinisch relevante Embolisationen sind jedoch selten.

- 20.000 IE Urokinase in 15 ml NaCl 0,9 % auflösen
- Langsame Infusion mit Pumpe über mind. 20 min
- Anschließend 10 min abwarten
- Katheter anspülen und Dialyse anschließen

Tab. 3.5: Durchführung der Urokinaselyse eines Dauerdialysekatheters.

3.5.3. AV-Fisteln

3.5.3.1. AV-Fistelanlage

Eine rechtzeitige Anlage der AV-Fistel führt sowohl zu einer Verbesserung der Funktionszeiten des Dialysezugangs als auch zu einer verbesserten Prognose des Patienten. Somit sollte versucht werden, auf die Einlage von temporären Kathetern zu Beginn der Dauerdialysebehandlung zu verzichten und Sorge zu tragen, dass der Patient bereits mit Eintritt der terminalen Niereninsuffizienz über eine ausgereifte, punktable Fistel verfügt. Wann aber ist der beste Zeitpunkt für die Shuntchirurgie?

Eine zu früh angelegte Fistel kann im Verlauf thrombosieren oder zu einer dauerhaften kardialen Volumenbelastung führen. Diese Probleme treten jedoch relativ selten klinisch in den Vordergrund, die Gefahr einer zu späten Anlage der Fistel scheint eher gegeben zu sein. Bei der Planung ist zu beachten, dass je nach Gefäßdurchmesser 6-8 Wochen benötigt werden, während der die Dialysefistel ausreift. Eine zu frühe Punktion ist auch nach großen Sammelstatistiken mit einer unzureichenden Langzeitfunktion des Shunts assoziiert (27).

Unterarmfisteln sind aus mehreren Gründen bei der Primäranlage zu bevorzugen. Ein sehr großer Teil der Patienten benötigt während seiner Dialysezeit mehr als eine Fistel. Eine primäre Anlage am Unterarm bewahrt die Oberarmvenen als Reserve für weitere Fistelanlagen. Zusätzlich kommt es bei Unterarmfisteln selten zu einer relevanten kardialen Volumenbelastung, weil die Flussvolumina geringer (meist max. 1-1,5 l/min) sind als am Oberarm. Aus dem gleichen Grund kommt es bei Unterarmshunts auch seltener zu peripheren Ischämien, die mitunter den Verschluss einer Fistel erzwingen. Um dem Patienten mehr Freiheiten während der Behandlung einräumen zu können, sollte die nichtdominante Seite zur Shuntanlage verwendet werden, wenn nicht die Gefäßsituation dagegen steht.

Nur ein Teil der Patienten, die auf eine chronische Dialysebehandlung vorbereitet werden, weist kräftige, äußerlich gut sichtbare Armvenen auf. Bei diesen kann man sich nach Stauung einen guten Überblick über den Gefäßverlauf verschaffen, eine weitere Diagnostik vor Fistelchirurgie ist nicht erforderlich. Lediglich auf konsequente Schonung der Venen muss geachtet werden (Blutentnahmen und Venenverweilkanülen nur auf dem Handrücken!). In vielen Fällen wird jedoch eine Darstellung der Venen sinnvoll sein, um die Fistelanlage planen zu können. Konventionelle Angiographien unter Verwendung von Röntgenkontrastmittel sind bei den typischen Patienten mit fortgeschrittener Niereninsuffizienz möglichst zu vermeiden. Als Alternative hat sich die CO_2-Angiographie bewährt. In der Hand des Erfahrenen ist die Farbduplexsonographie ebenfalls eine wertvolle Methode. Besonderer Vorteil ist hierbei die Möglichkeit, die Lumenweite der V. cephalica auszumessen. Eine minimale Lumenweite von mehr als 2,0 mm ist wünschenwert, bei dünneren Gefäßen gelingt die

Ausreifung einer funktionsfähigen Dialysefistel nur in seltenen Fällen (16 % der Shuntanlagen [28]). Limitierend ist hingegen das Fehlen von Übersichtsbildern zur Operationsplanung.

3.5.3.2. Komplikationen

Dialysefisteln weisen eine ganze Anzahl von Komplikationsmöglichkeiten auf (Tab. 3.6). Dabei kommen die Thrombosierung 3x und die Infektion doppelt so häufig bei Kunststoffprothesen im Vergleich zur nativen Fistel vor. Die Häufigkeit von Aneurysmata ist bei beiden Varianten vergleichbar, die hämodynamischen Komplikationen des Steal-Phänomens und der Volumenbelastung des Herzens hängen mehr von der Lokalisation der Fistel und ihrer Größe als vom Material ab.

- Thrombose
- Stenosierung arteriell oder venös
- Steal-Phänomen mit Minderperfusion der Hand
- Aneurysma
- Infektion
- Herzinsuffizienz bei Volumenbelastung

Tab. 3.6: Komplikationen der AV-Fisteln zur Dialysebehandlung.

Die Aneurysmabildung wird durch eine fehlerhafte Punktionstechnik begünstigt. Nach jeder Punktion bildet sich Narbengewebe, welches einerseits die Gefäßläsion wieder verschließt, andererseits aber auch zu einer ganz geringen Erweiterung des Gefäßlumens führt. So sollte nach Möglichkeit auf regelmäßige Punktionen in einem sehr kleinen Areal verzichtet werden, weil dies direkt zur Bildung von Aneurysmata führt. Umgekehrt kann die Gefäßerweiterung auch gezielt an Stellen eingesetzt werden, wo eine Stenosierung reduziert werden soll.

Insbesondere für die native Fistel gilt, dass eine zu frühzeitige Punktion einen wichtiger Risikofaktor für das Primärversagen und den raschen Funktionsverlust darstellt (27). Individuell unterschiedlich kann es 6-8 Wochen dauern, bis eine Fistel als Dialysezugang genutzt werden kann. Bei PTFE-Implantaten ist dies hingegen oft schon nach wenigen Tagen bis einer Woche möglich.

Zur Stenosebildung kommt es vor allem durch myointimale Proliferation der Wand der Fistelvene. Die Stenose stellt die wichtigste Ursache für die Thrombosierung dar. Zumindest ein Teilaspekt in der Pathogenese dieser Gefäßwandveränderungen ist genetisch determiniert. So konnte ein Zusammenhang mit dem Genotyp des profibrotischen Zytokins TGF-β1 belegt werden (Abb. 3.19) (29). Patienten mit erblich vorgegebener vermehrter Produktion von TGF-β1 weisen eine deutlich ungünstigere Prognose hinsichtlich der Langzeitfistelfunktion auf.

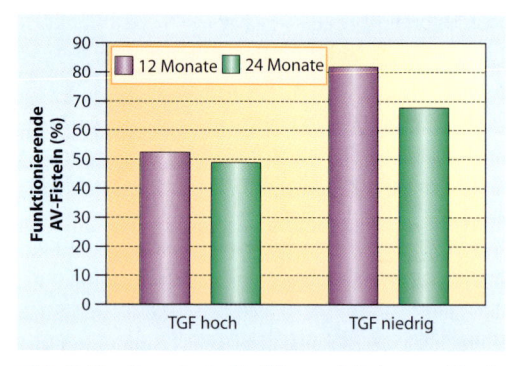

Abb. 3.19: Genetische Einflüsse auf die Langzeitfunktion von Dialysefisteln. Bei Patienten mit genetisch bedingter, höherer Produktion des profibrotischen Zytokins TGF-β1 kommt es deutlich schneller zum Versagen der Fistel, sowohl nach 12 als auch 24 Monaten ist die Funktionsrate gegenüber Patienten mit anderen Genotypen vermindert (nach [29]).

Eine Dialysefistel kann radiologisch mit recht guten Primärergebnissen interveniert werden. Sogar verschlossene Fisteln lassen sich in vielen Fällen rekanalisieren. Die Langzeitergebnisse nach Rekanalisation sind jedoch in den meisten Fällen sehr enttäuschend (Abb. 3.20) (30). Hierbei unterscheiden sich die nativen Fisteln leider nicht wesentlich von den Prothesenshunts (31). Allerdings lassen sich durch wiederholte radiologische Interventionen etwas bessere Funktionszeiten erreichen, ohne den Patienten einem zu hohen periinterventionellen Risiko aussetzen zu müssen. Der wichtigste prognostische Faktor für das dauerhafte Gelingen einer Fistelintervention ist die Länge der Stenose, liegt diese über 2 cm, so steigt die Restenosegefahr gegenüber kürzeren Läsionen auf das 5fache.

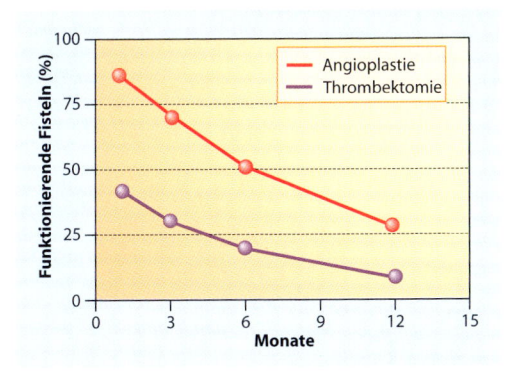

Abb. 3.20: Funktionsraten nach erster Angioplastie oder Thrombektomie einer Prothesenfistel (nach [30]).

Die Frage der optimalen Stenoseprophylaxe ist bisher nicht beantwortet. Eine neuere Studie kombinierte 325 mg ASS und 75 mg Clopidogrel täglich zur Verbesserung der Funktionsdauer von PTFE-Prothesen, musste jedoch bei unvertretbar häufigen Blutungskomplikationen abgebrochen werden, ohne eine Verbesserung der Fistelfunktion erreicht zu haben (32); ASS allein ist unwirksam in der Prophylaxe der Fistelthrombose, in Kombination mit Dipyridamol scheint es zumindest bei PTFE-Interponaten das Stenoserisiko zu senken (33). Ob diese Daten auch auf Nativfisteln übertragbar sind, ist unklar. Eine orale Antikoagulation wird allgemein nicht empfohlen, für die spezielle Indikation der Dialysefistel liegen jedoch kaum Daten vor.

3.5.3.3. Überwachung des Fistelflusses

Eine regelmäßige Palpation und Auskultation der Dialysefistel gehört zur ärztlichen Betreuung des Dialysepatienten hinzu. Wahrscheinlich reicht es aus, mit diesen einfachen Mitteln die Funktion des Shunts zu überwachen. Es ist aber sicher sinnvoll, den Blutfluss über die Fistel einmalig quantitativ zu bestimmen und diesen Wert zu Vergleichszwecken im Krankenblatt zu vermerken. Im Falle eines klinischen Verdachts auf Fistelfehlfunktion können dann erneute Messungen angefertigt werden.

Zur Fistelflussmessung kommen verschiedene Ultraschalltechniken in Einsatz. Einerseits kann die Passagezeit eines definierten Bolus physiologischer Kochsalzlösung bestimmt werden, andererseits kann mittels Duplexsonographie sowohl die Gefäßmorphologie als auch der Fluss abgeschätzt werden. Beide Verfahren weisen eine relativ große Schwankungsbreite der Ergebnisse auf, der Nachweis von Stenosen und Thrombosierungen mittels Duplexsonographie ist jedoch sehr zuverlässig. Normwerte des Fistelflusses lassen sich aufgrund der großen interindividuellen Unterschiede nicht definieren. Als grobe Orientierung kann man angeben, dass der Fistelfluss mindestens etwa doppelt so hoch wie der extrakorporale Blutfluss sein sollte, um eine Rezirkulation zu vermeiden. Sehr hohe Fistelflüsse können über die kardiale Volumenbelastung problematisch werden. Welches Zeitvolumen hier tolerabel ist, hängt vor allem von der myokardialen Leistungsfähigkeit ab, Fistelflüsse unter 1-1,5 l/min sind hier selten problematisch.

Es wurde vorgeschlagen, durch regelmäßiges Fistelmonitoring mittels Flussmessung oder morphologischer Darstellung im Ultraschall Stenosen frühzeitig zu erkennen und einer elektiven Intervention zuzuführen, anstatt eine Notfallintervention bei Verschluss durchführen zu müssen. Diese Empfehlung beruht darauf, dass die Abnahme des Flusses um 25 %, ein absoluter Fluss unter 600 ml/min in AV-Fisteln oder die Reduktion des mittleren arteriellen Blutdrucks im Verlauf um 30 mmHg starke Prädiktoren für das Auftreten einer Fistelthrombose innerhalb der nächsten 3 Monate sind (34). Ein Vorteil der regelmäßigen monatlichen Fistelüberwachung durch Blutflussmessung hinsichtlich Fistelüberleben konnte in einer randomisierten Untersuchung jedoch nicht nachgewiesen werden. Hingegen wurden insgesamt wesentlich mehr Interventionen veranlasst, was erhebliche Zweifel an der Effizienz eines so engmaschigen Überwachungsprogramms aufkommen lässt (35). Wir bevorzugen eine regelmäßige klinische Untersuchung sowie die gezielte Sonographie bei Flussproblemen während der Dialyse, Rezirkulation oder Steal-Phänomenen.

Die Rezirkulation in der Dialysefistel lässt sich abschätzen, indem man die Harnstoffkonzentration im arteriellen Schenkel des Dialysesystems zum systemischen und venösen Harnstoff in Beziehung setzt (Abb. 3.21). Im Idealfall ohne Rezirkulation wäre der arterielle Harnstoff gleich dem systemischen und der Rezirkulationsquotient Null. Je niedriger der arterielle Harnstoff im Verhältnis zum systemischen Harnstoff ist, desto mehr Blut ist aus dem venösen Dialyseschenkel zugemischt. Da es unpraktisch ist, einen systemischen Harnstoffwert durch Venenpunktion während der Dialyse zu bestimmen, verwendet man als Näherung eine Blutprobe aus dem arteriellen Dialyseschlauch, nachdem zuvor die Blutpumpe für mindestens 2 Minuten auf max. 50 ml/min eingestellt war, da durch den niedrigen Fluss der Rezirkulationseffekt verschwindet und sich der Messwert dem systemischen Wert angleicht.

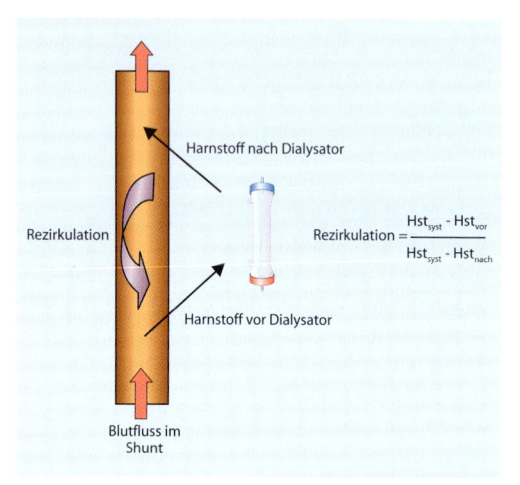

$$Rezirkulation = \frac{Hst_{syst} - Hst_{vor}}{Hst_{syst} - Hst_{nach}}$$

Abb. 3.21: Rezirkulation in der Dialysefistel und ihre Quantifizierung.

3.6. Literatur

1. Ronco C, Bellomo R: Renal replacement methods in acute renal failure, in Davison AM, Cameron JS, Grünfeld JP, Kerr DNS, Ritz E, Winearls CG (Hrsg.): Oxford Textbook of Clinical Nephrology, Kap. 10.4. Oxford, 1998, S. 1583-1607

2. van Ypersele de Strihou C, Jadoul M, Malghem J, Maldague B, Jamart J: Effect of dialysis membrane and patient's age on signs of dialysis-related amyloidosis. The Working Party on Dialysis Amyloidosis. Kidney Int 39:1012-1019, 1991

3. Ward RA, Schmidt B, Hullin J, Hillebrand GF, Samtleben W: A comparison of on-line hemodiafiltration and high-flux hemodialysis: a prospective clinical study. J Am Soc Nephrol 11:2344-2350, 2000

4. Stein G, Franke S, Mahiout A, Schneider S, Sperschneider H, Borst S, Vienken J: Influence of dialysis modalities on serum AGE levels in end-stage renal disease patients. Nephrol Dial Transplant 16:999-1008, 2001

5. Eknoyan G, Beck GJ, Cheung AK, Daugirdas JT, Greene T, Kusek JW, Allon M, Bailey J, Delmez JA, Depner TA, Dwyer JT, Levey AS, Levin NW, Milford E, Ornt DB, Rocco MV, Schulman G, Schwab SJ, Teehan BP, Toto R: Effect of dialysis dose and membrane flux in maintenance hemodialysis. N Engl J Med 347:2010-2019, 2002

6. Cheung AK, Levin NW, Greene T, Agodoa L, Bailey J, Beck G, Clark W, Levey AS, Leypoldt JK, Ornt DB, Rocco MV, Schulman G, Schwab S, Teehan B, Eknoyan G: Effects of high-flux hemodialysis on clinical outcomes: results of the HEMO study. J Am Soc Nephrol 14:3251-3263, 2003

7. Locatelli F, Marcelli D, Conte F, Limido A, Malberti F, Spotti D: Comparison of mortality in ESRD patients on convective and diffusive extracorporeal treatments. The Registro Lombordo Dialisi E Trapianto. Kidney Int 55:286-293, 1999

8. Canaud B, Bragg-Gresham JL, Marshall MR, Desmeules S, Gillespie BW, Depner T, Klassen P, Port FK: Mortality risk for patients receiving hemodiafiltration versus hemodialysis: European results from the DOPPS. Kidney Int 69:2087-2093, 2006

9. Churchill DN, Bird DR, Taylor DW, Beecroft ML, Gorman J, Wallace JE: Effect of high-flux hemodialysis on quality of life and neuropsychological function in chronic hemodialysis patients. Am J Nephrol 12:412-418, 1992

10. Wehle B, Asaba H, Castenfors J, Furst P, Gunnarsson B, Shaldon S, Bergstrom J: Hemodynamic changes during sequential ultrafiltration and dialysis. Kidney Int 15:411-418, 1979

11. Maggiore Q, Pizzarelli F, Dattolo P, Maggiore U, Cerrai T: Cardiovascular stability during haemodialysis, haemofiltration and haemodiafiltration. Nephrol Dial Transplant 15 Suppl 1:68-73, 2000

12. Karamperis N, Sloth E, Jensen JD: Predilution hemodiafiltration displays no hemodynamic advantage over low-flux hemodialysis under matched conditions. Kidney Int 67:1601-1608, 2005

13. Lornoy W, Becaus I, Billiouw JM, Sierens L, Van Malderen P, D'Haenens P: On-line haemodiafiltration. Remarkable removal of beta2-microglobulin. Long-term clinical observations. Nephrol Dial Transplant 15 Suppl 1:49-54, 2000

14. Termorshuizen F, Korevaar JC, Dekker FW, Van Manen JG, Boeschoten EW, Krediet RT: Hemodialysis and peritoneal dialysis: comparison of adjusted mortality rates according to the duration of dialysis: analysis of The Netherlands Cooperative Study on the Adequacy of Dialysis 2. J Am Soc Nephrol 14:2851-2860, 2003

15. Rayner HC, Pisoni RL, Bommer J, Canaud B, Hecking E, Locatelli F, Piera L, Bragg-Gresham JL, Feldman HI, Goodkin DA, Gillespie B, Wolfe RA, Held PJ, Port FK: Mortality and hospitalization in haemodialysis patients in five European countries: results from the Dialysis Outcomes and Practice Patterns Study (DOPPS). Nephrol Dial Transplant 19:108-120, 2004

16. Haag-Weber M: Treatment options to intensify hemodialysis. Kidney Blood Press Res 26:90-95, 2003

17. Clark WR, Leypoldt JK, Henderson LW, Mueller BA, Scott MK, Vonesh EF: Quantifying the effect of changes in the hemodialysis prescription on effective solute removal with a mathematical model. J Am Soc Nephrol 10:601-609, 1999

18. Woods JD, Port FK, Orzol S, Buoncristiani U, Young E, Wolfe RA, Held PJ: Clinical and biochemical correlates of starting "daily" hemodialysis. Kidney Int 55:2467-2476, 1999

19. Laurent G, Charra B: The results of an 8 h thrice weekly haemodialysis schedule. Nephrol Dial Transplant 13 Suppl 6:125-131, 1998

20. Kutner NG: Quality of life and daily hemodialysis. Semin Dial 17:92-98, 2004

21. McFarlane PA, Pierratos A, Redelmeier DA: Cost savings of home nocturnal versus conventional in-center hemodialysis. Kidney Int 62:2216-2222, 2002

22. Pisoni RL, Young EW, Dykstra DM, Greenwood RN, Hecking E, Gillespie B, Wolfe RA, Goodkin DA, Held PJ: Vascular access use in Europe and the United States: results from the DOPPS. Kidney Int 61:305-316, 2002

23. Arora P, Kausz AT, Obrador GT, Ruthazer R, Khan S, Jenuleson CS, Meyer KB, Pereira BJ: Hospital utilization among chronic dialysis patients. J Am Soc Nephrol 11:740-746, 2000

24. Dhingra RK, Young EW, Hulbert-Shearon TE, Leavey SF, Port FK: Type of vascular access and mortality in U.S. hemodialysis patients. Kidney Int 60:1443-1451, 2001

25. Betjes MG, van Agteren M: Prevention of dialysis catheter-related sepsis with a citrate-taurolidine-containing lock solution. Nephrol Dial Transplant 19:1546-1551, 2004

26. Jean G, Charra B, Chazot C, Vanel T, Terrat JC, Hurot JM, Laurent G: Risk factor analysis for long-term tunneled dialysis catheter-related bacteremias. Nephron 91:399-405, 2002

27. Rayner HC, Pisoni RL, Gillespie BW, Goodkin DA, Akiba T, Akizawa T, Saito A, Young EW, Port FK: Creation, cannulation and survival of arteriovenous fistulae: data from the Dialysis Outcomes and Practice Patterns Study. Kidney Int 63:323-330, 2003

28. Mendes RR, Farber MA, Marston WA, Dinwiddie LC, Keagy BA, Burnham SJ: Prediction of wrist arteriovenous fistula maturation with preoperative vein mapping with ultrasonography. J Vasc Surg 36:460-463, 2002

29. Heine GH, Ulrich C, Sester U, Sester M, Kohler H, Girndt M: Transforming growth factor beta1 genotype polymorphisms determine AV fistula patency in hemodialysis patients. Kidney Int 64:1101-1107, 2003

30. Lilly RZ, Carlton D, Barker J, Saddekni S, Hamrick K, Oser R, Westfall AO, Allon M: Predictors of arteriovenous graft patency after radiologic intervention in hemodialysis patients. Am J Kidney Dis 37:945-953, 2001

31. Clark TW, Hirsch DA, Jindal KJ, Veugelers PJ, LeBlanc J: Outcome and prognostic factors of restenosis after percutaneous treatment of native hemodialysis fistulas. J Vasc Interv Radiol 13:51-59, 2002

32. Kaufman JS, O'Connor TZ, Zhang JH, Cronin RE, Fiore LD, Ganz MB, Goldfarb DS, Peduzzi PN: Randomized controlled trial of clopidogrel plus aspirin to prevent hemodialysis access graft thrombosis. J Am Soc Nephrol 14:2313-2321, 2003

33. Sreedhara R, Himmelfarb J, Lazarus JM, Hakim RM: Anti-platelet therapy in graft thrombosis: results of a prospective, randomized, double-blind study. Kidney Int 45:1477-1483, 1994

34. Paulson WD, Ram SJ, Faiyaz R, Caldito GC, Atray NK: Association between blood pressure, ultrafiltration, and hemodialysis graft thrombosis: a multivariable logistic regression analysis. Am J Kidney Dis 40:769-776, 2002

35. Ram SJ, Work J, Caldito GC, Eason JM, Pervez A, Paulson WD: A randomized controlled trial of blood flow and stenosis surveillance of hemodialysis grafts. Kidney Int 64:272-280, 2003

4. Dialysedosis

In den letzten Jahren hat sich die regelmäßige Messung der Dialysedosis immer weiter etabliert. Die anfängliche Skepsis ist der Einsicht für die Notwendigkeit der Dokumentation einer qualitativ guten Dialysetherapie gewichen. Natürlich stellt die Messung der Dialysedosis nicht den einzigen Qualitätsparameter bei der Behandlung von Dialysepatienten dar, andererseits ist es einer der wenigen Qualitätsparameter, der standardisiert gemessen und zum Benchmarking eingesetzt werden kann. Die Bedeutung der Dialysedosis wird durch die Assoziation mit Mortalität und Morbidität von Dialysepatienten belegt. Die kürzlich veröffentlichte Richtlinie des Gemeinsamen Bundesausschusses (GBA) zur Sicherung der Qualität von Dialysebehandlungen verpflichtet die behandelnden Nephrologen zur regelmäßigen Dokumentation von Dialysezeit, Dialysefrequenz und verabreichter Dialysedosis anhand der Harnstoff-Kt/V.

Seit klinische Studien gezeigt haben, dass bei einem herkömmlichen Dialyseregime von 3 Behandlungen pro Woche durch alleinige Steigerung der Dialysedosis die exzessive Mortalitätsrate von Dialysepatienten nicht weiter gesenkt werden kann, ist das Interesse an alternativen intensivierten Dialyseregimen gewachsen. Gerade unter dem Aspekt einer größeren Diversifizierung der Dialysefrequenz wird es notwendig sein, die Dialysedosis in Zukunft auch anhand Frequenz-unabhängiger Parameter zu beurteilen.

In diesem Kapitel sollen die notwendigen Grundlagen der Beurteilung der Dialysedosis dargelegt werden, zusammen mit einer Diskussion bedeutender Behandlungsstrategien zur Steigerung der Behandlungsdosis. Hinsichtlich des Vergleichs der Dialysedosis bei unterschiedlichen Dialysefrequenzen wird mit der Standard-Kt/V ein neuer Parameter vorgestellt, der in Zukunft an Bedeutung gewinnen dürfte.

4.1. Grundlagen

Zur Beurteilung der Dialysedosis wird die Elimination renal eliminierbarer Substanzen mit klinisch nachgewiesener Toxizität herangezogen. Es wird dabei zwischen Urämietoxinen kleinen und mittleren Molekulargewichtes unterschieden. International hat sich die Bestimmung von Harnstoff und Kreatinin als Modellsubstanzen für kleinmolekulare Urämietoxine und β2-Mikroglobulin und Vitamin B12 als Markersubstanzen für mittelmolekulare Toxine durchgesetzt. Neben der Molekulargröße und der Plasmakonzentration ist für die Beurteilung der Eliminationsrate auch die Kenntnis des Gesamtpools der jeweils untersuchten Markersubstanz wichtig. In dieser Hinsicht ist Harnstoff den anderen Substanzen überlegen, da Harnstoff kaum an Eiweiß gebunden ist und sich per diffusionem im gesamten Körperwasser gleichmäßig verteilt. Ist der Körperwassergehalt bekannt, kann somit die Gesamtmenge an akkumuliertem Harnstoff und somit auch die mittels Dialyse eliminierte Harnstoff-Fraktion quantitativ ermittelt werden. Die Berechnung der Harnstoffelimination hat sich sowohl bei Peritonealdialyse, als auch bei Hämodialyse als gut reproduzierbare und verlässliche Methode zur Beurteilung der verabreichten Dialysedosis etabliert.

4.1.1. Prädialytische Harnstoffkonzentration

In den letzten Jahrzehnten wurde keine andere Substanz hinsichtlich ihrer Elimination durch die Dialyse so genau untersucht, wie Harnstoff. Zunächst wurde in der NCDS-Studie in den frühen 80er Jahren (1) untersucht, ob eine niedrige gegenüber einer höheren prädialytischen Harnstoffkonzentration einen Überlebensvorteil bietet. Aufgrund der Ergebnisse dieser ersten großen Dialyse-Outcome-Studie wurde jahrelang eine niedrige prädialytische Harnstoffkonzentration als einziges Maß einer adäquaten Dialysebehandlung betrachtet. Inzwischen ist allgemein anerkannt, dass dieser Parameter zur Beurteilung der verabreichten Dialysedosis ungeeignet ist, da die prädialytische Harnstoffkonzentration ganz wesentlich auch durch Ernährung und Harnstoffgenerationsrate beeinflusst wird.

Wie in Abb. 4.1 dargestellt, fand sich beim Vergleich dreier Patientengruppen mit signifikant unterschiedlicher Dialysedosis, gemessen anhand der Double pool-Kt/V (siehe Kap. 4.1.4.), kein Unterschied in der mittleren prädialytischen Harnstoffkonzentration (2). Eigentlich sollte man erwarten, dass Patienten mit der niedrigsten Dialysedosis die

4.1. Grundlagen

höchste prädialytische Harnstoffkonzentration aufweisen. Dass dies nicht der Fall ist, kann damit begründet werden, dass es im Zuge einer chronischen Unterdialyse zu einer urämisch bedingten Einschränkung des Appetits mit entsprechend verminderter Eiweißzufuhr kommt, was letztendlich zu einer verminderten Harnstoffproduktion führt. Bei konventionellem Dialyseregime (3 Dialysen pro Woche) und adäquater Dialysedosis gelten niedrige prädialytische Harnstoffspiegel heute eher als Marker für Mangelernährung und als Risikofaktor für ein erhöhtes Mortalitätsrisiko, denn als Zeichen einer adäquaten Dialyse (3).

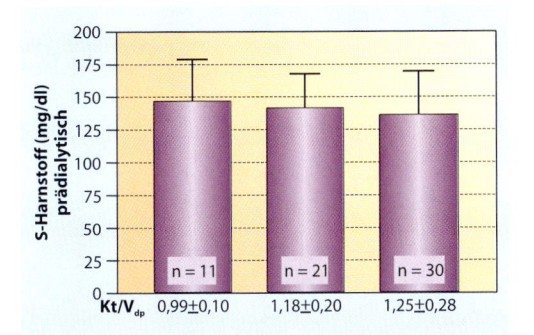

Abb. 4.1: Beurteilung der Dialysedosis anhand der prädialytischen Serum-Harnstoffkonzentration. Die drei Gruppen unterscheiden sich hinsichtlich der verabreichten Dialysedosis (Kt/V$_{dp}$), nicht jedoch hinsichtlich der prädialytischen Serum-Harnstoffkonzentration, die ein schlechter Parameter zur Beurteilung der Dialysedosis ist (2).

4.1.2. Harnstoff-Reduktionsrate

Es ist naheliegend, die Harnstoffelimination während der Dialyse einfach anhand der prozentualen Reduktion der Serum-Harnstoffkonzentration zu messen. Dieser Parameter wird als Harnstoff-Reduktionsrate oder URR (urea reduction ratio) bezeichnet und als Quotient aus postdialytischer zu prädialytischer Serum-Harnstoffkonzentration berechnet. Weitere Angaben wie Dialysezeit, Gewicht oder Ultrafiltrationsmenge werden nicht benötigt. Aufgrund seiner Simplizität wurde die URR in verschiedenen großen Outcome-Studien zu Mortalität und Morbidität von Hämodialysepatienten zur retrospektiven Quantifizierung der Dialysedosis verwendet (4). Verglichen mit der Kt/V ist die URR jedoch ein ungenaues Maß der Dialysedosis, da die Harnstoffkinetik während und nach der Dialyse nicht berücksichtigt wird.

4.1.3. Harnstoffkinetik während der Dialyse

Während der Dialysebehandlung kommt es zu einem kontinuierlichen Abfall der Serum-Harnstoffkonzentration. Würde sich die Harnstoffkonzentration zwischen Blut und Gewebe stets unverzüglich ausgleichen, wäre eine lineare Abfallrate der Harnstoffkonzentration zu erwarten (Abb. 4.2, schwarze Linie). Man spricht bei diesem Modell auch von einem Einkompartment- oder Single pool-Modell. *In vivo* nimmt die Kurve der Harnstoffkonzentration während der Dialyse allerdings eine exponentielle Form an (Abb. 4.2, rote Linie). Dies beruht auf der Trägheit des Ausgleichs der Harnstoffkonzentration zwischen Blut und Gewebe sowie der unterschiedlichen Durchblutung verschiedener Gewebekompartimente. Je besser die Durchblutung des Gewebes, desto schneller stellt sich das Konzentrationsgleichgewicht ein. Allerdings befinden sich nahezu 70 % des gesamten Körperwassers und somit auch des darin gelösten Harnstoffs in relativ gering durchbluteten Organen, wie Haut und inaktiver Muskulatur. In diesen Regionen stellt sich ein Gleichgewicht zwischen Gewebe- und Blutkonzentration nur verzögert ein. *In vivo* lässt sich die Harnstoffkinetik am besten durch ein Zweikompartment- oder Double pool-Modell erklären (5).

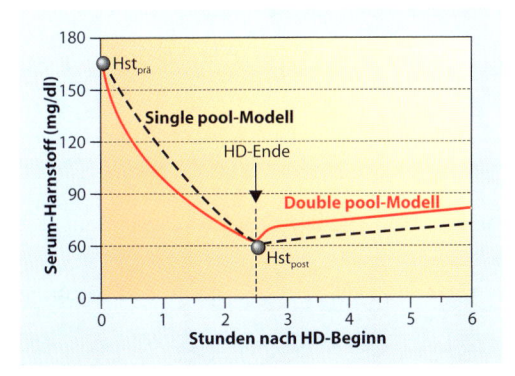

Abb. 4.2: Harnstoffkinetik während einer Dialysebehandlung. Dargestellt ist der theoretische Verlauf der Harnstoffkonzentration anhand eines Single pool-Modells (schwarz) und der tatsächliche Verlauf (rot), der mit einem Double pool-Modell beschrieben werden kann. Nach HD-Ende kommt es zu einem Harnstoffrebound. Hst$_{prä}$ = Serum-Harnstoff vor HD, Hst$_{post}$ = Serum-Harnstoff bei HD-Ende.

Die komplette Angleichung der Harnstoffkonzentration im gesamten Organismus nimmt einen Zeitraum von 30-60 Minuten ein, was bei Betrachten des Verlaufs der Serum-Harnstoffkonzentration nach Beendigung der Dialyse deutlich wird. Innerhalb von 30-60 Minuten nach Dialyseende kommt es zu einem raschen Harnstoffanstieg, der als "Harnstoffrebound" bezeichnet wird. Erst danach hat sich ein Harnstoffäquilibrium im Organismus eingestellt und der weitere Harnstoffanstieg beruht allein auf der Harnstoffgenerationsrate (6).

Das Ausmaß des Harnstoffrebounds ist direkt abhängig von der Steilheit des Abfalls der Harnstoffkonzentration während der Dialyse. Diese Steilheit wiederum hängt von der Intensität der Dialyse (Dialysatoroberfläche, Blutfluss, Dialysatfluss) und dem Harnstoff-Verteilungsvolumen des Patienten ab. Bei intermittierenden Behandlungsverfahren ist immer ein Rebound nachweisbar, der am stärksten ausgeprägt ist nach einer kurzen, intensiven (high efficiency dialysis) und am geringsten nach einer prolongierten Dialysebehandlung.

Die Blutabnahme zur Bestimmung der Dialysedosis erfolgt in der Regel direkt postdialytisch, noch bevor sich das Harnstoffäquilibrium eingestellt hat. Dies wird auch in den aktuellen K/DOQI-Guidelines empfohlen (7). Da die postdialytische Harnstoffkonzentration zu diesem Zeitpunkt stets niedriger ist als im Äquilibrium, ergibt sich bei der Berechnung der URR also immer ein überhöhter Wert. Die tatsächlich verabreichte Dialysedosis kann nur dann genau angegeben werden, wenn der Harnstoffrebound adäquat berücksichtigt wird. Mit der Double pool-Kt/V steht ein Parameter zur Verfügung, der dies ermöglicht.

4.1.4. Behandlungsindex Kt/V

Der Behandlungsindex Kt/V wurde 1985 von Gotch und Sargent bei der Reanalyse der NCDS-Daten eingeführt (8). Der Index basiert auf dem Konzept, dass für jede zur Quantifizierung herangezogene Substanz eine enge Beziehung besteht zwischen der spezifischen Clearanceleistung "K" des Dialysators, der Dialysezeit "t" und dem Verteilungsraum "V". Der Index Kt/V kann für jede beliebige Substanz verwendet werden, hat sich aber fast ausschließlich in Bezug auf Harnstoff etabliert.

Der Behandlungsindex Kt/V bezieht die gesamte von Harnstoff gereinigte Blutmenge (Clearance "K" [ml/min]×Behandlungszeit "t" [min]) auf das Harnstoff-Verteilungsvolumen (V [ml]), welches dem Wassergehalt des Körpers entspricht. Da sich die Einheiten gegenseitig aufheben, ist der Behandlungsindex Kt/V dimensionslos und bezieht sich auf die jeweils beobachtete Dialysebehandlung.

Generell wird auch die Kt/V anhand des Abfalls der Harnstoffkonzentration zwischen Beginn (C_0) und Ende (C_t) der Dialyse berechnet. Bei dem Term "K" handelt es sich somit nicht um die Clearanceleistung des Dialysators, sondern um die Clearance von Harnstoff aus dem Körper des Patienten. Weitere Angaben zu Dialysatorclearance "K_d", Dialysezeit "t" oder Harnstoff-Verteilungsvolumen "V" sind für die Ermittlung der Kt/V nicht erforderlich.

$$\frac{K_d t}{V} = \ln\left(\frac{C_0}{C_t}\right)$$

Diese einfache logarithmische Beziehung ist jedoch stark vereinfachend, da wichtige Faktoren, wie die während der Dialyse weiterhin bestehende Harnstoffgeneration und der mittels Konvektion eliminierte Harnstoffanteil nicht berücksichtigt werden. Von Daugirdas wurde eine Formel zur Berechnung der Kt/V anhand der Harnstoff-Reduktionsrate entwickelt, die diese Faktoren mit einschließt:

$$Kt/V_{sp} = -\ln[R - 0{,}008 \times t] + [4 - 3{,}5 \times R] \times UF \div W$$

wobei:

ln = natürlicher Logarithmus
R = Harnstoffreduktion (Harnstoff nach HD/Harnstoff vor HD)
t = Dialysedauer in Stunden
UF = Ultrafiltrationsvolumen (KG vor HD – KG nach HD) in kg
W = Körpergewicht (KG) nach HD in kg

Dieser Formel ist ein Single pool-Modell der Harnstoffverteilung zugrunde gelegt (s.o.), bei dem der Harnstoffrebound nicht berücksichtigt wird. Entsprechend wird die mit dieser Formel errechnete Kt/V als Single pool-Kt/V (Kt/V_{sp}) bezeichnet (9).

Mit Hilfe einer zweiten Formel ist es möglich, den Harnstoffrebound mit in die Berechnung einzubeziehen und von der Single pool-Kt/V direkt auf die äquilibrierte Double pool-Kt/V zu schließen.

$$Kt/V_{dp} = Kt/V_{sp} - (0{,}6 \times K/V_{sp}) + 0{,}03$$

Die sich ergebende Kt/V wird als äquilibrierte Kt/V (equilibrated Kt/V = eKt/V) oder Double pool-Kt/V (Kt/V_{dp}) bezeichnet, da für die Berechnung nun die abgeschätzte äquilibrierte Harnstoffkonzentration nach Beendigung des Harnstoffrebounds zugrunde gelegt wird (10). Die Begriffe Double pool-Kt/V (Kt/V_{dp}), äquilibrierte Kt/V (eKt/V) und äquilibrierte Double pool-Kt/V (eKt/V_{dp}) werden im Schrifttum synonym verwendet.

Es ist evident, dass der Wert für eKt/V immer niedriger liegt als für Kt/V_{sp}. In Abb. 4.3 ist die Beziehung zwischen Kt/V_{sp} und eKt/V für verschiedene Dialysezeiten (2,0-4,5 h) dargestellt. Der Unterschied zwischen Single- und Double pool-Kt/V wird mit zunehmender Dialysezeit geringer. Verdeutlichen lässt sich dies am Beispiel einer Kt/V_{sp} von 1,4, welche bei einer Dialysedauer von 2,0 h einer eKt/V von 1,0 und bei einer Dialysezeit von 4,0 h einer eKt/V von 1,2 entspricht. Die tatsächlich verabreichte Dialysedosis lässt sich am genauesten anhand der eKt/V beurteilen. Die Ergebnisse der Kt/V-Messungen sind gut reproduzierbar. Um bei über 90 % der Patienten eine verlässliche Aussage zur Dialysedosis zu erhalten sind bereits drei Messung der Kt/V unter stabilen Bedingungen ausreichend (11).

Wie bereits erwähnt, ist die URR ein recht ungenauer Parameter zur Quantifizierung der Dialysedosis, da Faktoren wie Dialysezeit, Harnstoffgenerationsrate, Ultrafiltration etc. nicht berücksichtigt werden. In Abb. 4.4 ist die Schwankungsbreite der eKt/V für verschiedene URR-Werte dargestellt. Eine URR von 66 % kann einer eKt/V zwischen 1,0 und 1,45 entsprechen und somit unter- oder oberhalb empfohlener Grenzwerte für eine adäquate Dialysedosis liegen.

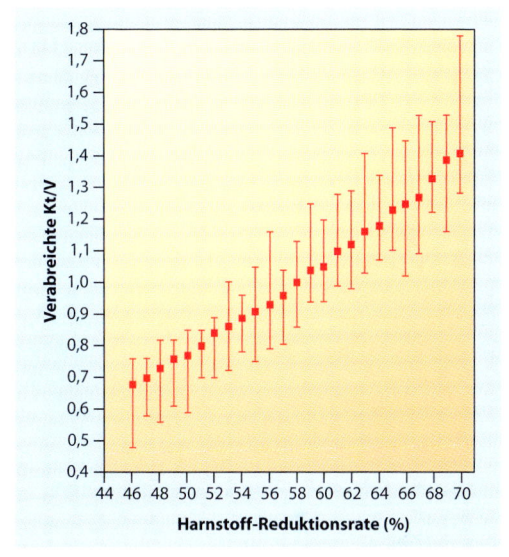

Abb. 4.4: Vergleich der Harnstoff-Reduktionsrate (URR) mit der tatsächlich verabreichten Kt/V. Die URR ist ein ungenauer Parameter zur Beurteilung der Dialysedosis.

4.2. Praxis der Quantifizierung der Dialysedosis

4.2.1. Aktuelle Empfehlungen zur adäquaten Dialysedosis

Der Begriff adäquate Dialysedosis ist fehlleitend, da er suggeriert, dass eine spezifische Dialysedosis definiert werden kann, die für jeden Patienten gleich angemessen ist. Dies ist jedoch sicherlich nicht der Fall. Die Empfehlungen zur Dialysedosis basieren auf mehreren retrospektiven und neuerdings auch prospektiven Outcome-Studien (12). Als adäquat wird eine Dialysedosis definiert, wenn nachgewiesen werden kann, dass eine weitere Steigerung der Dosis keinen Einfluss auf das Mortalitätsrisiko von Dialysepatienten mehr zeigt.

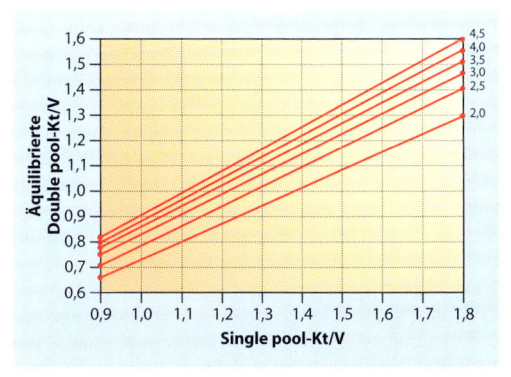

Abb. 4.3: Vergleich von Single pool-Kt/V und äquilibrierter Double pool-Kt/V in Abhängigkeit von der Dialysedauer (2,0-4,5 h) (modifiziert nach [10]).

	Standarddosis	Hochdosis	High-Flux	Low-Flux
Dialysezeit (min)	190±23	219±23	206±28	203±27
Blutfluss (ml/min)	311±51	375±32	344±53	341±54
K_d-Hst (ml/min)	218±25	251±18	233±27	236±28
Kt/V_{sp}	1,32±0,09	1,71±0,11	1,51±0,22	1,52±0,22
eKt/V_{dp}	1,16±0,08	1,53±0,09	1,34±0,21	1,34±0,21
URR (%)	66±2,5	75±2,5	71±5,1	71±5,1
β2-M-Clearance (ml/min)	19±19	18±17	3,4±7,2	34±11

Tab. 4.1: Ergebnisse der HEMO-Studie: Behandlungscharakteristika (nach [13]). Kd-Hst = Harnstoffclearance des Dialysators.

In der HEMO-Studie, der bislang größten prospektiven Studie zu Dialysedosis und Mortalitätsrisiko von Dialysepatienten, wurde untersucht, ob die Mortalitätsrate durch Steigerung der Dialysedosis von eKt/V 1,05 auf 1,45 reduziert werden kann (13). Interessanterweise zeigten beide Behandlungsgruppen die gleiche Mortalitätsrate, unabhängig von Dialysedosis und High- oder Low-flux-Dialyse (Abb. 4.5). Kann daraus geschlossen werden, dass eine eKt/V von 1,05 pro Behandlung (entsprechend einer Kt/V_{sp} von 1,2) adäquat ist? Dazu muss das Design der Studie etwas genauer betrachtet werden.

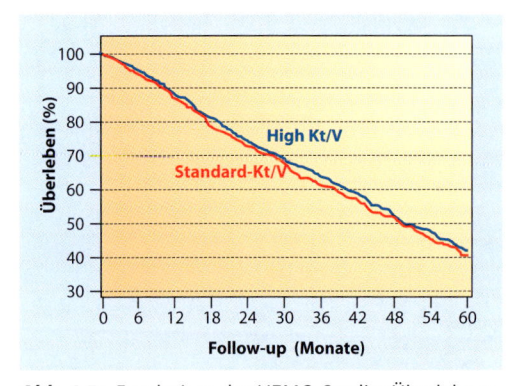

Abb. 4.5: Ergebnisse der HEMO-Studie: Überlebensrate nach Kt/V-Gruppe (modifiziert nach [13]). Standard-Kt/V = Standarddosis, High Kt/V = Hochdosis.

Die Patienten waren randomisiert einer Standard- oder einer hohen Dialysedosis zugeordnet worden. Als verabreichte Dialysedosis wurde jeweils der Mittelwert der letzten drei quantifizierten Dialysebehandlungen verwendet. In der gesamten Population sollte der Anteil Patienten mit nicht erreichter Ziel-eKt/V möglichst niedrig liegen. Um dieses Ziel zu erreichen, musste den meisten Patienten eine deutlich höhere als die exakte Zieldosis verordnet werden. In Tab. 4.1 sind die tatsächlich erzielten Werte aufgelistet. In der Standardgruppe lag die verabreichte eKt/V im Mittel bei 1,16±0,08, in der Hochdosisgruppe sogar bei 1,53±0,09 pro Behandlung. Somit übertraf die Dialysedosis in der Standardgruppe deutlich die bislang geltenden Empfehlungen der K/DOQI-Guidelines, die eine minimale Dialysedosis von Kt/V_{sp} 1,2 oder eKt/V 1,05 empfehlen (7).

Aufgrund der HEMO-Studie kann somit derzeit nur geschlossen werden, dass eine Steigerung der Dialysedosis über einen Mittelwert von 1,16 hinaus keinen Einfluss auf das Mortalitätsrisiko hat. Allerdings fand sich bei einer Auswertung von Untergruppen eine höhere Überlebensrate bei den Frauen, die der Hochdosisgruppe zugeordnet waren (14). Auch bei der Aufarbeitung von USRDS-Daten stellte sich heraus, dass Frauen deutlich mehr von einer höheren Dialysedosis profitieren als Männer (15). Derzeit ist nicht klar, ob dies zur Empfehlung führen wird, die Dialysedosis bei weiblichen Dialysepatienten über das derzeitige Maß hinaus zu steigern.

4.2.2. Einflussfaktoren auf die verabreichte Dialysedosis (Kt/V)

Zur adäquaten Bewertung der Kt/V-Ergebnisse sowie zur Entscheidung über Maßnahmen zur Steigerung der Dialysedosis ist eine Kenntnis der Einflussfaktoren auf die Behandlungsdosis notwendig. Die drei wichtigsten Faktoren ergeben sich bereits aus dem Begriff Kt/V:

- Die effektive Harnstoffclearance des Dialysators bzw. die Harnstoffclearance aus dem Organismus
- Die effektive Dialysezeit

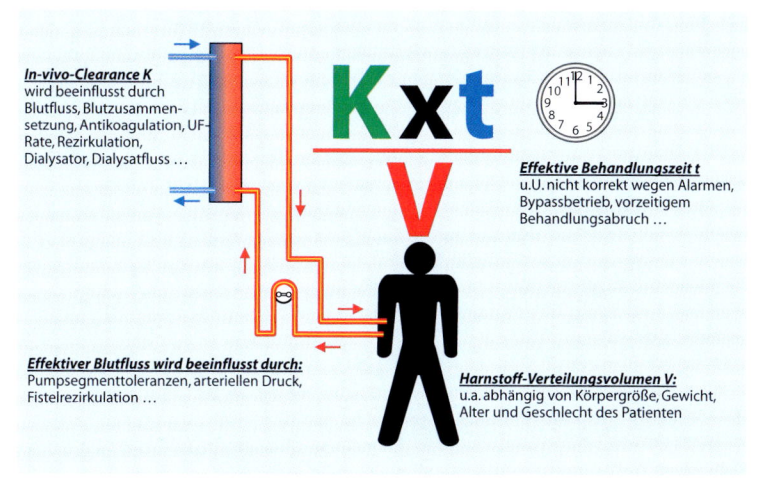

Abb. 4.6: Einflussfaktoren auf den Behandlungsindex Kt/V.

- Der tatsächliche Harnstoff-Verteilungsraum (Abb. 4.6).

■ Dialysatorclearance (K_d)

Eine unzureichende Perfusion des Dialysators ist ein häufiger Grund für eine reduzierte Dialysedosis, der allerdings während der Behandlung nur selten evident wird. Auslöser sind in der Regel unzureichende Heparinisierung oder Luftblasen im Dialysator. Durch die Einführung der Online-Clearance-Technologie ist es jetzt möglich, Veränderungen in der Dialysatorfunktion bereits während der Behandlung zu erkennen und zu korrigieren.

Eine Verdoppelung der Dialysatoroberfläche durch Parallelschaltung von zwei Dialysatoren führt zu einer signifikanten Steigerung der Kt/V, jedoch nicht zur Verdopplung (Abb. 4.7). Das Ausmaß der Steigerung der Clearance hängt dabei von Blut- und Dialysatflussrate in jedem einzelnen Dialysator ab (16). Eine Verdoppelung der Dialysatoren wird nur in seltenen Fällen zur Steigerung der Kt/V eingesetzt, da es recht kostenaufwändig ist.

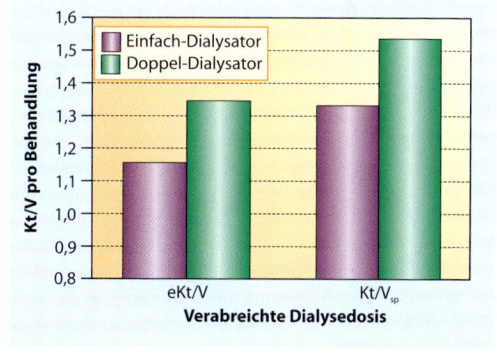

Abb. 4.7: Einfluss der Dialysatoroberfläche auf die verabreichte Dialysedosis (Kt/V). Die Dialysatoroberfläche wurde durch Parallelschaltung zweier Dialysatoren erreicht (16).

■ Blutflussrate (Qb)

Die Blutflussrate hat einen bedeutenden Einfluss auf Dialysatorclearance und Kt/V. Die tatsächliche Blutflussrate kann deutlich von der am Dialysegerät eingestellten und angezeigten Rate abweichen. Dies ist vor allem dann der Fall, wenn der Anpressdruck der Pumpensegmente nicht korrekt kalibriert ist oder bei hohem negativen arteriellen Druck im Rahmen von Fistelproblemen.

Der Effekt einer stufenweisen Steigerung der Blutflussrate von 200 auf 400 ml/min auf die tatsächlich erzielte eKt/V ist in Abb. 4.8a dargestellt. Jede Kurve entspricht dem Effekt von Qb auf eKt/V bei einer bestimmten Dialysezeit zwischen 120 und 285 Minuten. Der Blutfluss wurde unabhängig vom Dialysegerät bestimmt. Es ist ersichtlich, dass jede Steigerung von Qb um 50 ml/min ist mit einer Steigerung von eKt/V verbunden ist. Die Steigung der Kurven ist jedoch relativ flach. Alle Kurven verlaufen parallel, was bedeutet, dass der Effekt von Qb bei den untersuchten Dialysezeiten äquivalent ist. Der relative Anstieg von eKt/V, der bei schrittweiser Steigerung von Qb zu erwarten ist, ist in Tab. 4.2 dargestellt. Je höher der Ausgangs-Qb, desto geringer ist der relative Effekt einer Steigerung von Qb auf eKt/V. Es ist bemerkenswert, dass eine Blutfluss-Steigerung von 300 auf 350 ml/min lediglich zu einem Anstieg der eKt/V um 5 % führt.

Ausgangs-Qb ml/min	Steigerung um ... ml/min		
	50	100	150
200	13,3 %	20,8 %	26,6 %
250	6,6 %	11,7 %	-
300	4,7 %	-	-

Tab. 4.2: Prozentualer Anstieg der eKt/V bei schrittweiser Steigerung von Qb.

Eine Steigerung von Qb auf Werte > 350 ml/min erhöht das Risiko einer Rezirkulation, deren häufigste Ursache in einer Shuntstenose besteht. Ein kontinuierlicher oder plötzlicher Abfall der eKt/V unter unveränderten Behandlungsbedingungen ist ein wertvoller Hinweis auf das Vorliegen eines Shuntproblems oder eines drohenden Shuntverschlusses. Die regelmäßige Bestimmung der Kt/V ermöglicht die frühzeitige Diagnostik problematischer Shunts.

■ Effektive Dialysezeit (t)

Ein wichtiger Faktor bei Verordnung und Messung der Dialysedosis ist die effektive Dialysezeit, die auch in die Daugirdas-Formel eingeht. Als effektive Dialysezeit ist der Zeitraum zu verstehen, während dessen eine Dialyse tatsächlich durchgeführt wurde. Längere oder wiederholte Phasen von Pumpenstillstand oder Dialyseunterbrechungen sind von der gesamten Dialysezeit abzuziehen. Die tatsächliche, effektive Dialysezeit kann deutlich unter der verordneten Dialysezeit liegen.

Bereits bei oberflächlicher Betrachtung des Kt/V-Konzepts wird klar, dass der Einfluss von Clearanceleistung und Dialysezeit auf das Dialyseergebnis gleichwertig sind (K×t). In Abb. 4.8b ist der Einfluss einer schrittweisen Steigerung der Dialysezeit auf die tatsächlich erzielte eKt/V dargestellt. Die einzelnen Kurven entsprechen unterschiedlichen Blutflussraten. Wie in Abb. 4.8a verlaufen die Kurven auch hier parallel, was wiederum bedeutet, dass der beobachtete Effekt bei jedem untersuchten Qb gleichwertig ist.

Der relative Effekt einer schrittweisen Steigerung der Dialysezeit von 120 bis 270 Minuten auf die erzielte eKt/V ist in Tab. 4.3 dargestellt. Selbst eine Verlängerung der Dialysezeit von 240 auf 270 Minuten steigert die eKt/V noch um 12,5 %. Größere Effekte sind bei kürzerer Ausgangszeit zu beobachten. Eine Steigerung der Dialysezeit von 240 auf 300 Minuten wurde nicht untersucht, aufgrund der vorliegenden Daten lässt sich jedoch ein Anstieg der eKt/V um ca. 20 % erwarten. Generell wird in Deutschland empfohlen, dass die Dialysezeit nicht unter 4 Stunden liegen sollte.

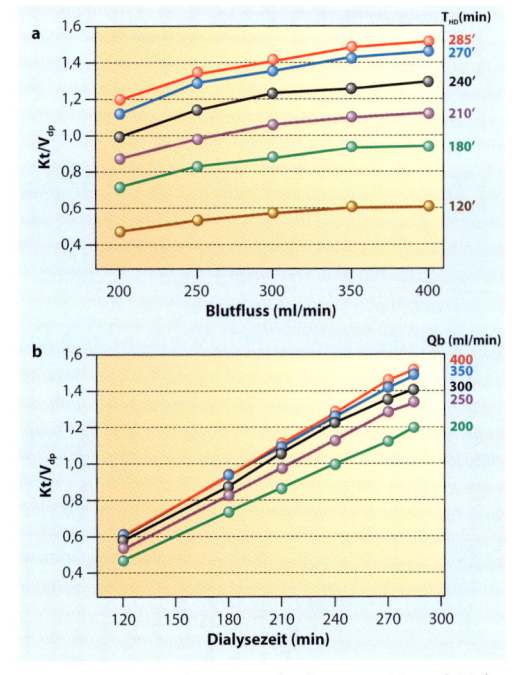

Abb. 4.8a+b: Einfluss von Blutflussrate (a) und Dialysezeit (b) auf die erzielte Behandlungsdosis eKt/V. Die Untersuchung wurde an 18 chronischen Hämodialysepatienten durchgeführt.

4.2. Praxis der Quantifizierung der Dialysedosis

Ausgangs-dialysezeit, min	Steigerung um ... min				
	30 (%)	60 (%)	90 (%)	120 (%)	150 (%)
120	-	54,7	84,6	113,0	139,6
180	19,3	37,7	54,9	-	-
210	15,4	29,8	-	-	-
240	12,5	-	-	-	-

Tab. 4.3: Prozentualer Anstieg der eKt/V bei schrittweiser Steigerung der Dialysezeit.

■ Dialysatflussrate (Qd)

Die Dialysatflussrate hat eine oft unterschätzte Bedeutung für die verabreichte Dialysedosis. In der Regel wird eine Dialysatflussrate von 500 ml/min verwendet. Eine Steigerung des Qd von 500 auf 800 ml/min steigert bei gleichbleibendem Qb von 300 ml/min die eKt/V um 10 %, eine Qd-Reduktion von 500 auf 300 ml/min führt dagegen zu einem 10 % Verlust an eKt/V (Abb. 4.9) (17). Generell sollte die Dialysatflussrate nicht unter der Blutflussrate liegen, da die Dialysatorclearance ansonsten durch Qd limitiert wird. Nachweislich keinen oder einen nur sehr geringen Einfluss hat die Steigerung von Qd auf die Elimination von Mittelmolekülen und Phosphat.

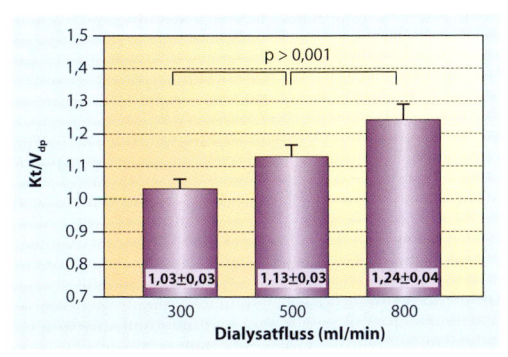

Abb. 4.9: Einfluss der Dialysatflussrate auf die Behandlungsdosis (eKt/V) (modifiziert nach [17]).

■ Körperliche Aktivität während der Dialyse

Die Muskelmasse stellt ein beträchtliches Harnstoffreservoir dar, welches während der Dialyse mobilisiert und reduziert werden muss. Die Mobilisierungsrate hängt dabei von der Muskeldurchblutung ab. Im körperlichen Ruhezustand, wie er während der Dialyse herrscht, ist diese reduziert. Gezielte Muskeltätigkeit während der Dialyse steigert die Durchblutung und in der Folge die Harnstoffmobilisierung. Nachweislich trägt dies zu einer Steigerung der Dialysedosis in Bezug auf Harnstoff- und Kreatininclearance bei (Abb. 4.10) (18).

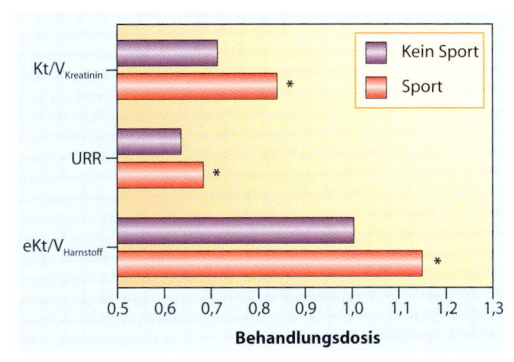

Abb. 4.10: Einfluss körperlicher Aktivität während der Dialyse auf eKt/V (modifiziert nach [18]). * = $p < 0,05$.

■ Harnstoff-Verteilungsraum (V)

Im Äquilibrium ist Harnstoff gleichmäßig im gesamten Körperwasser verteilt, welches somit dem Harnstoff-Verteilungsraum "V" entspricht. Während der Körperwassergehalt für wissenschaftliche Zwecke am genauesten mittels Deuterium bestimmt wird, kann er in der Praxis lediglich mittels Formeln geschätzt werden. Die Angabe des Harnstoff-Verteilungsraum ist bei der ursprünglichen formalen Harnstoffkinetik von Gotch und Sargent notwendig und eine bedeutende Fehlerquelle. Bei der Formel von Daugirdas hingegen muss "V" nicht angegeben werden, da sich die Kt/V direkt aus der Harnstoff-Reduktionsrate ergibt.

Der Harnstoff-Verteilungsraum spielt bei der Beurteilung des Kt/V-Ergebnisses eine bedeutende Rolle, da er im Nenner steht. Eine Veränderung von "V" hat somit direkten Einfluss auf die verabreichte Dialysedosis. Unter unveränderten Dialysebedingungen kommt es bei Gewichtsabnahme und damit verbundenem Rückgang von "V" konsekutiv zu einem Anstieg der Kt/V, wohingegen eine Gewichtszunahme mit einem Abfall der Kt/V einhergeht. Dies ist klinisch von Bedeutung, da ein hervorragendes Kt/V-Ergebnis selbst bei sehr geringer Gesamtclearance (K×t) erzielt werden kann, wenn "V" gleichzeitig sehr klein ist. Umgekehrt ist es sehr schwer, bei Patienten mit Körpergewicht weit über 70 kg und entsprechend hohem "V", trotz einer intensiven Dialysebehandlung eine akzeptable Kt/V zu erreichen (Abb. 4.11) (2).

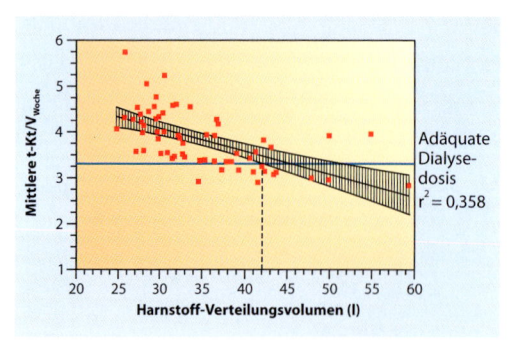

Abb. 4.11: Bedeutung des Harnstoff-Verteilungsvolumens (UDV) auf die Dialysedosis (wöchentliche Kt/V = 3x Einzel-Kt/V). Mit steigendem UDV steigt das Risiko einer Unterdialyse selbst bei einer Dialyseverordnung von 3x 5 h pro Woche (modifiziert nach [2]).

Dialysepatienten mit dem niedrigsten BMI haben die höchste Mortalität bei gleichzeitig hoher Dialysedosis, Patienten mit hohem BMI hingegen die niedrigste Mortalität bei relativ niedriger Kt/V. Es wird spekuliert, dass selbst die verabreichte relativ hohe Dialysedosis für kleinvolumige Patienten immer noch zu niedrig ist und die Mortalität auf eine relative Unterdialyse zurückzuführen ist. Es konnte allerdings gezeigt werden, dass das Mortalitätsrisiko bei jeder BMI-Tertile von der Dialysedosis abhängig ist (Abb. 4.12). Diese Abbildung suggeriert jedoch auch, dass bei kleineren Patienten eine höhere Kt/V notwendig ist, um ein Mortalitätsrisiko von 1,0 zu erreichen, als bei schwereren Patienten (19).

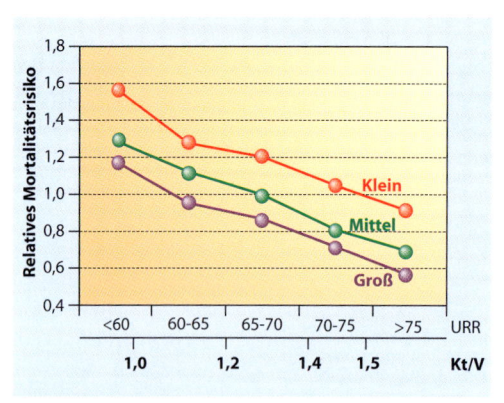

Abb. 4.12: Relatives Mortalitätsrisiko von Dialysepatienten in Abhängigkeit von Körperstatur und Dialysedosis (modifiziert nach [19]).

Es ist somit zu diskutieren, ob die Verordnung der Dialysedosis nicht am tatsächlichen sondern am idealen Verteilungsraum orientiert werden sollte. Diese Problematik wird ersichtlich bei Betrachtung eines Patienten, der aufgrund von Unterdialyse an Appetit und konsekutiv an Gewicht verliert. Ein anhaltender Gewichtsverlust geht parallel mit einer Reduktion von "V" einher. Bei gleichbleibender Dialysedosis wird die Kt/V parallel zur Gewichtsabnahme ansteigen und der Patient so "adäquat schrumpfen", was nicht im Interesse des Patienten liegt. Es erscheint somit sinnvoll, bei untergewichtigen Patienten die Dialysedosis an das individuell festgelegte Ideal- oder Normalgewicht anzupassen (siehe Kap. 6. - Malnutrition-Inflammation-Komplex).

■ Weitere Einflussfaktoren

Selbst bei unveränderter Dialyseverordnung beträgt die Schwankungsbreite der ermittelten Kt/V bis zu 12 %. Eine wirklich repräsentative Aussage zur verabreichten Dialysedosis lässt sich am besten anhand des Mittelwertes von 3 Kt/V-Messungen unter konstanter Dialyseverordnung machen. Die beobachteten Kt/V-Schwankungen sind zurückzuführen auf Laborschwankungen bei der Bestimmung der Serum-Harnstoff-Konzentration, Variabilität des Ultrafiltrationsvolumens sowie auf tagesabhängige Abweichungen in der effektiven Harnstoff-Clearance des Dialysators, der effektiven Dialysezeit und der effektiven Blutflussrate (11).

■ Online-Clearance-Monitoring

Bei der blutseitigen Bestimmung der Kt/V nach Daugirdas liegt das Ergebnis stets erst nach Beendigung der Dialyse vor. Eine Anpassung der Dialysedosis kann erst bei der nächsten Behandlung erfolgen. Eine Online-Bestimmung der Kt/V während der Dialyse ermöglicht dagegen eine zielgerichtete Behandlung. In den letzten Jahren wurden neue Systeme zum Online-Monitoring der Kt/V entwickelt. Diese Methoden basierten zunächst auf der direkten Bestimmung der Harnstoffkonzentration im Dialysat und der daraus abgeleiteten Bestimmung der Kt/V. Diese Methode ist jedoch aufwändig und fehleranfällig, so dass sie sich in der Praxis nicht bewährt hat.

Eine alternative Form der Bestimmung der Kt/V stellt die Bestimmung der ionischen Clearance von Natrium dar. Elektrolytclearance und Harnstoffclearance der Dialysatoren können als äquivalent bezeichnet werden. Somit kann von der ionischen

Clearance direkt auf die Harnstoffclearance geschlossen werden. Zur Bestimmung der ionischen Clearance wird auf die Clearance von Natriumionen zurückgegriffen. Das Diffusionsverhalten der Natriumionen kann durch Messung der Leitfähigkeit im Dialysat vor und nach dem Filter erfasst werden (Abb. 4.13). In mehreren kurzen Phasen während einer Dialysebehandlung wird die Natriumkonzentration des Dialysats vorübergehend angehoben oder abgesenkt. Die Natriumclearance kann dann anhand von Änderungen der Leitfähigkeit im Dialysat nach Perfusion des Dialysators beurteilt werden (Abb. 4.14) (20). Diese Methode ermöglicht also eine genaue Ermittlung der In-vivo-Dialysatorclearance "K_d". Die Kt/V ergibt sich dann durch Einsetzen der ermittelten ionischen Clearance in den Kt/V-Term.

Im Gegensatz zur Bestimmung der Kt/V nach Daugirdas muss in diesem Modell allerdings ein Wert für den Harnstoff-Verteilungsraum angegeben werden, was eine gewisse Fehlerquelle darstellt. Vorteil dieser Methode ist, dass der Effekt einer Veränderung wichtiger Dialyseparameter noch während der Behandlung direkt am Gerät abgelesen werden kann.

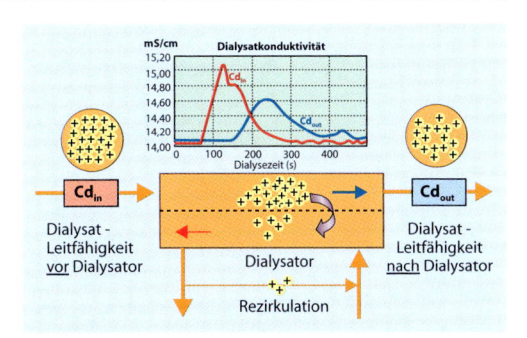

Abb. 4.14: Online-Clearance-Monitoring: Dynamischer Leitfähigkeitspuls führt zu einer messbaren passageren Änderung der Dialysatkonduktivität. Cd_{in} = Konduktivität der Dialyseflüssigkeit vor dem Dialysator, Cd_{out} = Konduktivität des Dialysats hinter dem Dialysator.

4.3. Dialysedosis bei verschiedenen Dialysefrequenzen

Nachdem mit der HEMO-Studie die Grenzen der Dialysedosis bei konventionellen Regimen aufgezeigt wurden, ist das Interesse an alternativen Dialyseregimen gewachsen. Neue Formen der intensivierten Dialyse umfassen dabei die 3x wöchentliche nächtliche HD, die Heimhämodialyse, die tägliche oder zweitägliche HD sowie die täglich nächtliche HD. Hinsichtlich der verabreichten Dialysedosis sollten diese Verfahren allerdings nicht anhand der Einzeldosis (Kt/V pro Behandlung), sondern am besten anhand der Wochendosis verglichen werden. Mit der Standard-Kt/V hat F. Gotch eine Methode zur Berechnung der Wochendialysedosis entwickelt, die dies ermöglicht (21).

Standard-Kt/V

Die Wochendosis einer Dialysetherapie kann nicht einfach durch Multiplikation der Kt/V mit der Dialysefrequenz errechnet werden. Mit zunehmender Dialysedauer sinkt die Harnstoffkonzentration auf der Blutseite des Dialysators und somit auch der Konzentrationsgradient zwischen Blut und Dialysat. Die Dialyse wird somit hinsichtlich der Harnstoffelimination immer ineffektiver (Abb. 4.15). Mit einer Dosis von eKt/V = 1,0 werden 63 % des Gesamtharnstoffs aus dem Organismus entfernt, eine Verdoppelung der Dosis auf eKt/V = 2,0 steigert die eliminierte Fraktion auf 87 % pro Dialysesitzung. Im Gegensatz dazu werden bei einer Verdoppelung der Dialysefrequenz auf 6×eKt/V = 1,0 mit jeder Einzelbehandlung

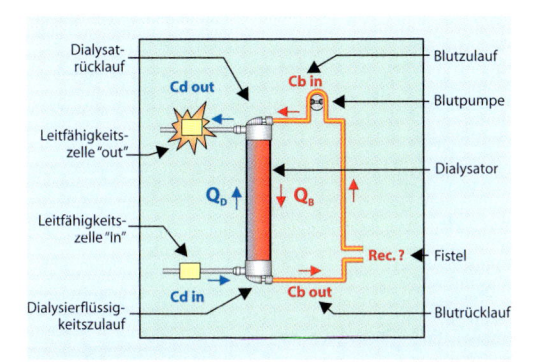

Abb. 4.13: Online-Clearance-Monitoring: Anordnung der Leitfähigkeitsmesszellen im Dialysatkreislauf. Cb = Na^+-Konzentration im Blut, Cd = Na^+-Konzentration im Dialysat.

63 % des Harnstoffs eliminiert. Mit der Standard-Kt/V wird dieser Unterschied quantitativ sichtbar.

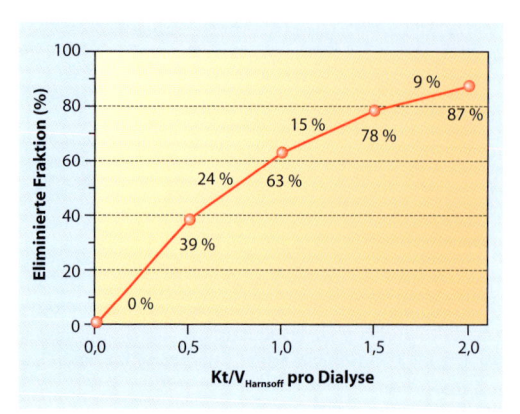

Abb. 4.15: Beziehung zwischen Behandlungsdosis (Kt/V) und eliminierter Harnstoff-Fraktion. Mit zunehmender Steigerung der Dialysedosis nimmt die zusätzlich eliminierte Harnstoff-Fraktion ab.

Das Konzept der Standard-Kt/V (stdKt/V) beruht auf der Betrachtung der Dialysedosis als Äquivalent einer kontinuierlichen Clearance, die einen Gleichgewichtszustand zwischen Harnstoffgeneration (G) und Harnstoffelimination (K_d) herstellt. Dieser Zustand (Steady-state) hätte eine stabile Serum-Harnstoffkonzentration (C_{ss}) zur Folge.

Im Steady-state (ss) gilt somit:

$$G = K_{dss} \times C_{ss} \quad [1]$$

Dies lässt sich umformulieren in:

$$K_{dss} = G/C_{ss} \quad [2]$$

Die Harnstoffgenerationsrate "G" ist bei Dialysepatienten relativ stabil, da sie nicht von der Dialysedosis, sondern von Nahrungszufuhr und der Stoffwechselaktivität abhängt. Im Gegensatz dazu steigt die Serum-Harnstoffkonzentration "C" bei intermittierender Hämodialyse zwischen den Behandlungen kontinuierlich an.

Im Standard-Kt/V-Modell wird nun die mittlere prädialytische Harnstoffkonzentration während der Behandlungswoche als Steady-state-Harnstoffkonzentration definiert ($C_{ss}= C_{prä-HD}$). Die Steady-state-Dialysedosis (K_{dss}) ist somit eine theoretische kontinuierliche Clearance, die notwendig ist, um die Serum-Harnstoffkonzentration bei individueller Harnstoffgenerationsrate auf einem stabilen Niveau zu halten, welches der prädialytischen Harnstoffkonzentration ($C_{prä-HD}$) entspricht. K_{dss} ist somit äquivalent zu einer kontinuierlichen glomerulären Filtrationsrate (GFR).

$$K_{dss} = G/C_{ss} = G/C_{prä-HD} \quad [3]$$

Die weitere mathematische Lösung für stdKt/V als eine Funktion von V, nPCR, Dialysezeit und Dialysefrequenz resultiert letztendlich in der graphischen Darstellung von wöchentlicher Standard-Kt/V als Funktion von eKt/V einer einzelnen repräsentativen Dialysebehandlung (Abb. 4.16) (22).

Auf der x-Achse ist die eKt/V einer Einzeldialyse aufgetragen, die y-Achse entspricht der wöchentlichen Standard-Kt/V (stdKt/V). Anhand der einzelnen Kurven lässt sich der Effekt der Steigerung von eKt/V einer Einzelbehandlung auf die wöchentliche stdKt/V ablesen. Jede Dialysefrequenz zwischen 2 und 7 Dialysen/Woche (rechte y-Achse) wird durch eine separate Kurve repräsentiert, auf der sich die stdKt/V bei Steigerung der Dialysedosis bei unveränderter Dialysefrequenz bewegt. Die Kurven steigen nicht linear an, sondern nähern sich analog zur Abb. 4.15 einem Maximalwert. Die Linie der kontinuierlichen Clearance entspricht der stdKt/V, die mit einer während einer Woche kontinuierlich über 24 Stunden verabreichten Dialysebehandlung (CAPD) oder durch Nieren(rest-)funktion erzielt wird.

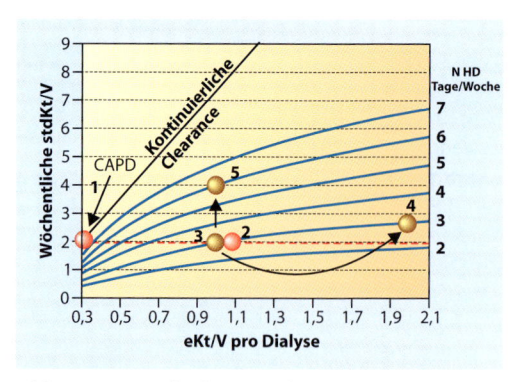

Abb. 4.16: Standard-Kt/V. Anhand der Standard-Kt/V kann die wöchentliche Dialysedosis mittels einer repräsentativen eKt/V einer Einzelbehandlung für jede beliebige Dialysefrequenz (2-7x/Woche) berechnet werden. Die Bedeutung der Punkte 1-5 ist im Text erklärt (modifiziert nach [21]).

Der Umgang mit dem neuen Parameter Standard-Kt/V soll anhand der Abb. 4.16 verdeutlicht werden. Punkt 1 entspricht einer adäquaten wöchentlichen CAPD-Dosis von Kt/V = 2,0, Punkt 2 hingegen einer als adäquat betrachteten Dialysedosis von eKt/V = 1,05 bei einer Dialysefrequenz von 3 Behandlungen/Woche. Punkt 2 liegt dabei auf der Kurve, die der Dialysefrequenz 3/Woche zugeordnet ist. Im stdKt/V-Modell resultieren beide Punkte in einer stdKt/V von 2,0/Woche und sind somit dosisäquivalent.

Punkt 3 entspricht einer Dialysedosis von 3x 1,0 eKt/V pro Woche, also dem Fall, der bereits vorher diskutiert wurde. Bei Steigerung der Dialysedosis auf eKt/V = 2,0 bei 3 Behandlungen pro Woche wandert Punkt 3 auf der entsprechenden Kurve in Richtung x-Achse zu Punkt 4. Die Wochendosis, die mit diesem Regime erreicht wird lässt sich an der y-Achse ablesen und liegt bei einer stdKt/V von 2,6/Woche. Die Verdoppelung der Dialysedosis resultiert also in einer Steigerung der Wochendosis (stdKt/V) um lediglich 30 Prozent. Wird anstelle der Dialysedosis allerdings die Dialysefrequenz verdoppelt, wandert Punkt 3 in Richtung y-Achse auf die Kurve für eine Dialysefrequenz von 6/Woche zu Punkt 5; die Wochendosis hat sich nun auf stdKt/V = 4,0/Woche verdoppelt.

Die residuale Nierenfunktion, ausgedrückt als renale Kt/V kann einfach zur stdKt/V hinzuaddiert werden. Dies erleichtert die Anpassung der Dialyseverordnung an die Nierenrestfunktion. Mit der neuesten Version von EFFICACY 2004 ist sowohl die Berechnung der eKt/V als auch der Standard-Kt/V bei beliebiger Dialysefrequenz unter Berücksichtigung der Nierenrestfunktion möglich.

Bislang gibt es keine Zielwerte für eine wöchentliche Standard-Kt/V in der Hämodialyse. Analog zur Peritonealdialyse erscheint es plausibel, bei dem traditionellen Dialyseregime von 3/Woche eine Standard-Kt/V von ≥ 2,0/Woche anzustreben.

In Abb. 4.17 sind verschiedene derzeit praktizierte/diskutierte Dialyseregime hinsichtlich der stdKt/V verglichen. Im Gegensatz zu einer konventionellen HD (CHD) mit 3x 1,2 eKt/V und einer stdKt/V = 2,1/Woche kann mit täglich kurzer HD (6x 0,9 eKt/V) eine stdKt/V von 4,0/Woche und mit täglich nächtlicher Heimhämodialyse sogar eine stdKt/V von 5,5/Woche erreicht werden.

Bei diesen intensivierten Dialyseverfahren wird die Harnstoffelimination allerdings nicht mehr die Bedeutung wie bei konventionellen Verfahren haben, da die Elimination niedermolekularer Urämietoxine stets in ausreichendem Maße gewährleistet sein wird, wohingegen andere Urämietoxine noch weiter in den Blickwinkel rücken werden, wie Phosphat und β2-Mikroglobulin. Es könnte jedoch sein, dass die stdKt/V bei intensivierten Dialyseverfahren auch gut mit der Elimination größermolekularer Urämietoxine korreliert. Die Berechnung der Standard-Kt/V stellt derzeit die beste Methode zum quantitativen Vergleich verschiedener Strategien zur Intensivierung der Dialysetherapie dar.

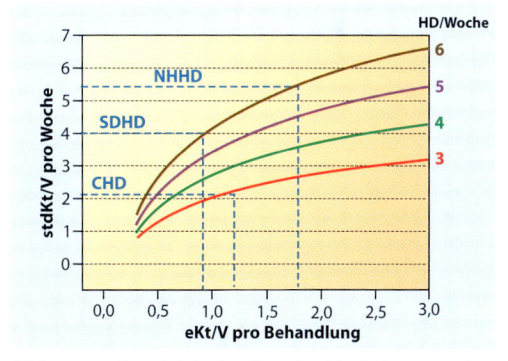

Abb. 4.17: Vergleich der Standard-Kt/V bei verschiedenen Dialyseregimen. CHD = konventionelle HD 3x/Woche mit eKt/V = 1,2 pro Behandlung; SDHD = Short daily-HD 6x/Woche, eKt/V = 0,9/Behandlung; NHHD = nächtliche Heim-HD 6x/Woche, eKt/V = 1,8/Behandlung.

4.4. Literatur

1. Lowrie EG, Laird NM, Parker TF, Sargent JA. Effect of the hemodialysis prescription of patient morbidity: report from the National Cooperative Dialysis Study. N Engl J Med. 1981;305:1176-1181

2. Kuhlmann MK, König J, Riegel W, Köhler H. Gender-specific differences in dialysis quality (Kt/V): 'big men' are at risk of inadequate hemodialysis treatment. Nephrol Dial Transplant 1999;14:147-153

3. Lowrie EG, Lew NL. Death risk in hemodialysis patients: The predictive value of commonly measured variables and an evaluation of death rate differences between facilities. Am J Kidney Dis 1990;15:458-482

4. Owen W, Lew N, Liu Y, et al. The urea reduction ration and serum albumin concentration as predictors of mor-

tality in patients undergoing hemodialysis. New Engl J Med 1993;329:1001-1006

5. Depner TA. Quantifying hemodialysis. Am J Nephrol 1996;16:17-28

6. Leblanc M, Charbonneau R, Lalumiere G, et al. Post-dialysis urea rebound: Determinants and influence on dialysis delivery in chronic hemodialysis patients. Am J Kidney Dis 1996;27:253-261

7. NKF-K/DOQI Clinical Practice Guidelines for Hemodialysis Adequacy: update 2000. Am J Kidney Dis 2001; 37(Suppl 1):S7-S64

8. Gotch FA, Sargent J. A mechanistic analysis of the National Cooperative Dialysis Study (NCDS). Kidney Int 1985;28:526-534

9. Daugirdas JT. Second generation logarithmic estimates of single pool variable volume Kt/V: An analysis of error. J Am Soc Nephrol 1993;4:1205-1213

10. Daugirdas JT. Estimation of equilibrated Kt/V using the unequilibrated post dialysis BUN. Sem Dial 1995; 8:283-284

11. Kloppenburg WD, Stegeman CA, Hooyschuur M, et al. Assessing dialysis adequacy and dietary intake in the individual hemodialysis patient. Kidney Int 1999; 55: 1961-1969.

12. Held PJ, Port FK, Wolfe RA, et al. The dose of hemodialysis and patient mortality. Kidney Int 1996;50:550-556

13. Eknoyan G, Beck GJ, Cheung AK, et al. Effect of dialysis dose and membrane flux in maintenance hemodialysis. N Engl J Med 2002;347:2010-2019.

14. Depner T, Daugirdas J, Greene T, et al. Dialysis dose and the effect of gender and body size on outcome in the HEMO Study. Kidney Int 2004;65:1386-1394.

15. Port FK, Wolfe RA, Hulbert-Shearon TE, et al. High dialysis dose is associated with lower mortality among women but not among men. Am J Kidney Dis 2004; 43:1014-1023

16. Powers KM, Wilkowski MJ, Helmandollar AW, et al. Improved urea reduction ratio and Kt/V in large hemodialysis patients using two dialyzers in parallel. Am J Kidney Dis 2000;35:266-274

17. Hauk M, Kuhlmann MK, Riegel W, Köhler H. In vivo effects of dialysate flow rate on Kt/V in maintenance hemodialysis patients. Am J Kidney Dis 2000;35:105-111

18. Kong CH, Tattersall JE, Greenwood RN, Farrington K. The effect of exercise during hemodialysis on solute removal. Nephrol Dial Transplant 1999;14:2927-2931

19. Port FK, Ashby V, Dhingra R, et al. Dialysis dose and body mass index are strongly associated with survival in hemodialysis patients. J Am Soc Nephrol 2002;13:1061-1066

20. Di Filippo S, Manzoni C, Andrulli S, et al. How to determine ionic dialysance for the online assessment of delivered dialysis dose. Kidney Int 2001;59:774-782

21. Gotch FA. The current place of urea kinetic modelling with respect to different dialysis modalities. Nephrol Dial Transplant 1998;13(Suppl 6):10-14.

22. Gotch FA. Is Kt/V Urea a Satisfactory Measure for Dosing the Newer Dialysis Regimens? Semin Dial 2001; 14:15-17

5. Dialysemembran und Dialyseflüssigkeit

Ein wichtiger Parameter der Dialyseverordnung ist die Auswahl der Dialysemembran. Hierzu steht heute ein ganzes Spektrum unterschiedlicher Produkte zur Verfügung. Ganz überwiegend handelt es sich um Kapillardialysatoren, das Konstruktionsprinzip der Plattendialysatoren ist vom Markt verschwunden. Tab. 5.1 listet die Grundeigenschaften von Dialysatoren auf, die bei der Verordnung der Behandlung zu berücksichtigen sind. Der Einsatzbereich eines Produktes ergibt sich aus der Kombination dieser jeweiligen Grundeigenschaften.

Membrangrundstoff
• Zellulose-Derivate
• Synthetische Membranen
Hydraulische Eigenschaften
• Ultrafiltrationskoeffizient 1,1 bis 10 ml/h x mmHg (Low-flux)
• Ultrafiltrationskoeffizient 11 bis 103 ml/h x mmHg (High-flux)
Oberfläche
• Zwischen 0,3 und 2,5 m^2
Sterilisationsmodus
• Dampf
• Gammastrahlung
• (Ethylenoxid)

Tab. 5.1: Eigenschaften von Dialysatoren.

5.1. Membrangrundstoffe

Die Auswahl des Dialysators auf der Basis des Membrangrundstoffes berührt in erster Linie den Komplex der Biokompatibilität, also letztlich die Reaktion des Organismus auf den Kontakt mit dem Fremdmaterial der Dialysemembran. Die klassische Einteilung der Dialysemembranen erfolgt in zellulosebasierte oder synthetische Produkte. Dabei werden immer weniger reine Zellulosemembranen verwendet, auch die auf dem Naturstoff Zellulose basierenden Membranen sind heute meist zumindest teilsynthetisch, um den Anforderungen der modernen Dialyse an Leistung und Biokompatibilität gerecht werden zu können.

In der Vergangenheit war dieser Aspekt in der Regel mit den hydraulischen Eigenschaften der Membran gekoppelt. Durch die technische Weiterentwicklung in den letzten Jahrzehnten stehen heute jedoch sowohl zellulosebasierte Membranen mit relativ hoher hydraulischer Durchlässigkeit als auch synthetische Membranen mit Low-flux-Charakteristik zur Verfügung, so dass die Festlegung des Membrangrundstoffes über weite Bereiche des Behandlungsspektrums unabhängig vom Therapiemodus getroffen werden kann.

5.1.1. Modifizierte Zellulose

Um ein stabiles Membranmaterial für die Dialyse zu erhalten, wird das natürliche Polysaccharid Zellulose gelöst und durch ein geeignetes physikochemisches Verfahren (Cuprammonium-Prozess) in Form von Hohlfasern polymerisiert (Cuprophanmembran, CUP). Jedes Zellulosemolekül trägt 3 Hydroxylgruppen an seinem Zuckerring (Abb. 5.1). Hieraus resultiert eine sehr hydrophile Membran mit hoher Wasserbindung sowie einer relativ geringen Porengröße. Erst die neuesten Produktionsverfahren ermöglichen die Herstellung von Membranen auf Zellulosebasis mit hydraulischen Eigenschaften, die den vollsynthetischen Membranen vergleichbar sind.

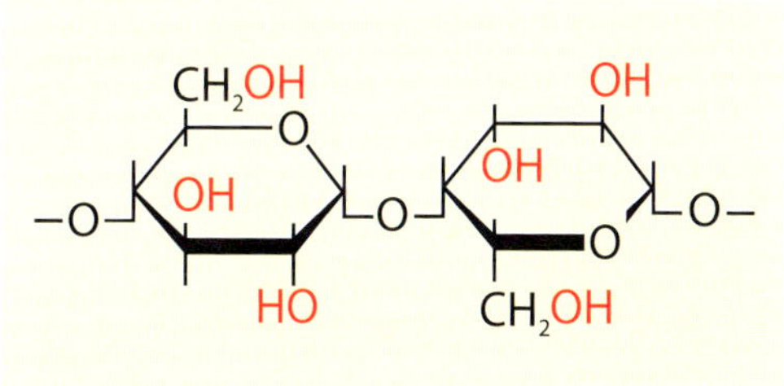

Abb. 5.1: Zellulosemoleküle besitzen je drei Hydroxylgruppen.

Das Vorhandensein der Hydroxylgruppen und die Hydrophilie spielen für die Biokompatibilitätseigenschaften der Membran auf Zellulosebasis eine bedeutende Rolle. Daher setzte man hier an, um die Membran zu modifizieren. Alle Derivate der Cuprophanmembran unterscheiden sich von dieser durch chemische Modifikation der Hydroxylgruppen. So sind bei Zellulose-Triacetatmembranen (CTA) etwa 80 % der Hydroxylgruppen durch

Acetatsubstituenten ersetzt. Bei der Haemophanmembran (HAE) hingegen wurden nur 1,5 % der Hydroxylgruppen mit Diaminoethyl-Seitengruppen substituiert. Einen anderen Weg als die chemische Modifikation der Zellulose gehen die so genannten Compoundmembranen. Einziges derzeit kommerziell verfügbares Beispiel für diesen Membrantyp sind die mit Vitamin E beschichteten Zellulosedialysatoren. Hierbei sind an die Oberfläche einer unsubstituierten Zellulosemembran Oleylsäuremoleküle und α-Tocopherol kovalent gebunden, was neben einer Maskierung der Hydroxylgruppen zusätzliche antioxidative Effekte hervorrufen soll.

5.1.2. Vollsynthetische Membranen

Die Entwicklung der vollsynthetischen Dialysatoren hatte eine Verbesserung der hydraulischen Eigenschaften (Entwicklung der High-flux-Dialyse) sowie eine höhere Biokompatibilität zum Ziel. Die jeweiligen Hersteller verwenden sehr unterschiedliche Kunststoffe für die Membranen. Überwiegend werden sogar mehrere Kunststoffe in einem Produkt vereint. Für die Differentialtherapie ist ganz vorrangig das Material der Filtrationsgrenzschicht bedeutsam. Hier kommen Kunststoffe wie Polysulfon (PS), Polymethylmethacrylat (PMMA), Polyamid (PA), Polycarbonat (PC) oder Polyacrylonitril (PAN) zum Einsatz. Synthetische Membranen sind wesentlich dicker als Zellulosemembranen, was aber nicht auf einer breiteren Grenzschicht zur Filtration, sondern auf dem lockeren Stützgerüst beruht, das die Stabilität der Faser gewährleistet (Abb. 5.2). Die Materialgrundlage des stützenden Membranabschnitts ist therapeutisch von untergeordneter Bedeutung.

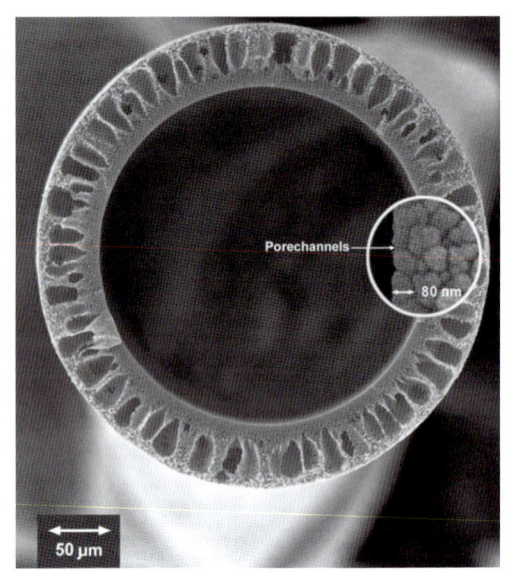

Abb. 5.2: Elektronenmikroskopisches Bild einer synthetischen Kapillarmembran aus Polyamid. Eine glatte innere Schicht enthält die Membranporen. Sie wird von einer fingerartigen dicken Stützschicht getragen (Gambro).

Für die vollsynthetischen Membranen sind unpolare, hydrophobe Oberflächen charakteristisch. Dies trägt einerseits zu den günstigeren Biokompatibilitätseigenschaften bei und führt andererseits dazu, dass in unterschiedlichem Ausmaß lipophile Substanzen an ihre Oberfläche gebunden werden. Die Adsorptionsfähigkeit der Oberflächen synthetischer Membranen spielt sowohl im Rahmen der Biokompatibilitätsdiskussion als auch für die Frage der Kontamination der Dialyseflüssigkeit eine Rolle (s.a. Kap. 5.6.).

Die Unterschiede zwischen den Materialgrundlagen vollsynthetischer Membranen sind aus klinischer Sicht relativ gering. Während PAN eine negative Oberflächenladung aufweist und damit eine gewisse Ladungsselektivität der Elimination bewirken soll, ist dies bei den übrigen Stoffen nicht der Fall. Hiermit hat man jedoch die gelegentlich beobachtete Auslösung von anaphylaktoiden Reaktionen bei Patienten mit ACE-Hemmung in Verbindung gebracht. Grund war die vermehrte Bildung von Bradykinin unter der Dialyse mit PAN (ausschließlich AN69-Membran) nicht jedoch anderen vollsynthetischen Membranen. Bradykinin wird physiologischerweise durch das Angiotensin-Konversionsenzym abgebaut und kann bei ACE-Hemmung akkumulieren. Für PAN und PMMA wird eine besonders hohe adsorptive Kapazität für Proteine angegeben. Die Membranen aus PA hingegen weisen an der Oberfläche hydrophile Mikrodomänen aus Polyvinylpyrrolidon auf, die die Aktivierung des Immunsystems und der Gerinnungskaskade minimieren sollen. Eine klinische Relevanz dieser Unterschiede ist bisher nicht durch adäquate Studien belegt. Hingegen ist aber bekannt, dass sich auch Produkte auf der Basis des gleichen Grundstoffes je nach Herstellungsprozess messbar unterscheiden können (1).

5.2. Biokompatibilität

5.2.1. Definition

Unter Biokompatibilität versteht man die Fähigkeit eines Stoffes, Gerätes, einer Prozedur oder eines Systems, seine Aufgaben in Hinblick auf den Organismus zu erfüllen, ohne dass dieser eine klinisch bedeutsame Abwehrreaktion zeigt (nach Gurland [2]). Der Kontakt des Blutes mit der Hämodialysemembran stellt immer einen Kontakt mit Fremdoberflächen dar, also einen unphysiologischen Vorgang, auf den der Körper reagiert. Macht man sich die Größenverhältnisse zwischen der Reaktion des Immunsystems auf eindringende Bakterien und dem Kontakt von 100-300 ml Blut pro Minute mit Dialysatoroberflächen von 1,5 bis 2,5 m^2 klar, so erstaunt es fast, dass eine Dialysebehandlung nicht regelmäßig zur Anaphylaxie führt. Alle für die Dialyse verwendeten Materialien weisen demnach bereits eine relativ hohe Verträglichkeit auf. Dennoch kommt es zu einer klinisch relevanten Reaktion des Organismus.

Für die Hämodialysetherapie besteht die klinisch relevante Reaktion des Organismus in:

- Stimulation des Immunsystems
- Oxidativem Stress
- Gerinnungsaktivierung

5.2.2. Aktivierung des Immunsystems

In Hinblick auf eine Beeinflussung des Immunsystems durch die Dialyse sind drei Vorgänge von besonderer Bedeutung:

- Aktivierung des Komplementsystems durch den Kontakt von Plasma und körperfremder Membran
- Direkte Aktivierung von zirkulierenden Blutzellen an der Membran
- Übertritt von Pyrogenen und Endotoxinen von der Dialysatseite auf die Blutseite

Nur die ersten beiden Punkte betreffen Aspekte der Biokompatibilität der Dialysemembran. Der dritte Punkt spielt ebenfalls für die Auswahl der Dialysemembran eine Rolle, wird jedoch am Ende dieses Kapitels separat diskutiert. Für Inflammation und Immunaktivierung sind lediglich die Interaktionen zwischen dem Blut und der Dialysatoroberfläche quantitativ relevant, während die Schlauchsysteme vernachlässigt werden können. Letztere machen mit 0,1-0,2 m^2 nur etwa 10 % der Membranoberfläche aus. Die Aktivierungsvorgänge treffen auf ein Immunsystem, das ohnehin bereits durch die Urämie stark alteriert ist. Sie begünstigen über die chronische Inflammation zahlreiche Langzeitkomplikationen der Dialysebehandlung und beeinträchtigen die zelluläre Immunfunktion (vgl. Kap. 7.).

5.2.2.1. Komplementaktivierung

Die ausgeprägtesten Aktivierungsvorgänge während der Dialyse betreffen das Komplementsystem. Dies spielt insbesondere bei Dialysemembranen auf Zellulosebasis eine Rolle, aber auch vollsynthetische Membranen lösen noch eine gewisse Komplementaktivierung aus. Das Komplementsystem kann physiologischerweise über zwei Mechanismen aktiviert werden, die man als "klassischen" und "alternativen" Aktivierungsweg bezeichnet (Abb. 5.3). Während der klassische Weg über eine antikörpervermittelte, spezifische Erkennung bestimmter Zielstrukturen ausgelöst wird (Antigen-Antikörper-Komplexe), beginnt die Aktivierung über den alternativen Weg mit der unspezifischen Bindung von C3 an Fremdoberflächen. Die zahlreichen hydrophilen Hydroxylgruppen an der Oberfläche der Zellulosemembranen binden kovalent den Faktor C3 (3) und können damit die Kaskade der Aktivierung auslösen. Es gibt experimentelle Belege dafür, dass bei Zellulosemembranen vor allem dieser alternative Aktivierungsweg bedeutsam ist. Blockiert man selektiv den alternativen Weg, z.B. durch einen monoklonalen Antikörper, der die Aktivität des Faktor D hemmt, kann man die cuprophanbedingte Komplementaktivierung stark inhibieren (4).

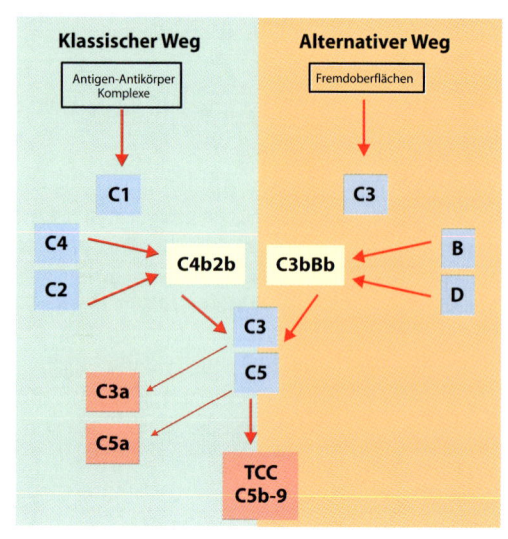

Abb. 5.3: Klassischer und alternativer Weg der Komplementaktivierung.

Es lag also nahe, die Hydroxylgruppen der Zellulose zu substituieren, um die Komplementaktivierung zu reduzieren und die Biokompatibilität zu erhöhen. Tatsächlich gelang es unabhängig von der Art der Substitution, auf diese Weise die Komplementaktivierung herabzusetzen (5, 6) (Abb. 5.4). Diese chemischen Modifikationen reduzieren allerdings nicht nur die Anzahl der Hydroxylgruppen als Bindungsstellen für C3b, sie erhöhen auch die Lipophilie der zuvor sehr polaren Membranoberfläche. Welche dieser Änderungen vorrangig zur Verminderung der Komplementaktivierung beiträgt, ist unklar. Da jedoch der Substitutionsgrad der reaktiven Hydroxylgruppen in einem weiten Bereich von 1 % bis 80 % nicht mit der Komplementaktivierung korreliert (7), erscheint das Konzept attraktiv, dass die Hydrophobizität bzw. die räumliche Verteilung der hydrophilen und hydrophoben Domänen auf der Membran für die Komplementaktivierung besonders wichtig ist (5).

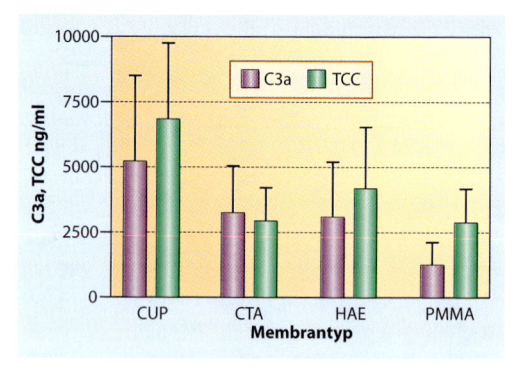

Abb. 5.4: Vergleich der Komplementaktivierung bei Verwendung unterschiedlicher Membranen (nach [6]).

Ganz unbeteiligt scheint jedoch auch der klassische Weg der Komplementaktivierung nicht zu sein. Darauf weisen Beobachtungen hin, die man bei Dialysepatienten mit einem hereditären Defekt des Komplementfaktors C4, eines Bestandteils der klassischen Komplementaktivierungskaskade, machte. Diese Patienten wiesen während der Dialyse eine deutlich verlangsamte Bildung von C3a und terminalem Komplementkomplex (TCC) auf (8). Bei einem Dialysepatienten mit schwerem Immunglobulin-Mangelsyndrom wurde ebenfalls eine stark verzögerte Komplementaktivierung beobachtet. Die Inkubation seines Plasmas mit Cuprophanmembranen *in vitro* führte zu einer wesentlich geringeren Bildung von C3a und TCC als bei anderen Dialysepatienten. Nach Vorinkubation der Cuprophanmembran mit humanem Immunglobulin kam es hingegen auch im Plasma dieses Patienten zu einer hohen Komplementaktivierung (8). Diese Beobachtungen legen nahe, dass die Komplementaktivierung bei Verwendung von Zellulosemembranen zumindest zum Teil auch über eine spezifische Bindung von Antikörpern an die Zellulose ausgelöst wird. Dies ist durchaus vorstellbar, da Zellulose aufgrund seiner Polysaccharidstruktur Ähnlichkeit mit Bestandteilen von Bakterienmembranen hat, und eigentlich antibakterielle Antikörper mit der Dialysemembran kreuzreagieren könnten.

Unabhängig davon, ob die Aktivierung über den klassischen oder alternativen Weg erfolgt, werden im Verlauf die Komplementfaktoren C3 und C5 gespalten (Abb. 5.3). Die Fragmente C3b und C5b lösen die Aktivierung der weiteren Komplementkaskade aus. Zusätzlich kann C3b auch an den

Komplementrezeptor CR3 auf Granulozyten und Monozyten binden und diese Zellen aktivieren (9). Die stärkste Zellaktivierung erfolgt jedoch durch die Freisetzung der Anaphylatoxine C3a und C5a, die ebenfalls an die zellständigen Komplementrezeptoren CR1 und CR3 binden (10). Diese beiden Proteine stellen die entscheidende Schnittstelle zwischen dem Komplementsystem und der Aktivierung der zellulären Immunität dar, während der terminale Komplementkomplex lediglich noch einen kleinen Beitrag zur Monozytenaktivierung leistet. Die Monozytenaktivierung durch die Dialysemembran kann mittels Antikörpern gegen C5a weitgehend blockiert werden (Abb. 5.5) (10).

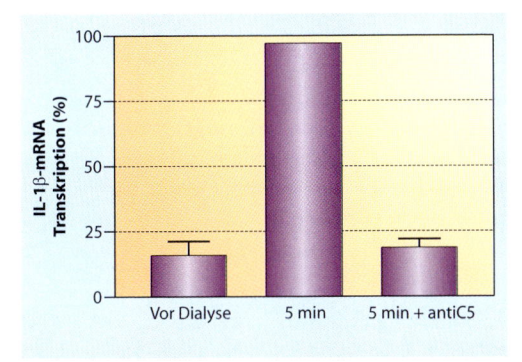

Abb. 5.5: Monozytenaktivierung infolge des Blut-Membran-Kontakts kann durch Blockade des Komplementsystems mit Antikörpern gegen C5a verhindert werden (nach [10]).

Die Komplementaktivierung erreicht 15-20 min nach Dialysebeginn ihr Maximum (11) und klingt im weiteren Verlauf der Dialyse trotz fortbestehender Blut-Membran-Kontakte wieder ab (Abb. 5.6). Dies wird durch die Ausbildung einer Schicht aus Plasmaproteinen auf der Dialysemembran verursacht, die den weiteren Kontakt des Blutes zu den aktivierenden Oberflächenstrukturen unterbindet, ein Verbrauch der Komplementkomponenten spielt hingegen keine wesentliche Rolle (12). Diese Beobachtung ist von großer klinischer Relevanz, da eine Dialysesitzung immer nur in den ersten 30-60 min Einfluss auf das Immunsystem nimmt. Wie lange die jeweilige Behandlungssitzung dauert, ist daher aus immunologischer Sicht unbedeutend. Es ist nicht zu befürchten, dass eine Verlängerung der Einzelbehandlung zu einer Verschlechterung der systemischen Inflammation des Patienten mit ihren Folgeerscheinungen führt, was hingegen bei der täglichen, kürzeren Behandlung durchaus der Fall sein könnte.

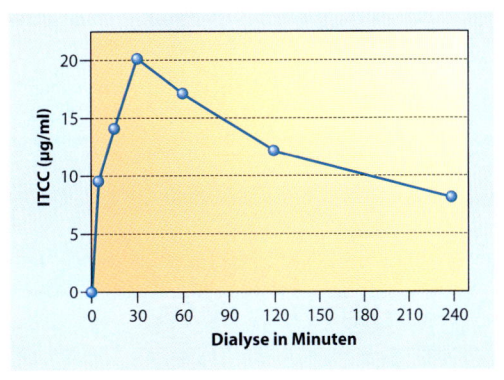

Abb. 5.6: Verlauf der Komplementaktivierung als Bildung des terminalen Komplementkomplex (TCC) über die Zeit während der Dialyse mit Zellulosemembranen (nach [11]).

Vollsynthetische Dialysatoren sind ein weiterer Schritt zur Verminderung der Einflüsse des Dialysators auf das Immunsystem. Die Bildung von C3a und TCC ist deutlich geringer als bei zellulosebasierten Membranen (13). Dies beruht einerseits darauf, dass die synthetischen Oberflächen keine reaktiven Hydroxylgruppen enthalten und kaum polar sind, zusätzlich aber auch keine Kreuzreaktion mit Antikörpern möglich ist, die gegen Bakterienwandbestandteile gerichtet sind. Es hat sich jedoch gezeigt, dass optimale Lipophilie nicht mit Biokompatibilität gleichzusetzen ist. Vielmehr werden die geringsten Reaktionen ausgelöst, wenn hydrophile und lipophile Areale ähnlich der Struktur der Zellmembran wechseln. Daher wurden Membranen entwickelt, in deren Oberflächen sich durch Mischung verschiedener Kunststoffe unterschiedlich polare Domänen bilden. Neben der verminderten Aktivierung von Komplement besteht ein zweiter wichtiger Effekt darin, dass viele synthetische Membranen eine sehr hohe Kapazität besitzen, Komplementproteine wie Faktor D, C3a und C5a zu adsorbieren (14). Auf diese Weise gelangen die Anaphylatoxine nur in geringeren Mengen in die Zirkulation. Zusätzlich kommt es bei einigen, allerdings nicht allen synthetischen Dialysatoren, auch zu einer quantitativ bedeutsamen Filtration und Ausscheidung der Komplementfragmente (15).

Während bisher nicht nachgewiesen wurde, dass die Komplementaktivierung selbst direkt mit Langzeitkomplikationen der Dialysetherapie assoziiert ist, wurde dies für die systemische Inflammation in zahlreichen Untersuchungen belegt (vgl. Kap. 7.). Als Messgrößen für diese Inflammation dienen entweder Zytokine, die vor allem von Monozyten ausgeschüttet werden, oder das CRP, dessen hepatische Synthese letztlich auch von der Aktivierung von Immunzellen abhängig ist. Die bedeutsamsten Aktivierungsvorgänge von Immunzellen durch die Dialyse betreffen die Monozyten. Lymphozyten und andere immunaktive Zellen sind weit weniger betroffen. Wichtiger als die Komplementaktivierung selbst erscheint vom klinischen Standpunkt das Aktivierungsniveau der Monozyten bei Dialysepatienten.

5.2.2.2. Direktaktivierung von Monozyten an der Membran

Monozyten setzen sich als antigenpräsentierende Zellen sehr intensiv, jedoch nicht antigenspezifisch mit ihrer Umwelt auseinander. Sie reagieren daher auch empfindlich auf Fremdoberflächen. Die Frage, welche Rolle die direkte Interaktion von Monozyten mit der Dialysatoroberfläche bei der Auslösung von inflammatorischen Veränderungen spielt, ist allerdings nicht einfach zu beantworten. Eine solche Direktaktivierung wird bei der Dialysebehandlung in der Regel dadurch maskiert, dass bereits aktivierte Komplementkomponenten an der Oberfläche der Membranen adsorbiert oder in der Zirkulation vorliegen können. Dennoch wird auch die Interaktion zwischen den Zellen und der Dialysemembran ohne Beteiligung des Komplements durch experimentelle Befunde wahrscheinlich gemacht (16). Zellulosemembranen enthalten einen gewissen Anteil an L-Fucosemolekülen, die Leukozyten aktivieren können (17). Lösliche L-Fucose kann diese Aktivierung, die *in vitro* auch ohne Komplement abläuft, unterbinden (18). Ein weiterer möglicher Mechanismus könnte über freie Sauerstoffradikale vermittelt werden. Vor allem Granulozyten aus dem Blut setzen bei der Fremdkörpererkennung im Rahmen des so genannten "oxidative burst" solche hochreaktiven Radikale frei, die physiologischerweise der Abwehr von Bakterien dienen. Diese Sauerstoffradikale stimulieren Monozyten, die daraufhin ihre Sekretionsprodukte wie Neopterin oder Zytokine freisetzen (19). Es ist nicht bekannt, ob eine mögliche Aktivierung von Monozyten an der Dialysemembran unabhängig von Granulozyten, Sauerstoffradikalen und Komplement praktisch relevant ist. Eine erhebliche zelluläre Aktivierung kommt jedoch auch bei Verwendung vollsynthetischer Membranen vor, die nur noch eine sehr geringe Komplementaktivierung aufweisen (20, 21).

5.2.2.3. Dialysemembran und Zytokine

Der Vergleich der Komplementaktivierung erlaubt eine eindeutige und reproduzierbare Reihung der verfügbaren Dialysemembranen. Allerdings bestehen erhebliche Zweifel an der klinischen Relevanz dieser Reihenfolge. Der Nachweis einer besseren Prognose des Patienten durch Verwendung eines Dialysators mit geringerer Komplementaktivierung steht aus. Anstelle des Komplements wurden für Assoziationsstudien zwischen Morbidität und Mortalität der Patienten und der Inflammation andere Parameter benutzt. Viele stehen in Zusammenhang mit der Aktivierung der Monozyten. Deren Zytokine, vor allem TNF-alpha und IL-6, gelten als valide Marker der Inflammation.

■ **Plasma-Zytokine**

Da Zytokinmessungen im Plasma leicht durchführbar sind, haben zahlreiche Studien versucht, einen Einfluss des Membrantyps auf die Plasma-Zytokinspiegel bei Dialysepatienten nachzuweisen. Die Hypothese, dass die Behandlung mit stark komplementaktivierenden Membranen zu höheren Zytokinspiegeln führen müsste, ließ sich jedoch nicht in allen Untersuchungen belegen. Bei Verwendung von Zellulosemembranen fanden einige Untersuchungen einen Anstieg der Plasmaspiegel proinflammatorischer Zytokine wie TNF-alpha (22) oder IL-6 (23) im Verlauf einer Dialysebehandlung. Andere Arbeiten wiederum konnten dies nicht bestätigen (24, 25) oder fanden sogar einen Abfall der Zytokinspiegel während der Behandlung (26). Bei Verwendung der synthetischen Membranen war in der Regel kein wesentlicher Anstieg der Plasma-Zytokine zu verzeichnen (22, 23). Auffällig ist die sehr große interindividuelle Variabilität der Ergebnisse, die dazu führt, dass gelegentlich nicht einmal innerhalb einer Studie eine sichere Aussage getroffen werden kann, ob die Plasmalevel während der Dialyse ansteigen oder abfallen.

Die Messung der Zytokinkonzentrationen im Plasma während der Hämodialyse ist für die Einschätzung der Biokompatibilität des Dialyseverfahrens ungeeignet und sollte nicht mehr angewendet werden. Zytokine im Plasma unterliegen verschiedenen gegenläufigen Einflüssen und stellen letztlich eine Bilanzgröße aus Produktion durch die Monozyten, Elimination im Rahmen der Nierenrestfunktion sowie Adsorption bzw. Filtration über die Dialysemembran dar (Abb. 5.7). Die Produktionsrate wiederum wird beeinflusst durch die Aktivierung der Zellen an der Dialysemembran und die Sequestration der Zellen im Kapillarstrombett der Lunge (s.u.), wodurch die Zytokine nicht direkt gleichmäßig systemisch verteilt werden. Mit einer aufwändigen Technik konnten Caglar und Mitarbeiter (27) kürzlich klar nachweisen, dass eine Dialysebehandlung regelhaft sowohl zu einer Sekretion von IL-6 als auch einer vollständigen Akut-Phase-Reaktion mit Steigerung der hepatischen Synthese von Fibrinogen sowie Verminderung der Albuminsynthese führt, auch wenn dies nicht immer an den Plasma-Zytokinen ablesbar ist.

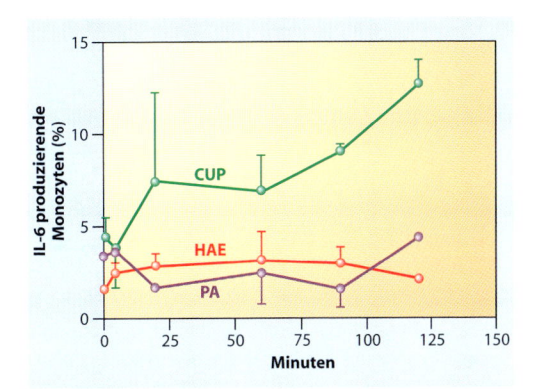

Abb. 5.8: Induktion der Zytokinproduktion bei experimentellem Blut-Membran-Kontakt in einem Dialysesystem, welches nicht an den Patienten angeschlossen ist. CUP = Cuprophan, HAE = Hämophan, PA = Polyamid.

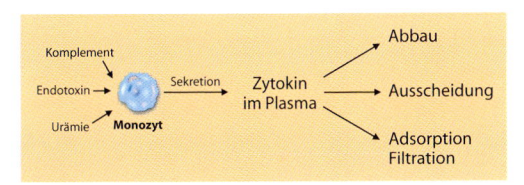

Abb. 5.7: Einflussfaktoren auf die Plasma-Zytokinkonzentration bei Dialysepatienten.

■ Zytokinsekretion in der Zellkultur

In einigen Arbeiten wird versucht, das Problem zu umgehen, indem man statt der Plasma-Zytokinspiegel die Produktion der proinflammatorischen Mediatoren durch Leukozyten in der Zellkultur misst. Auch in diesem experimentellen System werden die Einflüsse der Zellumverteilung während der Dialyse wirksam. Die aktivierenden Einflüsse lassen sich daher am deutlichsten nachweisen, wenn man Blut durch eine Dialyseapparatur zirkulieren lässt, ohne dass ein Patient an das System angeschlossen ist (Abb. 5.8). Mit einem solchen System lassen sich membrantypbedingte Unterschiede in der Aktivierung und Zytokinfreisetzung von Monozyten belegen.

Werden Leukozyten aus Blutproben, die vor oder während der Dialyse entnommen wurden, *in vitro* mit Lipopolysaccharid stimuliert, so produzieren sie im Vergleich mit Zellen gesunder Blutspender stark überhöhte Mengen an proinflammatorischen Zytokinen. Dies wurde als eine Voraktivierung der Zellen beim Dialysepatienten gedeutet (28, 29). Die Voraktivierung ist intensiver, wenn der Patient mit Zellulosemembranen behandelt wird als bei der Verwendung synthetischer Membranen (13, 30). Dieses Phänomen der zellulären Voraktivierung könnte aus mehreren Gründen praktisch bedeutsam sein. Die voraktivierten Zellen zirkulieren dauerhaft, sie üben ihren Einfluss nicht nur während der relativ kurzen Zeit der Dialysebehandlung aus. Wann immer ein Dialysepatient eine zusätzliche Aktivierung seines Immunsystems erfährt, also z.B. bei so harmlosen Ereignissen wie kleinen Verletzungen oder auch beim Zähneputzen, so reagieren seine Monozyten wesentlich heftiger mit einer Zytokinproduktion, als dies beim Gesunden der Fall ist. Es ist einleuchtend, dass diese Voraktivierung den Patienten über die Zeit einer wesentlich höheren inflammatorischen Gesamtlast aussetzt, als die kurzdauernde Komplementaktivierung zu Beginn einer Dialysesitzung. Ein weiterer wichtiger Aspekt wird in Kap. 7. ausführlicher diskutiert: Monozyten sind u.a. Substrat des atherosklerotischen Plaques. Es gibt Hinweise darauf, dass die permanente inflammatorische Voraktivierung dieser Zellen mit der rapid voranschreitenden Atherosklerose des Dialysepatienten assoziiert ist.

■ Zytokin-mRNA

Das molekulare Substrat der zellulären Voraktivierung ist die Induktion von mRNA für inflammatorische Zytokine. Komplementabhängig kommt es bei Blut-Membran-Kontakt zu einer Induktion der Transkription von mRNA für das proinflammatorische Zytokin (10). Hierdurch sind die Zellen lediglich voraktiviert und zu einer hohen Zytokinproduktion befähigt. Durch den Membrankontakt allein kommt es jedoch noch nicht zur Translation der mRNA und Synthese des Zytokinproteins. Dies geschieht nur, wenn ein weiterer Stimulus, z.B. Endotoxin, wirksam wird (31). Bleibt der zusätzliche Stimulus aus, so wird die Zytokin-mRNA langsam wieder degradiert. Auf einen definierten Reiz produzieren diese voraktivierten Zellen im Vergleich zu Zellen gesunder Probanden jedoch extrem erhöhte Mengen des jeweiligen Zytokins (Abb. 5.9).

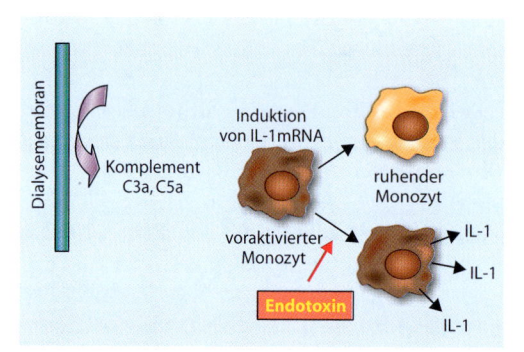

Abb. 5.9: Modell der Voraktivierung von Monozyten durch die Dialyse. Die Komplementaktivierung allein löst noch keine IL-1-Sekretion aus, hierzu ist ein weiterer Stimulus erforderlich, z.B. Endotoxin aus verunreinigter Dialyseflüssigkeit.

Ursprünglich war man davon ausgegangen, dass die Voraktivierung der Zellen ein kurzfristiger, nur während der Dialyse andauernder Vorgang ist. Es zeigte sich jedoch, dass bei Dialysepatienten eine dauerhafte Voraktivierung der Monozyten zur Produktion hoher Zytokinspiegel vorliegt. Seit man die Zytokinproduktion auf Einzelzellniveau messen kann, weiß man, dass beim Gesunden nur etwa 20 % der Monozyten aus dem peripheren Blut auf LPS-Stimulation Zytokine wie IL-6 freisetzen. Beim Dialysepatienten führt der Voraktivierungsmechanismus jedoch dazu, dass etwa 60 % der Zellen das Zytokin produzieren (Abb. 5.10) (29).

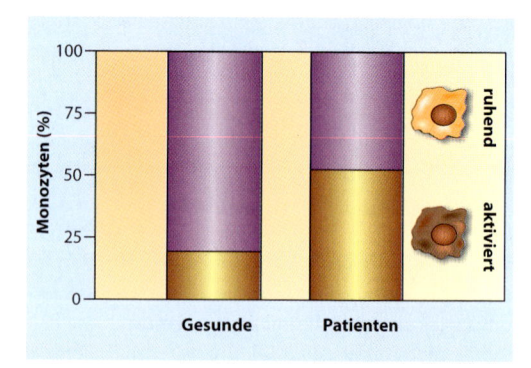

Abb. 5.10: Anteil der Zytokin-produzierenden, aktivierten Monozyten im zirkulierenden Blut.

■ Leukozytensequestration

Die Messung der Zytokinproduktion der Einzelzelle im Blut erbrachte auch ein neues Verständnis eines Vorgangs, der Ende der 60er Jahre durch Zufall entdeckt und als "Leukozytensturz" bezeichnet wurde (32, 33). Während der ersten Minuten einer Dialysesitzung beobachtet man eine ausgeprägte Leukopenie, die sich erst über mehrere Stunden wieder ausgleicht. Ebenso wie die Zytokininduktion wird auch der Leukozytensturz durch den Blut-Membran-Kontakt ausgelöst. Durch die Aktivierung von Granulozyten und Monozyten werden Adhäsionsmoleküle an der Zelloberfläche hochreguliert. Bei Verringerung der Blutflussgeschwindigkeit im Kapillarstromgebiet der Lunge heften sich diese Zellen an das Endothel an und treten aus dem zirkulierenden Pool in den Marginalpool über (Abb. 5.11), ein Vorgang, der als Sequestration bezeichnet wird. Die Analyse der Einzelzellzytokine im Verhältnis zur Sequestration zeigte, dass bevorzugt diejenigen Monozyten in den Marginalpool übertreten, die eine hohe Kapazität zur Zytokinproduktion aufweisen, während Zellen in der Zirkulation bleiben, die nahezu keine Zytokine produzieren (Abb. 5.12) (34). Dieser Vorgang führt zu einer starken Beeinflussung der Zytokinbilanz und kann in bestimmten Fällen einen Abfall der Zytokine während der Dialyse vortäuschen.

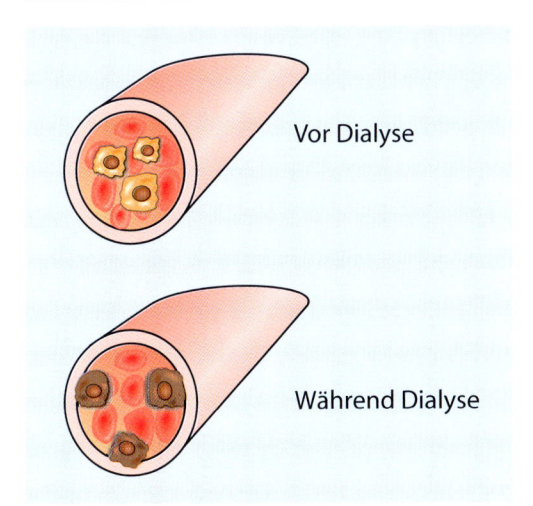

Abb. 5.11: Aktivierte Monozyten verlassen den Blutstrom durch Anheftung an das Endothel.

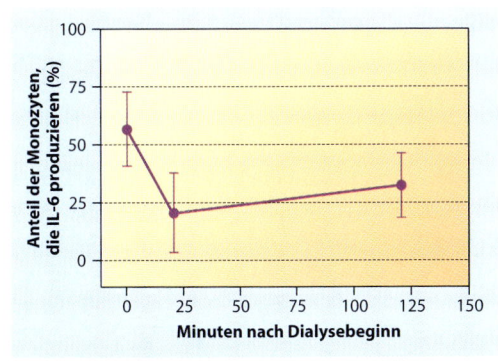

Abb. 5.12: Die Monozytensequestration bei der Dialyse betrifft vorrangig solche Zellen, die zur Zytokinsekretion befähigt sind.

Eine optimale Einschätzung der Biokompatibilität von Dialysemembranen lässt sich aus inflammationsimmunologischer Sicht durch eine Kombination von drei Methoden erreichen:

- Messung der Komplementaktivierung (C3a im Plasma)
- Messung der monozytären Präaktivierung am Ende des dialysefreien Intervalls
- Messung der durch eine Dialyse ausgelösten Sequestration von Leukozyten

Die Bestimmung der zellulären Voraktivierung vor einer Dialysesitzung hat den Vorteil, von der sequestrationsbedingten Veränderung der Zellzahlen im Blut unabhängig zu sein. Die Beobachtung der Sequestrationsvorgänge stellt den vielleicht sensitivsten Biokompatibilitätsparameter dar, der heute zur Verfügung steht. Selbst modernste vollsynthetische Membranen lösen noch eine deutliche Sequestration aus. Erst mit diesem experimentellen Ansatz ist eine sichere Beurteilung der Unterschiede in der immunologischen Biokompatibilität von modifizierter Zellulose und synthetischen Membranen möglich geworden.

5.2.2.4. Klinische Studien

Die in zahlreichen Studien aufgezeigten Unterschiede zwischen den Dialysemembranen beziehen sich überwiegend auf Surrogatparameter, deren praktische klinische Bedeutung schwer einzuschätzen ist. Therapieempfehlungen, die auf derartigen Studien beruhen, haben allenfalls theoretische Bedeutung, sie müssen sich jedoch an der praktischen Anwendung messen lassen. Insofern sind klinische Studien mit harten Endpunkten zum Vergleich verschiedener Membrantypen von besonderer Bedeutung, zumal die Empfehlung bestimmter Materialien häufig auch eine Steigerung der Kosten bedingt.

■ **Studienziel: Senkung der Mortalität**

Ist eine Reduktion der Mortalität durch den Wechsel der Dialysemembran erreichbar, oder sind nicht vielmehr Begleiterkrankungen und Faktoren wie Medikation, Dialysedosis und -dauer so übermächtig in der Beeinflussung des Überlebens, dass die Membranwahl im Vergleich in den Hintergrund tritt? Die Diskussion über dieses Thema ist in den letzten Jahren durch mehrere Studien stimuliert worden, die sich der Fragestellung von ganz unterschiedlichen Seiten genähert haben. Eine Auswertung der Daten des US Renal Data Systems mit Informationen über 2.410 Patienten, die im Mittel 4,5 Jahre lang dialysiert wurden, erbrachte zu dieser Frage retrospektive Ergebnisse (35). Etwa 2/3 der Patienten waren mit Cuprophan, die übrigen zu gleichen Teilen mit modifizierten Zellulosemembranen und synthetischen Membranen behandelt worden. Sowohl modifizierte Zellulose als auch synthetische Dialysatoren waren mit einer gegenüber Zellulose um 25 % niedrigeren Mortalität assoziiert (Abb. 5.13). Sicherlich ist die Aussagekraft dieser Untersuchung durch den retrospektiven Ansatz eingeschränkt und es ist nicht bekannt, aufgrund welcher Kriterien die Auswahl der jeweiligen Dialysatoren getroffen wurde.

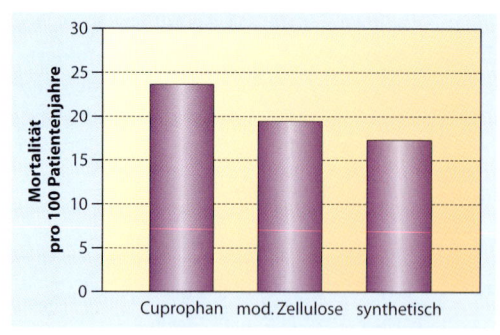

Abb. 5.13: US-amerikanische Registerdaten zur Mortalität bei Verwendung verschiedener Dialysemembranen (nach [35]).

Im Gegensatz hierzu haben andere Untersucher die Fragestellung mit valideren, prospektiven und kontrollierten Ansätzen bearbeitet. Sie konnten keinen Überlebensvorteil für Patienten zeigen, die mit synthetischen Dialysatoren behandelt wurden. So wurden in einer prospektiven randomisierten Studie 132 Patienten mit Cuprophan und 147 Patienten mit Low-flux-Polysulfon behandelt. Die Mortalität unterschied sich über einen Zeitraum von 24 Monaten nicht und betrug in der Cuprophan-Gruppe 28 %, in der Polysulfon-Gruppe 22 % (36). In einer größeren Untersuchung an 6.444 Patienten fand sich, allerdings ohne Randomisierung des Behandlungsverfahrens, eine 10 % geringere Mortalität in der Patientengruppe, die mit synthetischen High-flux-Membranen und Hämofiltrationsverfahren behandelt wurden. Möglicherweise ist der (nicht signifikante) Benefit dieser Studie weniger auf das Membranmaterial als auf den hohen konvektiven Transport über die High-flux-Membranen zurückzuführen (37).

Fasst man diese Ergebnisse zusammen, so bleibt festzustellen, dass ein Vorteil hinsichtlich der Mortalität für synthetische Membranen gegenüber Zellulosemembranen nicht nachgewiesen ist. Zum gleichen Ergebnis kommt auch ein systematischer Review der Cochrance Association, der 27 randomisierte Studien zu dieser Frage ausgewertet hat (38).

■ **Studienziel: Malnutrition, Immundefekt, Amyloidose**

Da die chronische Inflammation durch Urämie und Hämodialyse eine pathogenetische Bedeutung für die bei Dialysepatienten häufig festzustellende Malnutrition hat (39), bestand die Hoffnung, diese Komplikation durch Verbesserung der Biokompatibilität und Reduktion der Inflammationsreize zu bessern. Tatsächlich kann bei Patienten mit manifester Hypalbuminämie der Wechsel von einer Zellulosemembran auf eine synthetische Membran zu einem Anstieg des Serum-Albumins führen (36, 40).

Eine Beeinflussung des Immundefekts bei chronischer Niereninsuffizienz durch die Auswahl der Dialysemembran ist bislang durch keine Studie schlüssig belegt worden. Da eine Assoziation zwischen Inflammation und eingeschränkter Immunantwort auf Vakzinierung besteht (28) und synthetische Membranen die monozytäre Präaktivierung reduzieren (13), wäre eine Verbesserung der klinischen Immunfunktion durch diese Membrantypen vorstellbar, bleibt jedoch vorerst Hypothese.

In einer retrospektiven Analyse fand sich die höchste Prävalenz einer symptomatischen Amyloidose bei Patienten, die über 10 Jahre mit Low-flux-Zellulosedialysatoren behandelt worden waren. Im Vergleich dazu lag die Prävalenz bei Low-flux-Polysulfon oder PMMA niedriger. Die günstigsten Ergebnisse hatten jedoch Patienten, die über den ganzen zu überblickenden Zeitraum mit High-flux-Membranen behandelt worden waren (41). In vielen Studien sind die hydrostatischen Eigenschaften der Membranen nicht von der Biokompatibilität des Membranmaterials zu trennen, da nahezu alle High-flux-Dialysatoren aus synthetischem Material bestehen, während die meisten Low-flux-Dialysatoren eine Zellulosegrundlage haben. Durchgängig findet sich jedoch eine geringere Prävalenz der Amyloidose bei der Verwendung von High-flux-Membranen (36, 42), was leicht durch die höhere Elimination des β2-Mikroglobulin durch Adsorption und Filtration erklärbar ist (43). Ob die Produktion des β2-Mikroglobulin durch eine Verwendung synthetischer Dialysatoren reduziert werden kann, erscheint eher fraglich (6).

5.2.3. Oxidativer Stress

In den letzten Jahren wurde zunehmend deutlich, dass neben der Aktivierung des Komplementsystems und der Zytokinproduktion von Leukozyten auch die Überlastung der physiologischen antioxidativen Systeme zu den chronischen Folgeerkrankungen der terminalen Niereninsuffizienz in Beziehung steht. Hierfür hat sich der Begriff "oxidativer Stress" etabliert. Die Produktion hochreaktiver Sauerstoffradikale stellt eigentlich eine physiologische Funktion des unspezifischen Abwehrsystems dar. Vor allem Granulozyten und Monozyten können Sauerstoffradikale freisetzen (z.B. O_2^-, H_2O_2 oder OH^-), die eine starke mikrobizide Wirkung entfalten. Diese Moleküle werden von der NADPH-Oxidase gebildet, die in beiden Zelltypen stark exprimiert wird. Granulozyten verfügen zusätzlich über die Myeloperoxidase, die H_2O_2 in hypochlorige Säure ($HOCl^-$) umsetzt. Um zu verhindern, dass sich die zerstörerische Wirksamkeit dieser Moleküle gegen körpereigene Strukturen richtet, verfügt der Organismus über antioxidative Systeme. Bei fortgeschrittener Niereninsuffizienz und beim Dialysepatienten ist die Balance zwischen Produktion der Sauerstoffradikale und Kapazität der antioxidativen Systeme auf beiden Seiten gestört. Die Folge ist, dass Kohlenhydrate ("advanced glycation end-products", AGE), Lipide (oxidiertes LDL, Malon-Dialdehyd) und Proteine ("oxidized protein products", OPP) oxidativ verändert werden.

Obwohl eine Assoziation zwischen der Belastung des Organismus mit oxidativ veränderten Substanzen und der kardiovaskulären Mortalität sehr wahrscheinlich ist, eignet sich die Bestimmung von Markern des "oxidativen Stress" nicht zur Bewertung der Biokompatibilität des Dialyseverfahrens. Dies hat drei Gründe:

Erstens scheint der größte Teil der oxidativen Belastung bereits bei Patienten zu bestehen, die bei fortgeschrittener Niereninsuffizienz noch nicht dialysiert werden. Die Urämie selbst trägt somit ganz entscheidend zur Entwicklung dieser ungünstigen metabolischen Situation bei.

Zweitens konnte in keiner Studie überzeugend gezeigt werden, dass klinisch relevante Unterschiede hinsichtlich oxidativer Marker zwischen unterschiedlichen Dialysemembranen bestehen (44).

Und drittens waren bislang alle mittels Surrogatparametern gemessenen Unterschiede letztlich auf die unterschiedliche Komplementaktivierung der jeweilgen Membran zurückzuführen. Dies ist plausibel, da Granulozyten und Monozyten die Quelle der Überproduktion von Sauerstoffradikalen darstellen, und diese vor allem komplementabhängig durch die Dialysemembran aktiviert werden.

■ Antioxidativ beschichtete Dialysemembranen

Die Oberflächenbeschichtung von Membranen mit Vitamin E soll der Verminderung der Bildung reaktiver Sauerstoffradikale durch den Blut-Membran-Kontakt dienen. Das Konzept geht davon aus, dass solche Radikale direkt an der Membran gebildet werden und durch das antioxidative Vitamin abgefangen werden können. Tatsächlich haben verschiedene Untersuchungen eine Verbesserung von Surrogatparametern der oxidativen Belastung nachweisen können (45). Allerdings weist die einzige kommerziell erhältliche Membran eine Cuprophanbasis auf. Hinsichtlich der Komplementaktivierung kommt sie daher nicht an die Biokompatibilitätsstandards synthetischer Membranen heran. Obwohl dies so ist, kann die Vitamin E-Beschichtung die Aktivierung der Zytokinproduktion auf das Niveau der vollsynthetischen Membranen senken (Abb. 5.14) (20). Das Prinzip der antioxidativen Beschichtung scheint also zu funktionieren, wenngleich man sich vom theoretischen Standpunkt synthetische Membranen als Grundlage wünschen könnte.

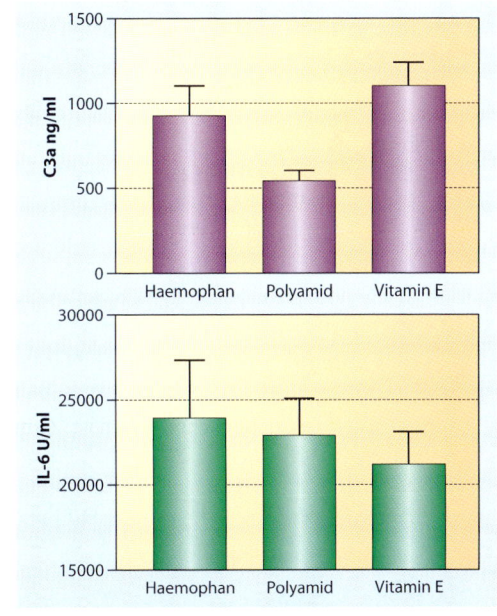

Abb. 5.14: Einfluss einer Vitamin E-beschichteten Dialysemembran auf Komplementaktivierung und Zytokininduktion.

Bereits eine einzige Hämodialysebehandlung mit einem Cuprophandialysator kann eine messbare endotheliale Dysfunktion verursachen. Normalerweise führt ein definierter Ischämiereiz, wie er am Arm durch das Aufblasen einer Blutdruckmanschette über den systolischen Blutdruck erzeugt werden kann, zu einer durch das Gefäßendothel aktiv induzierten Vasodilatation, die sonographisch quantifizierbar ist. Nach einer Cuprophandialyse ist diese Dilatation deutlich gegenüber den Ausgangswerten vermindert. Verwendet man jedoch eine mit Vitamin E beschichtete Membran, so kommt es nicht zu einer ausgeprägten Bildung von oxidiertem LDL und die Störung der endothelvermittelten Vasodilatation bleibt aus (46). Ein potentieller Benefit solcher antioxidativ wirkender Membranen hinsichtlich der Bildung vasoaggressiver Mediatoren ist in mehreren Untersuchungen gezeigt worden (45). Ein praktischer Vorteil dieses Membrantyps hinsichtlich Morbidität oder Mortalität der Patienten ist jedoch bisher nicht nachgewiesen, so dass sich vorerst die Mehrkosten schwer rechtfertigen lassen. Hinzu kommt, dass sich vergleichbare Vorteile möglicherweise auch durch die sehr kostengünstige orale Applikation von Vitamin E erreichen lassen (47).

5.2.4. Gerinnungsaktivierung

Die Aktivierung der Gerinnungskaskade durch die Dialyse stellt ebenfalls eine Reaktion des Organismus auf die Fremdoberflächen dar. Das Anhaften von Plasmaproteinen steht am Beginn der Gerinnungsaktivierung, es folgt die Adhärenz und Aktivierung von Thrombozyten. Diese setzen ihre Sekretionsprodukte, vor allem Thromboxan, frei und starten damit die plasmatische Gerinnungskaskade. Thrombozyten stehen also bei der dialyseassoziierten Gerinnungsaktivierung im Vordergrund. Die Aktivierung von Granulozyten und Monozyten im Rahmen der inflammatorischen Antwort trägt aber auch zur Gerinnungsaktivierung bei, da beide Leukozytentypen sowohl tissue factor sezernieren können, der die plasmatische Kaskade induziert, als auch mit Thrombozyten interagieren und zu deren Aktivierung beitragen können.

Im Gegensatz zur Aktivierung der inflammatorischen Antwort, bei der die Dialysemembran ganz im Mittelpunkt der Biokompatibilitätsüberlegungen steht, spielen Kanülen, Schläuche, die Einbettungskunststoffe am Kopf des Dialysators und vor allem die Tropfkammern für die Gerinnungsaktivierung eine wesentlich größere Rolle. Gerade diejenigen Abschnitte des Kreislaufs, an denen eine Exposition des Bluts gegenüber der Luft auftritt, sind besonders thrombogen. Kommt hier dann noch eine Verwirbelung hinzu, so entsteht eine deutliche Gerinnungsaktivierung. Auch die Geometrie von Schläuchen, Anschluss-Stücken und Kammern spielt eine Rolle, da Thrombozyten besonders durch Scherkräfte und Turbulenzen aktiviert werden.

Will man die Biokompatibilität der Dialyse hinsichtlich des Gerinnungssystems beurteilen, so greift die Betrachtung allein der Dialysemembran also etwas kurz. Selbst mit einer optimal "gerinnungskompatiblen" Membran wäre eine Dialyse ohne Antikoagulanzien nicht über längere Zeit durchführbar. Es hat verschiedene Versuche gegeben, derartige hochkompatible Membranen zu entwerfen, unter anderem durch Beschichtung mit Heparin. Tatsächlich lässt sich so *in vitro* die Gerinnungsaktivierung und Thrombozytenaggregation an der Membran stark herabsetzen. Da es bei der therapeutischen Dialyse aber unverändert zu einer Aktivierung in anderen Abschnitten des Schlauchsystems kommt, hat sich diese Technik nicht durchgesetzt, weil sich die Verwendung zusätzlicher Antikoagulanzien nicht vermeiden ließ.

Hinsichtlich der Thrombogenität reihen sich die Dialysemembranen anders als hinsichtlich der Komplementaktivierung (Tab. 5.2, Abb. 5.15). Zwar ist die Aktivierung von Komplement, Granulozyten und Monozyten eine Komponente, die zur Gerinnungsaktivierung beiträgt, trotzdem spielen noch andere molekulare Eigenschaften hier eine bedeutsame Rolle. Insbesondere die vollsynthetischen Membranen mit ausgeprägter negativer Oberflächenladung induzierten die Kontaktaktivierung der plasmatischen Gerinnung (48). Klinisch wichtig ist, dass sich die thrombogenen Eigenschaften der Membranen verändern, wenn sie vor Beginn der Behandlung mit Heparin gespült werden. Je nach Fähigkeit des Membrangrundstoffs, Heparin zu adsorbieren, kann so die Thrombogenität unterschiedlich stark vermindert werden.

5.3. Hydrostatische Eigenschaften

Aktivierung	Komplement	Plasmatische Gerinnung
Stark	CUP	CUP, PAN
Mittel	CTA, HAE	CTA, HAE, PMMA
Gering	PS, PA, PMMA, PAN, PC	PS, PA, PC

CUP = Cuprophan, HAE = Hämophan, PMMA = Polymethylmethacrylat, PS = Polysulfon, PAN = Polyacrylonitril, CTA = Zellulose-Triacetat, PA = Polyamid

Tab. 5.2: Dialysemembranen unterscheiden sich in verschiedenen Aspekten der Biokompatibilität.

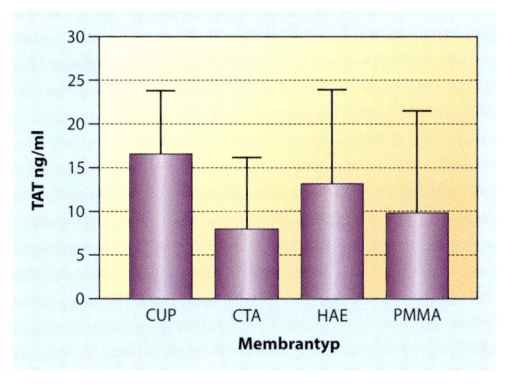

Abb. 5.15: Vergleich verschiedener Low-flux-Membranen hinsichtlich Aktivierung der plasmatischen Gerinnung (Bildung von Thrombin-Antithrombin-Komplexen, TAT) (nach [6]).

Alle Dialysemembranen aktivieren Thrombozyten. Während sich gewisse Unterschiede in der Aktivierung der plasmatischen Gerinnung nachweisen lassen, scheint die Thrombozytenaktivierung nicht wesentlich von der verwendeten Membran abzuhängen (49). Die Thrombozytenaktivierung trägt zur Notwendigkeit bei, bei der Dialysebehandlung Antikoagulanzien einzusetzen. Klinisch problematisch wird sie gelegentlich beim Einsatz kontinuierlicher Dialyseverfahren, die im Verlauf einiger Tage zu einem erheblichen Abfall der Thrombozytenzahlen führen können. Dies beobachtet man insbesondere bei Patienten, die weitere Gründe für die Entwicklung einer Thrombopenie haben, wie Sepsis oder Knochenmarkinsuffizienz.

Die Filtrationsleistung eines Dialysators hängt von der Oberfläche, vor allem aber von der Porengröße und Dicke der Membran ab. Der Ultrafiltrationskoeffizient K_{Uf} charakterisiert die Wasserdurchlässigkeit der Membran. Er ist definiert als Milliliter Wasserdurchsatz pro Stunde bei einem bestimmten Transmembrandruck. Membranen mit einem K_{Uf} bis zu 10 ml/h mmHg werden als Low-flux-Dialysatoren, darüber als High-flux-Membranen bezeichnet. Praktisch bedeutet dies, dass mit einer Low-flux-Membran bei einem Transmembrandruck von 100 mmHg pro Stunde maximal ein Volumenentzug von 1.000 ml möglich ist. Bei einer High-flux-Membran hingegen muss die Ultrafiltration sogar durch Volumenbilanzierungssysteme limitiert werden, Ultrafiltrationskoeffizienten bis 60 würden sonst einen Volumenentzug von 6.000 ml pro Stunde zulassen. Ursprünglich war der Unterschied zwischen beiden Membrangruppen technisch bedingt nur unter hohem Aufwand zu erzielen. Heute erreichen auch moderne Low-flux-Membranen Ultrafiltrationskoeffizienten > 10 ml/mmHg h, so dass in der Definition zusätzlich auf die Größenausschlussgrenze der Membran abgehoben wird. Diese liegt bei Low-flux-Membranen bei < 5 kD, bei High-flux hingegen bei < 35 kD.

Die Wasserfiltration ist also nicht das einzige entscheidende Argument für die High-flux-Dialyse. Mit größerer Porengröße können auch Substanzen mit höheren Molekulargewichten eliminiert werden, deren Elimination vom Anteil des konvektiven Transports abhängt. Ein klinisch relevantes Beispiel ist β2-Mikroglobulin mit einem Molekulargewicht von 11.800 D. Bei reiner Diffusion (Dialyse unter Low-flux-Bedingungen) wird das Molekül nahezu nicht ausgeschieden. Im konvektiven Transport ist eine klinisch relevante Absenkung der Plasmaspiegel jedoch möglich. Der Einfluss der Dialyse auf die β2-Mikroglobulin-Serumspiegel ist dabei nahezu unabhängig von der Biokompatibilität der Membran (50) (Abb. 5.16) Eine Elimination des β2-Mikroglobulins mit Low-flux-Membranen gelingt nur bei Verwendung eines Oberflächenmaterials, das in hohem Maße Proteine adsorbiert (6).

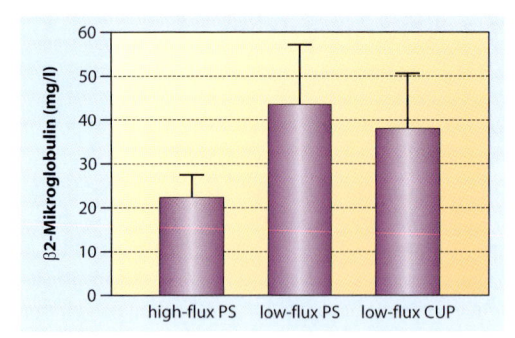

Abb. 5.16: Plasmaspiegel von β2-Mikroglobulin lassen sich durch High-flux-Dialyse absenken, nicht jedoch mit biokompatiblen Low-flux-Dialysatoren (nach [50]).

Die Elimination von β2-Mikroglobulin ist ein klinisch relevantes Ziel. Die Häufigkeit der durch dieses Protein bedingten Amyloidose wird oft unterschätzt. Knochen- und Gelenkbeschwerden des Dialysepatienten werden in der Regel auf den sekundären Hyperparathyreoidismus bezogen. Histopathologische Studien zeigen jedoch eine große Häufigkeit der amyloidbedingten Veränderungen mit einer klaren Abhängigkeit von der Dauer der Dialysepflichtigkeit (51) (Abb. 5.17). Klinisch bedeutsam können die Periarthritis humeroscapularis, die destruktive Spondylarthropathie und vor allem das Karpaltunnelsysndrom werden. Pathologische Frakturen sind möglich. Es ist nicht förmlich gesichert, dass das Absenken der β2-Mikroglobulin-Plasmaspiegel die geeignete Maßnahme zur Prävention und Verzögerung der Erkrankung ist. Möglicherweise sind ein vermindertes Inflammationsniveau und weniger oxidativer Stress ebenso wichtig. In jedem Fall lässt sich die Manifestation von Amyloidosefolgen aber durch Highflux-Dialyse mit biokompatiblen Membranen oder Hämodiafiltration verzögern. Dieser Behandlungsmodus sollte daher für Patienten mit muskuloskelettalen Beschwerden bzw. Karpaltunnelsyndrom erwogen werden und kommt besonders für Langzeitdialysepatienten (> 5 Jahre) in Betracht.

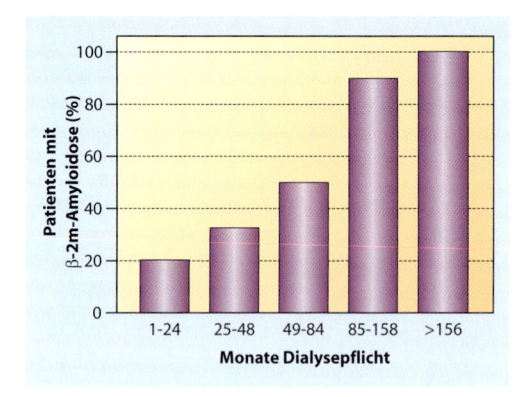

Abb. 5.17: Autoptischer Nachweis der β2-Mikroglobulin-Amyloidose in Abhängigkeit vom Alter und von der Dauer der Dialysepflichtigkeit (nach [51]).

Der Eliminationsvorteil durch konvektiven Transport betrifft nicht nur das β2-Mikroglobulin, sondern ein breites Spektrum von Molekülen im Molekulargewichtsbereich zwischen 1.500 und 15.000 D. Mit der Einführung der High-flux-Dialyse verbanden sich daher große Hoffnungen, dass sich weitere chronische Folgeerkrankungen der terminalen Niereninsuffizienz und letztlich auch die Mortalität durch dieses Verfahren senken lassen. Einige kleinere oder retrospektive Studien hatten Hinweise auf solche Vorteile erbracht. Die erste große prospektive Untersuchung stammt aus dem Dialyseregister der Lombardei mit 1.082 Patienten in der Gruppe mit konvektivem Verfahren und 6.298 Patienten in der Gruppe mit Low-flux-Dialyse. Sie erbrachte lediglich einen nach 2 Jahren nicht signifikanten Überlebensvorteil der konvektiv behandelten Patienten, bestätigte jedoch den deutlichen Vorteil hinsichtlich der Entwicklung eines Karpaltunnelsyndroms (52). Dieses Bild bestätigte sich in weiteren Untersuchungen bis hin zur HEMO-Studie, die als größte prospektiv randomisierte Dialysestudie überhaupt diese Frage untersuchte (53). Für mehr als 1.600 Patienten ließ sich über 60 Monate kein Überlebensvorteil durch High-flux-Dialyse dokumentieren. Allerdings ergab sich für Patienten, die bereits länger als 3,7 Jahre dialysepflichtig waren, ein deutlicher Überlebensvorteil durch die High-flux-Dialyse, während das Verfahren bei Patienten mit kürzerer Behandlungszeit nicht vorteilhaft war.

5.4. Sterilisationsmodus

Die Sterilisation von Dialysatoren und Schlauchsystemen erfolgt heute entweder mit Dampf oder durch Beta- und Gammabestrahlung. In der Vergangenheit wurde das Gas Ethylenoxid häufig zur Sterilisation von Dialysatoren verwendet. Das zum Eingießen der Kapillaren in den Dialysator verwendete Polyurethan kann jedoch Ethylenoxid binden. So konnte bei unzureichender Spülung des Dialysators insbesondere bei solchen Produkten, die viel Polyurethan enthielten, gewisse Mengen des Sterilisationsmittels in die Blutbahn abgegeben werden, was selten zu schweren Unverträglichkeitsreaktionen bis hin zum anaphylaktischen Schock geführt hat. Ethylenoxidsterilisierte Dialysatoren sind heute nicht mehr gebräuchlich. Klinisch fassbare Unterschiede zwischen dampf- oder strahlensterilisierten Dialysatoren sind nicht bekannt.

5.5. Differentialindikation des Dialysatortyps

Es ist trotz einer äußerst umfangreichen Literatur zu dieser Frage sehr schwer, evidenzbasierte Empfehlungen zur Auswahl der Dialysemembran zu geben (Tab. 5.3). Nur für zwei Patientengruppen kann ein Vorteil durch ein besonderes Therapieverfahren als gesichert gelten: Patienten mit länger bestehender Dialysepflicht (> 3,7 Jahren, HEMO-Studie [53]) und solche mit Zeichen der β2-Mikroglobulin-assoziierten Amyloidose bzw. des Karpaltunnelsyndroms. Und in beiden Fällen bezieht sich der Überlegenheitsnachweis nicht eigentlich auf den Membrantyp sondern auf die High-flux-Dialyse, die allerdings überwiegend mit synthetischen Membranen durchgeführt wird.

Gesicherte Differentialindikationen
• *Länger bestehende Dialysepflicht (> 3,7 Jahre)*
- Konvektives Verfahren (High-flux-Dialyse, HDF)
• *Karpaltunnelsyndrom*
- Konvektives Verfahren (High-flux-Dialyse, HDF)
Differentialindikationen mit klinischer Erfahrung
• *Erstdialyse, hoher Harnstoff*
- Low-flux, kurze Dialysezeit
• *Hohe intradialytische Gewichtszunahme*
- High-flux-Membran
• *Blutungsgefahr*
- Synthetische Membranen, PS, PA
• *Polyneuropathie*
- High-flux-Dialyse
Differentialindikationen aufgrund theoretischer Argumente
• *Kardiovaskuläre Vorgeschichte, Diabetes mellitus*
- Synthetische Membran, ultrareines Wasser
• *Junge Patienten*
- Synthetische Membranen, PS, PA, PMMA, PAN
• *Genetisch bedingt hohes Risiko der Inflammation*
- Synthetische Membranen mit geringer Komplementaktivierung

Tab. 5.3: Differentialindikation der Dialysemembranen.

Weitere Überlegungen zur Membranauswahl lassen sich aus der klinischen Erfahrung ableiten, sind jedoch nicht durch entsprechend valide Studien belegt und daher auch lediglich als Vorschläge zu verstehen. Noch problematischer sind die Differentialindikationen, die aufgrund theoretischer Überlegungen und In-vitro-Daten gestellt werden (Tab. 5.3). So erscheint es plausibel, die inflammatorische Aktivierung und den oxidativen Stress bei Patienten mit kardiovaskulärer Vorgeschichte oder Diabetes mellitus reduzieren oder jüngere Patienten von vornherein einer möglichst geringen Lebenszeit-bezogenen kardiovaskulären Belastung aussetzen zu wollen. Letztlich machen diese Vorschläge jedoch deutlich, dass weiterhin ein schmerzlicher Mangel an guten, randomisiert kontrollierten Studien mit harten Endpunkten zu diesen Fragen besteht. Sicherlich ist eine Optimierung der Biokompatibilität des Behandlungsverfahrens in keinem Fall nachteilig. Im Zeitalter knapper Ressourcen muss jedoch auch darüber nachgedacht werden, ob der Aufwand gerechtfertigt ist, der zur Verminderung der Blut-Membran-Interaktion betrieben werden müsste, oder ob sich Verbesserungen von Überleben und Lebensqualität für Dialysepatienten auch noch mit anderen Mitteln erreichen lassen.

Ein vergleichsweise neues Konzept ist die Abschätzung des individuellen Risikos für die inflammationsassoziierten Folgekrankheiten der terminalen Niereninsuffizienz auf der Basis von Genpolymorphismen. Der Zytokin-Genpolymorphismus des IL-10 als Marker für das kardiovaskuläre Risiko des Dialysepatienten wird in Kap. 8. näher erläutert. Ein deutlicher prädiktiver Wert dieser interindividuellen genetischen Variation für das Voranschreiten der Atherosklerose konnte kürzlich belegt werden (54). Eine inflammationsbegrenzende Intervention sollte für die Patientengruppe mit dem höchsten kardiovaskulären Risiko den größten Vorteil ergeben. So könnten derartige genetische Marker in Zukunft helfen, die aufwändigeren Therapieoptionen gezielt den Patienten zur Verfügung zu stellen, die davon am meisten profitieren.

5.6. Wasser- und Dialysatqualität

5.6.1. Vom Trinkwasser zur Dialyseflüssigkeit

Die Bedeutung der Wasser- und Dialysatqualität lässt sich am besten erfassen, wenn man sich die Mengen vor Augen führt, mit denen das Blut eines Dialysepatienten regelmäßig in Kontakt kommt. Bei einem Dialysatfluss von 500 ml/min sind dies je nach Behandlungsdauer im Durchschnitt 1.500-2.500 l pro Monat. Durch diese großen Mengen kommt auch geringen, regelmäßig vorhandenen Kontaminationen eine erhebliche Bedeutung zu. Dialyseflüssigkeit wird unter Verwendung von Leitungswasser hergestellt. Die wichtigsten Kontaminanten sind Elektrolyte (Ca^{2+}, Mg^{2+}, Na^+), organische Substanzen (Nitrate, Düngemittelrückstände, Pestizide) sowie Wasserkeime und ihre Bestandteile. Die Anforderungen an die Reinheit des Trinkwassers in Deutschland sind hoch (55), unterscheiden sich jedoch deutlich von den Anforderungen, die an Dialyseflüssigkeit oder gar Infusionsflüssigkeiten zu stellen sind. Reinheitsanforderungen an Trinkwasser sind in Tab. 5.4 dargestellt. Dabei wird deutlich, dass die Spielräume für das Vorhandensein von Kationen groß sind. Eine Trinkwasseraufbereitung ist zur Verwendung als Dialyseflüssigkeit somit unverzichtbar.

Die Wasseraufbereitung erfolgt heute in der Regel mittels Umkehrosmose-Geräten, die als kleine, de-

Parameter	Zulässiger Grenzwert im Trinkwasser	Vergleichseinheit	Plasma-Normgrenze
Aluminium	0,2 mg/l	200 µg/l	< 200 µg/l*
Blei	0,01 mg/l	1 µg/dl	40 µg/dl
Chlorid	250 mg/l	7,1 mmol/l	98-106 mmol/l
Eisen	0,2 mg/l	20 µg/dl	37-158 µg/dl
Kupfer	2,0 mg/l	200 µg/dl	74-131 µg/dl
Natrium	200 mg/l	8,7 mmol/l	135-145 mmol/l
Ammonium	0,5 mg/l		
Sulfat	240 mg/l		
Nitrat	50 mg/l		
Bakterien	100 CFU/ml		
*Plasma-Aluminium-Normwert < 10 µg/l, bei Dialysepatienten akzeptabel < 50 µg/l, toxisch > 200 µg/l			

Tab. 5.4: Anforderungen an das Trinkwasser (Trinkwasserverordnung, Anlage 3) und Vergleich mit Plasma-Referenzwerten. Mittlere Spalte: Umrechnung des Trinkwasserwertes auf im Plasma gebräuchliche Einheiten. CFU = *colony forming units*.

zentrale Einheiten direkt an der Dialysemaschine oder als zentrale Wasseraufbereitung für Dialyseeinheiten verfügbar sind. Sie können durch vorgeschaltete Ionentauschersäulen und Aktivkohlefilter ergänzt werden. Die Aktivkohlefilter dienen der Elimination von organischen Substanzen und Chlorid, welches durch Umkehrosmose nur unzureichend entfernt werden kann. Für die Wasseraufbereitung stehen heute erprobte und zuverlässige Systeme zur Verfügung, die ein Wasser in der gewünschten chemischen Qualität liefern.

Im Gegensatz dazu stehen die hygienischen Anforderungen an das Dialysewasser weiterhin im Zentrum der wissenschaftlichen Diskussion. Die Empfehlungen für die mikrobiologische Qualität der Dialyseflüssigkeit sind uneinheitlich und unterscheiden sich von den Trinkwassergrenzwerten. Während hierfür eine Keimzahl von 100/ml Wasser zulässig ist, sofern keine coliformen Bakterien oder Enterokokken vorkommen, liegen die Grenzwerte in der Dialyseflüssigkeit je nach Fachgesellschaft, die die Empfehlungen herausgegeben hat, darüber (Tab. 5.5 [56-58]). Neben der Belastung mit teilungsfähigen Keimen ist auch die Belastung mit Endotoxinen und Bakterienbestandteilen von Bedeutung. Für das Trinkwasser spielen diese Substanzen keine Rolle, zunehmend ist jedoch erkannt worden, dass sie bei der Herstellung von Dialyseflüssigkeit beachtet werden sollten.

5.6.2. Klinische Relevanz der Dialysatkontamination

In den letzten Jahren wurde deutlich, dass die chronische Inflammation beim Dialysepatienten für viele Spätkomplikationen mitverantwortlich zu machen ist. Dauerhaft erhöhte Inflammationsparameter wie das CRP sind mit einer rascher fortschreitenden Atherosklerose assoziiert. Eine auslösende Ursache für die ständige Aktivierung unspezifischer Immunmechanismen wurde in kontaminierter Dialyseflüssigkeit ausgemacht. Zahlreiche Arbeiten konnten nachweisen, dass Dialysemembranen prinzipiell für Bestandteile der Bakterienmembran durchlässig sind (59, 60). Auf diese Weise können Endotoxine wie Lipopolysaccharid (LPS) aus kontaminierter Dialyseflüssigkeit ins Blut gelangen und dort Monozyten und Lymphozyten aktivieren. Eine Aktivierung dieser Zellen zieht über die dadurch ausgelöste Zytokinfreisetzung eine Kaskade von löslichen Faktoren nach sich, die letztlich die chronische Inflammation des Dialysepatienten ausmacht. Lipopolysaccharid, Bestandteil der Membran gramnegativer Bakterien, ist mit 67 kD ein relativ großes Molekül. Aber auch kleinere Fragmente des LPS im Molekulargewichtsbereich 1-20 kD sind in der Lage, Monozyten zu aktivieren. Endotoxine werden üblicherweise mit dem sog. LAL-Test (Limulus Amöbozyten Lysat) nachgewiesen. Dieser Test ist recht empfindlich für komplette LPS-Moleküle sowie das wichtigste Fragment, Lipid-A, kann jedoch niedermolekulare Fragmente nicht detektieren. Somit schließt ein negativer LAL-Test das Vorhandensein von kleineren monozytenstimulierenden LPS-Fragmenten nicht aus. Je kleiner die LPS-Fragmente sind, desto höher ist jedoch die Wahrscheinlichkeit, dass sie die Dialysemembran durchdringen können.

Neben der Porengröße spielen jedoch noch andere Eigenschaften der Dialysemembran eine Rolle. So sollte die Gefahr der Transmission von inflammationsfördernden Substanzen theoretisch bei großporigen High-flux-Membranen am größten sein. In der Praxis wurde jedoch teilweise das Gegenteil beobachtet: Der Effekt von Kontaminationen der Dialyseflüssigkeit auf die Zytokinproduktion von Monozyten im Blut war in den meisten Studien bei Low-flux-Zellulosemembranen am ausgeprägtesten (61). Der Grund hierfür liegt in den adsorptiven Eigenschaften vieler synthetischer Dialysemembranen. Das schwammartige Material mit der großen Oberfläche adsorbiert große Mengen an

Standard	Grenzwert Bakterien	Grenzwert Endotoxin
Trinkwasser	100 CFU/ml	Keine Angabe
Dialyseflüssigkeit (AAMI)	2000 CFU/ml	Keine Angabe
Dialyseflüssigkeit (DAGKN)	200 CFU/ml	0,5 IU/ml
Dialyseflüssigkeit (Europ. Pharm.)	100 CFU/ml	0,25 IU/ml
Infusionsflüssigkeiten	10^{-6} CFU/ml	0,03 IU/ml

Tab. 5.5: Mikrobiologische Grenzwerte verschiedener Flüssigkeiten. AAMI: Association for the advancement of medical instrumentation, DAGKN: Deutsche Arbeitsgemeinschaft für Klinische Nephrologie.

Endotoxinen und LPS-Fragmenten, die dadurch nicht auf die Blutseite vordringen können (Abb. 5.18). Synthetische Dialysatoren können daher auch sehr effektiv als Dialysatvorfilter (s.u.) verwendet werden, um die Belastung der Dialyseflüssigkeit mit Zytokin-induzierenden Substanzen zu verringern. Allerdings ist diese Adsorptionsfähigkeit nicht bei allen synthetischen Membranen gleich ausgeprägt vorhanden. Unabhängig hiervon ist für nahezu alle Dialysatortypen *in vitro* gezeigt worden, dass eine Transmission von LPS-Fragmenten unter bestimmten Bedingungen möglich ist. Problematisch ist hierfür vor allem die bei High-flux-Dialyse und Hämodiafiltration nahezu unvermeidliche Rückfiltration, bei der durch konvektiven Transport trotz Adsorption eine Übertragung von Bakterienwandfragmenten ins Blut möglich ist (Abb. 5.19) (62).

Die prinzipielle Möglichkeit der Zytokininduktion durch kontaminierte Dialyseflüssigkeit kann somit als wissenschaftlich bewiesen gelten. Weniger eindeutig ist jedoch die klinische Bedeutsamkeit dieses Phänomens belegt. Allerdings fanden einige Autoren eine Verbesserung von Inflammationsparametern nach der Umstellung der Behandlung auf ultrareine Dialyseflüssigkeit (63). Die große Häufigkeit der inflammationsassoziierten Folgeerkrankungen (Atherosklerose, Anämie, Karpaltunnelsyndrom) lässt die Elimination dieser Inflammationsquelle klinisch sicher wünschenswert erscheinen.

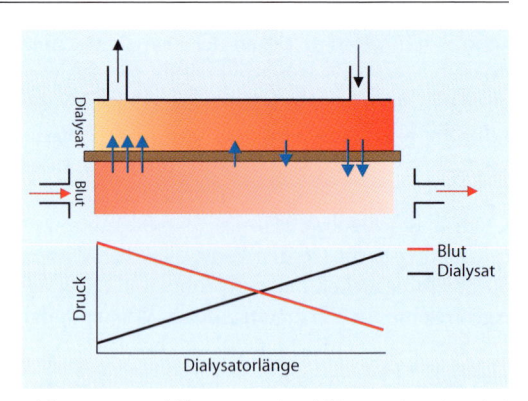

Abb. 5.19: Rückfiltration (Backfiltration) tritt bei High-flux-Dialysatoren auf, da aufgrund des geringen hydrostatischen Widerstands der Membran der Druck auf der Blutseite der Membran sehr rasch abfällt und schon in der Mitte des Filters unter den Druck auf der Dialysatseite sinkt.

5.6.3. Ursachen der Dialysewasser-Verkeimung

Mit dem Trinkwasser oder durch Leckagen im wasserzuleitenden System können Bakterien ins Dialysewasser gelangen. Eine solche temporäre Einschwemmung stellt jedoch nicht das Hauptproblem der Dialysathygiene dar. Wesentlich schwieriger zu beherrschen ist die Ausbildung eines sog. Biofilms in den Leitungssystemen, einer Schicht aus Mukopolysacchariden, die von Bakterien gebildet wird und in der sich Keime ansiedeln können. Vermehrungsfähige Keime können innerhalb eines solchen Biofilms der Abtötung durch Desinfektionsmittel entgehen. Hat sich einmal ein bakterieller Biofilm innerhalb von Leitungssytemen oder Reservoirs gebildet, kann dieser nahezu niemals wieder vollständig entfernt werden. Aus dem Biofilm können in unregelmäßigen Abständen sowohl Keime als auch Endotoxine und ihre Fragmente freigesetzt werden. Da dies nicht vorhersehbar geschieht, bleiben die mikrobiologischen Tests der durch kontaminierte Systeme fließenden Flüssigkeiten oft negativ, obwohl immer wieder inflammationsauslösende Faktoren freigesetzt werden (Abb. 5.20a+b).

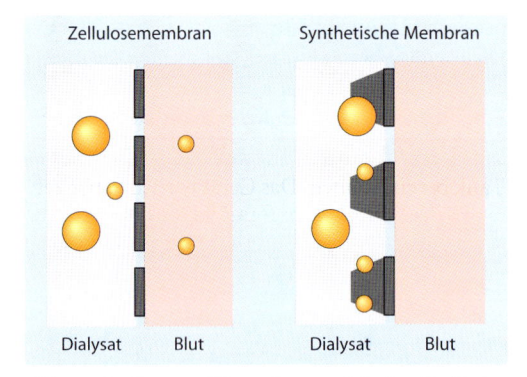

Abb. 5.18: Trotz größerer Porengröße ist die Wahrscheinlichkeit der Transmission von Bakterienbestandteilen über eine synthetische Membran geringer als über eine Zellulosemembran, weil der synthetische Filter die Kontaminationen an seiner Oberfläche adsorbiert.

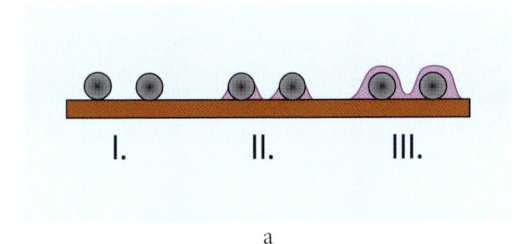

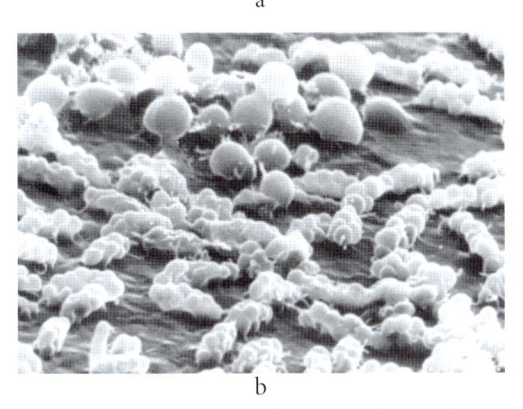

Abb. 5.20a+b: Bakterien, die sich auf Oberflächen von Rohrleitungen und Schläuchen absiedeln (I), können sich in eine Schicht aus Mukopolysachariden einkapseln (II), in der sie für Desinfektionsmittel unzugänglich werden (III) (a). Elektronenmikroskopische Aufnahme eines solchen Biofilms, aus dem in unregelmäßigen Abständen Bakterien oder Endotoxine freigesetzt werden können (Gambro) (b).

5.6.4. Maßnahmen zur Reinhaltung

Die Hygienevorsorge der Dialysatsysteme beginnt bei der Planung der Leitungen und Reservoirs für Wasser und Dialyseflüssigkeit. Ringleitungssysteme sind besonders dort anfällig für eine Keimbesiedlung, wo es zum Flüssigkeitsstillstand kommt. Sie müssen daher so angelegt werden, dass nach Möglichkeit keine Toträume entstehen. Eine regelmäßige Heißdesinfektion größerer Ringleitungssysteme ist aufwändig und teuer und wird daher nur selten durchgeführt. Neu errichtete Versorgungssysteme werden jedoch zunehmend mit dieser Technik ausgestattet. Die Umkehrosmoseanlagen und die damit verbundenen Filtersysteme verhindern in der Regel eine Verkeimung von Seiten des zugeführten Trinkwassers, jedoch sind Harz- oder Kohlefilter selbst verkeimungsanfällig und müssen regelmäßig gewechselt werden. Besondere Sorgfalt ist bei allen Diskonnektionen der Dialysemaschine von der Wasserzuleitung nötig, weil hierbei leicht eine Verkeimung der Anschluss-Stücke erfolgt, in deren Folge sich im Inneren der Maschine oder der Zuleitungen ein Biofilm ausbilden kann. Wasseranschlüsse und Zuleitungen der Dialysegeräte dürfen nie offen gelassen werden sondern müssen, falls sie diskonnektiert bleiben sollen, steril abgedeckt werden. Dies ist besonders bei transportablen Geräten, z.B. beim Einsatz auf Intensivstationen, zu beachten.

Mit Umstellung des Dialysatpuffers von Acetat auf Bicarbonat stieg das Risiko einer Verkeimung deutlich an, da Bicarbonat für bestimmte Bakterien als Nährstoff dienen kann. Ringleitungssysteme, die bicarbonathaltiges Dialysat an die Dialysemaschine lieferten, waren mikrobiologisch besonders problematisch. Sie sind heute überwiegend durch die dezentrale Aufbereitung von Dialyseflüssigkeit aus Bicarbonat-Trockenpulver abgelöst worden und dürfen zumindest für neu errichtete Dialysezentren inzwischen als obsolet gelten. Die Säurekonzentrate, die in der Regel in Kanistern an der Dialysemaschine bereitgestellt werden, sind weniger verkeimungsgefährdet, müssen aber ebenfalls steril gehandhabt werden. Zahlreiche Dialysegeräte verfügen inzwischen über zusätzliche Vorfilter für die Dialyseflüssigkeit. Es handelt sich um synthetische High-flux-Dialysemembranen, deren adsorptive Kapazitäten hierfür ausgenutzt werden. Durch die Verwendung derartiger Filter können hygienische Mängel der Leitungssysteme weitgehend ausgeglichen werden und ihre Verwendung kann zu einer Verminderung systemischer Inflammationszeichen beim Patienten beitragen. Zur Aufrechterhaltung dieser Funktion müssen sie jedoch regelmäßig ausgetauscht werden.

Einen anderen Ansatz verfolgt das Genius-System. Das gesamte für eine Behandlung benötigte Dialysat wird hierbei in einem mit UV-Licht bestrahlten Tank bereitgehalten. Das Gerät wird an einer zentralen Ladestation steril befüllt und entleert, so dass Ringleitungssysteme vollständig entfallen. Die mikrobiologische Belastung der Dialyseflüssigkeit ist bei Verwendung des Genius-Systems auch ohne Dialysatvorfilter nachweislich niedriger als in vielen konventionellen Dialyseeinrichtungen. Auch dieser Therapieansatz kann zu einer Reduktion der Folgeerscheinungen der systemischen Inflammation führen.

5.6.5. Überprüfung der Dialysatqualität

Der "Dialysestandard 2006" der Deutschen Arbeitsgemeinschaft für klinische Nephrologie (58) definiert die Zielgrößen für die mikrobiologische Reinheit des Dialysewassers analog zum Trinkwasser (< 100 CFU/ml, keine coliformen Keime) und die der Dialyseflüssigkeit mit < 200 CFU/ml. Hinsichtlich des Endotoxingehalts wird eine Konzentration < 0,5 IU/ml gefordert. Angaben zur Häufigkeit und Methodik der Überwachung dieser Grenzwerte werden allerdings nicht gemacht. Allgemein werden monatliche mikrobiologische Kontrollen für adäquat erachtet, bei Kontaminationsproblemen des Ringleitungssystems kann es jedoch erforderlich sein, häufiger zu kontrollieren.

Die Flüssigkeitsversorgungssysteme von Dialyseeinheiten werden oft von sehr spezialisierten Keimen besiedelt, insbesondere bei Bicarbonat führenden Ringleitungssystemen. Diese Keime sind mit konventionellen Kulturmethoden nicht sicher detektierbar. Besonders geeignet ist die Verwendung von Trypton-Glucose-Agar, der bessere Kulturergebnisse erbringt als beispielsweise Blutagar. Darüber hinaus sollten die Platten nicht bei 37°C inkubiert werden, sondern nach 7 Tagen bei Raumtemperatur abgelesen werden, um eine optimale Sensitivität zu erreichen.

Methodisch problematischer ist der Nachweis von Endotoxinen oder Endotoxinfragmenten. Als Referenz wird der LAL-Test herangezogen, der Lipopolysaccharide und Lipid-A detektiert. Fragmente mit geringerem Molekulargewicht werden mit diesem Test jedoch nicht nachgewiesen. Sie sind nur in methodisch sehr aufwändigen und nicht in Routinelabors verfügbaren funktionellen Tests, die die Zytokinantwort von Monozyten auf diese Substanzen verwenden, nachweisbar.

5.7. Literatur

1. Hoenich NA, Woffindin C, Brennan A, Cox PJ, Matthews JN, Goldfinch M: A comparison of three brands of polysulfone membranes. J Am Soc Nephrol 7:871-876, 1996

2. Gurland HJ, Davison AM, Bonomini V: Definitions and terminology in biocompatibility. Nephrol Dial Transplant Suppl. 2:4-10, 1994

3. Chenoweth DE: Anaphylatoxin formation in extracorporeal circuits. Complement 3:152, 1986

4. Pascual M, Catana E, Spertini F, Macon K, Volanakis JE, Schifferli JA: A monoclonal antibody which blocks the function of factor D of human complement. J Immunol Methods 127:263-269, 1990

5. Bowry SK, Rintelen TH: Synthetically modified cellulose (SMC): a cellulosic hemodialysis membrane with minimized complement activation. ASAIO J 44:M579-M583, 1998

6. Ward RA, Buscaroli A, Schmidt B, Stefoni S, Gurland HJ, Klinkmann H: A comparison of dialysers with low-flux membranes: significant differences in spite of many similarities. Nephrol Dial Transplant 12:965-972, 1997

7. Woffindin C, Hoenich NA, Matthews JN: Cellulose-based haemodialysis membranes: biocompatibility and functional performance compared. Nephrol Dial Transplant 7:340-345, 1992

8. Lhotta K, Wurzner R, Kronenberg F, Oppermann M, Konig P: Rapid activation of the complement system by cuprophane depends on complement component C4. Kidney Int 53:1044-1051, 1998

9. Cheung AK, Hohnholt M, Gilson J: Adherence of neutrophils to hemodialysis membranes: role of complement receptors. Kidney Int 40:1123-1133, 1991

10. Schindler R, Linnenweber S, Schulze M, Oppermann M, Dinarello CA, Shaldon S, Koch KM: Gene expression of interleukin-1β during hemodialysis. Kidney Int 43:712-721, 1993

11. Deppisch R, Schmitt V, Bommer J, Hänsch GM, Ritz E, Rauterberg EW: Fluid phase generation of terminal complement complex as a novel index of biocompatibility. Kidney Int 37:696-706, 1990

12. Innes A, Farrell AM, Burden RP, Morgan AG, Powell RJ: Complement activation by cellulosic dialysis membranes. J Clin Pathol 47:155-158, 1994

13. Girndt M, Heisel O, Köhler H: Influence of dialysis with polyamide versus hemophane hemodialysis on monokines and complement activation during a four month long term study. Nephrol Dial Transplant 14:676-682, 1999

14. Pascual M, Schifferli JA: Adsorption of complement factor D by polyacrylonitrile dialysis membranes. Kidney Int 43:903-911, 1993

15. Masaki T, Gilson J, Leypoldt JK, Cheung AK: Effect of permeability on indices of haemodialysis membrane biocompatibility. Nephrol Dial Transplant 14:1176-1181, 1999

16. Betz M, Haensch GM, Rauterberg EW, Bommer J, Ritz E: Cuprammonium membranes stimulate interleukin 1 release and arachidonic acid metabolism in monocytes in the absence of complement. Kidney Int 34:67-73, 1988

17. Meissner C, Deppisch R, Hug F, Schulze M, Ritz E, Ludwig H, Hansch G: L-fucose residues on cellulose-based dialysis membranes: quantification of membrane-associated L-fucose and analysis of specific lectin binding. Glycoconj J 12:632-638, 1995

18. Hansch GM, Karnaoukhova S, Chang SH, Rus H, Nicolescu F, Deppisch R, Meissner C, Ludwig H, Ritz E: Activation of human neutrophils after contact with cellulose-based haemodialysis membranes: intracellular calcium signalling in single cells. Nephrol Dial Transplant 11:2453-2460, 1996

19. Witko-Sarsat V, Friedlander M, Nguyen KT, Capeillere-Blandin C, Nguyen AT, Canteloup S, Dayer JM, Jungers P, Drueke T, Descamps-Latscha B: Advanced oxidation protein products as novel mediators of inflammation and monocyte activation in chronic renal failure. J Immunol 161:2524-2532, 1998

20. Girndt M, Lengler S, Kaul H, Sester U, Sester M, Köhler H: Prospective crossover trial of the influence of vitamin E-coated dialyzer membranes on T-cell activation and cytokine induction. Am J Kidney Dis 35:95-104, 2000

21. Girndt M, Kaul H, Lengler S, Sester U, Sester M, Köhler H: Immunological Biocompatibility Characterization of a Vitamin E-bonded Membrane, in Ronco C, La Greca G (Hrsg.): Vitamin E bonded Membrane, Basel, 1999, S. 227-243

22. Canivet E, Lavaud S, Wong T, Guenounou M, Willemin JC, Potron G, Chanard J: Cuprophane but not synthetic membrane induces increases in serum tumor necrosis factor-alpha levels during hemodialysis. Am J Kidney Dis 23:41-46, 1994

23. Memoli B, Libetta C, Rampino T, De Simone W, Meccariello S, Stangherlin P, Dal Canton A, Andreucci VE: Interleukin-6 production of uraemic haemodialysed patients: effects of different membranes. Nephrol Dial Transplant 6 Suppl 2:96-98, 1991

24. Kimmel PL, Phillips TM, Simmens SJ, Peterson RA, Weihs KL, Alleyne S, Cruz I, Yanovski JA, Veis JH: Immunologic function and survival in hemodialysis patients. Kidney Int 54:236-244, 1998

25. Gardinali M, Calcagno A, Conciato L, Agostoni A, Rosti A, Cori P, Vozzo N, Moroni A, Anelli A, Zoni U: Complement activation in dialysis: effects on cytokines, lymphocyte activation and beta 2 microglobulin. Int J Artif Organs 17:337-344, 1994

26. Kino K, Akizawa T, Koshikawa S: Effects of membrane characteristics on cytokine production by mononuclear cells in regular haemodialysis patients. Nephrol Dial Transplant 10 Suppl 3:29-33, 1995

27. Caglar K, Peng Y, Pupim LB, Flakoll PJ, Levenhagen D, Hakim RM, Ikizler TA: Inflammatory signals associated with hemodialysis. Kidney Int 62:1408-1416, 2002

28. Girndt M, Köhler H, Schiedhelm Weick E, Schlaak JF, Meyer zum Büschenfelde KH, Fleischer B: Production of interleukin-6, tumor necrosis factor alpha and interleukin-10 in vitro correlates with the clinical immune defect in chronic hemodialysis patients. Kidney Int 47:559-565, 1995

29. Girndt M, Sester U, Kaul H, Köhler H: Production of proinflammatory and regulatory monokines in hemodialysis patients shown at a single cell level. J Am Soc Nephrol 9:1689-1696, 1998

30. Lin YF, Chang DM, Shaio MF, Lu KC, Chyr SH, Li BL, Sheih SD: Cytokine production during hemodialysis: effects of dialytic membrane and complement activation. Am J Nephrol 16:293-299, 1996

31. Schindler R, Lonnemann G, Shaldon S, Koch KM, Dinarello CA: Transcription, not synthesis, of interleukin-1 and tumor necrosis factor by complement. Kidney Int 37:85-93, 1990

32. Kaplow LS, Goffinet JA: Profound neutropenia during the early phase of hemodialysis. JAMA 203:1135-1137, 1968

33. Craddock PR, Fehr J, Dalmasso AP, Brigham KL, Jacob HS: Hemodialysis leukopenia. Pulmonary vascular leukostasis resulting from complement activation by dialyzer cellophane membranes. J Clin Invest 59:879-888, 1977

34. Girndt M, Kaul H, Leitnaker CK, Sester M, Sester U, Köhler H: Selective Sequestration of Cytokine-Producing Monocytes During Hemodialysis Treatment. Am J Kidney Dis 37:954-963, 2001

35. Hakim RM, Held PJ, Stannard DC: Effect of the dialysis membrane on mortality of chronic hemodialysis patients. Kidney Int 50:566-570, 1996

36. Locatelli F, Mastrangelo F: Effects of different membranes and dialysis technologies on patient treatment tolerance and nutritional parameters. Kidney Int 50:1293, 1996

37. Locatelli F, Marcelli D, Conte F, Limido A, Malberti F, Spotti D: Comparison of mortality in ESRD patients on convective and diffusive extracorporeal treatments. The Registro Lombordo Dialisi E Trapianto. Kidney Int 55:286-293, 1999

38. MacLeod A, Daly C, Khan I, Vale L, Campbell M, Wallace S, Cody J, Donaldson C, Grant A: Comparison of cellulose, modified cellulose and synthetic membranes in the haemodialysis of patients with end-stage renal disease. Cochrane Database Syst Rev; CD003234, 2001

39. Stenvinkel P, Heimbürger O, Paultre F, Diczfalusy U, Wang T, Berglund L, Jogestrand T: Strong association between malnutrition, inflammation, and atherosclerosis in chronic renal failure. Kidney Int 55:1899-1911, 1999

40. Tayeb JS, Provenzano R, El-Ghoroury M, Bellovich K, Khairullah Q, Pieper D, Morrison L, Calleja Y: Effect of biocompatibility of hemodialysis membranes on serum albumin levels. Am J Kidney Dis 35:606-610, 2000

41. Schiffl H, Fischer R, Lang SM, Mangel E: Clinical manifestations of AB-amyloidosis: effects of biocompatibility and flux. Nephrol Dial Transplant 15:840-845, 2000

42. Hakim RM, Wingard RL, Husni L, Parker RA, Parker TF: The effect of membrane biocompatibility on plasma beta 2-microglobulin levels in chronic hemodialysis patients. J Am Soc Nephrol 7:472-478, 1996

43. van Ypersele de Strihou C, Jadoul M, Malghem J, Maldague B, Jamart J: Effect of dialysis membrane and patient´s age on signs of dialysis-related amyloidosis. The Working Party on Dialysis Amyloidosis. Kidney Int 39:1012-1019, 1991

44. Ward RA, McLeish KR: Oxidant stress in hemodialysis patients: what are the determining factors? Artif Organs 27:230-236, 2003

45. Galli F, Rovidati S, Chiarantini L, Campus G, Canestrari F, Buoncristiani U: Bioreactivity and biocompatibility of a vitamin E-modified multi-layer hemodialysis filter. Kidney Int 54:580-589, 1998

46. Miyazaki H, Matsuoka H, Itabe H, Usui M, Ueda S, Okuda S, Imaizumi T: Hemodialysis impairs endothelial function via oxidative stress: effects of vitamin E-coated dialyzer. Circulation 101:1002-1006, 2000

47. Boaz M, Smetana S, Weinstein T, Matas Z, Gafter U, Iaina A, Knecht A, Weissgarten Y, Brunner D, Fainaru M, Green MS: Secondary prevention with antioxidants of cardiovascular disease in endstage renal disease (SPACE): randomised placebo-controlled trial. Lancet 356:1213-1218, 2000

48. Frank RD, Weber J, Dresbach H, Thelen H, Weiss C, Floege J: Role of contact system activation in hemodialyzer-induced thrombogenicity. Kidney Int 60:1972-1981, 2001

49. Lins LE, Boberg U, Jacobson SH, Kjellstrand C, Ljungberg B, Skroder R: The influence of dialyzer geometry on blood coagulation and biocompatibility. Clin Nephrol 40:281-285, 1993

50. Pickett TM, Cruickshank A, Greenwood RN, Taube D, Davenport A, Farrington K: Membrane flux not biocompatibility determines beta-2-microglobulin levels in hemodialysis patients. Blood Purif 20:161-166, 2002

51. Jadoul M, Garbar C, Noel H, Sennesael JJ, Vanholder R, Bernaert PR, Rorive G, Hanique G, van Ypersele de Strihou C: Histological prevalence of beta-2-microglobulin amyloidosis in hemodialysis: a prospective post-mortem study. Kidney Int 51:1928-1932, 1997

52. Locatelli F, Marcelli D, Conte F, Limido A, Malberti F, Spotti D: Morbidity and mortality in ESRD patients on convective or on diffusive extracorporal treatment. Kidney Int 55:286-293, 1999

53. Eknoyan G, Beck GJ, Cheung AK, Daugirdas JT, Greene T, Kusek JW, Allon M, Bailey J, Delmez JA, Depner TA, Dwyer JT, Levey AS, Levin NW, Milford E, Ornt DB, Rocco MV, Schulman G, Schwab SJ, Teehan BP, Toto R: Effect of dialysis dose and membrane flux in maintenance hemodialysis. N Engl J Med 347:2010-2019, 2002

54. Girndt M, Kaul H, Sester U, Ulrich C, Sester M, Georg T, Köhler H: Anti-inflammatory interleukin-10 genotype protects dialysis patients from cardiovascular events. Kidney Int 62:949-955, 2002

55. Verordnung zur Novellierung der Trinkwasserverordnung vom 21.Mai 2001. Bundesgesetzblatt 24:1, 2001

56. Association for the advancement of medical instrumentation: National dialysis standards handbook. 1996,

57. European Pharmacopoeia. Strasbourg, 1997,

58. Dialysestandard 2006. Mitt Arb Klin Nephrol XXXV:121-184, 2006

59. Laude-Sharp M, Caroff M, Simard L, Pusineri C, Kazatchkine MD, Haeffner-Cavaillon N: Induction of IL-1 during hemodialysis: Transmembrane passage of intact endotoxins (LPS). Kidney Int 38:1089-1094, 1990

60. Schindler R, Krautzig S, Lufft V, Lonnemann G, Mahiout A, Marra MN, Shaldon S, Koch KM: Induction of interleukin-1 and interleukin-1 receptor antagonist during contaminated in-vitro dialysis with whole blood. Nephrol Dial Transplant 11:101-108, 1996

61. Lonnemann G, Behme TC, Lenzner B, Floege J, Schulze M, Colton CK, Koch KM, Shaldon S: Permeability of dialyzer membranes to TNFα-inducing substances derived from water bacteria. Kidney Int 42:61-68, 1992

62. Panichi V, Tetta C, Rindi P, Palla R, Lonnemann G: Plasma C-reactive protein is linked to backfiltration associated interleukin-6 production. ASAIO J 44:M415-M417, 1998

63. Schindler R, Lonnemann G, Schaffer J, Shaldon S, Koch KM, Krautzig S: The effect of ultrafiltered dialysate on the cellular content of interleukin-1 receptor antagonist in patients on chronic hemodialysis. Nephron 68:229-233, 1994

6. Malnutrition-Inflammation-Komplex

Ein beträchtlicher Teil chronischer Dialysepatienten weist Zeichen einer Mangelernährung entweder bereits zum Zeitpunkt der Dialyseeinleitung auf oder entwickelt diese während des weiteren Verlaufs an der Dialyse. Dabei besteht eine enge Beziehung zwischen Ernährungszustand und Morbidität/Mortalität der Patienten (1). Als ätiologisch verbindender Faktor sowohl bei der Entwicklung der Malnutrition als auch für die damit verbundenen Langzeitfolgen konnte in den letzten Jahren ein chronisch inflammatorischer Zustand identifiziert werden, dessen Pathogenese bislang nicht eindeutig geklärt ist. Man unterscheidet zwei Typen der Malnutrition, den klassischen Typ 1, dessen Ursache in einer verminderten Eiweiß-Kalorien-Zufuhr liegt, und einen häufigeren Typ 2, bei dem sich ein Zusammenhang mit chronischer Inflammation herstellen lässt.

- Abnahme der Nierenfunktion
- Inappetenz
- Begleiterkrankungen
- Metabolische Azidose
- Dialyseinduzierte Katabolie
- Dialyseassoziierte Aminosäuren- und Proteinverluste
- Dialysekomplikationen (z.B. Übelkeit, Hypotension)
- Unterdialyse
- Inadäquate Diätempfehlungen
- Verminderte Kaufähigkeit
- Diabetische Gastroparese
- Sozioökonomische Faktoren (z. B. Armut, Einsamkeit)
- Depression
- Kompression von Magen oder Darm bei Zystennieren

Tab. 6.1: Klassische Ursachen einer Malnutrition.

■ Definition der Eiweiß-Kalorien-Mangelernährung

Unter Eiweiß-Kalorien-Mangelernährung versteht man eine anhaltende quantitative Unterversorgung an Eiweiß und Kalorien, die zu einer katabolen Stoffwechsellage führt.

6.1. Epidemiologie, Pathophysiologie

6.1.1. Klassische Faktoren

International wird der Anteil Patienten mit klinischen oder laborchemischen Zeichen einer Mangelernährung mit 20-50 % angegeben. In der Regel ist die Mangelernährung leicht bis mäßig ausgeprägt, bei ca. 10 % der Patienten finden sich jedoch Zeichen einer schweren Malnutrition. Eine Auflistung pathogenetisch bedeutsamer Faktoren ist in Tab. 6.1 dargestellt. Bei der Ursachensuche sind an erster Stelle klassische gastrointestinale Erkrankungen, wie zum Beispiel ein Ösophagusdivertikel, eine Kompression des Gastrointestinaltraktes durch große Zystennieren oder eine diabetische Gastroparese auszuschließen.

Die Urämie selber ist ein wichtiger Faktor bei der Entstehung einer Mangelernährung. Ein Rückgang der spontanen Eiweiß- und Kalorienzufuhr ist mit fortschreitender Niereninsuffizienz zu verzeichnen (Abb. 6.1). Mit Abfall der Nierenfunktion von GFR > 50 ml/min auf < 10 ml/min nimmt neben der Kalorienzufuhr auch die mittlere spontane Eiweißzufuhr von 1,0 g/kg KG/Tag auf 0,5 g/kg KG/Tag ab (2). Entsprechend steigt das Risiko für das Vorliegen einer Mangelernährung zum Zeitpunkt der Initiierung der Dialysebehandlung. In diesem Fall ist das Morbiditäts- und Mortalitätsrisiko dieser Patienten erhöht.

In der CANUSA-Studie konnte anhand inzidenter Peritonealdialysepatienten gezeigt werden, dass Patienten, die zum Zeitpunkt der Dialyseeinleitung die niedrigste nPCR (Protein Catabolic Rate) aufwiesen, in den nachfolgenden 2 Jahren die niedrigste Überlebensrate hatten (Abb. 6.2) (3).

Sowohl in der Prädialysephase als auch bei Dialysepatienten trägt eine metabolischen Azidose durch eine Stimulation von Aminosäureoxidation und Proteolyse zu einem gesteigerten Eiweißkatabolismus bei (4).

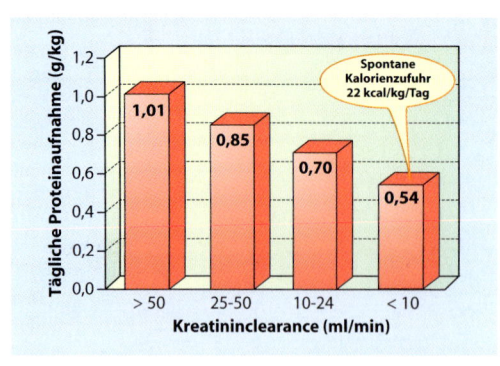

Abb. 6.1: Beziehung zwischen Nierenfunktion (Kreatininclearance) und spontaner Eiweißaufnahme (nach [2]).

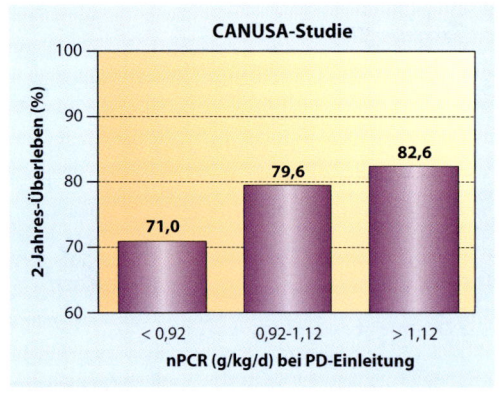

Abb. 6.2: Die Höhe der spontanen Eiweißaufnahme zum Zeitpunkt der Dialyseeinleitung ist mit der 2-Jahres-Überlebensrate assoziiert (nach [3]).

Es besteht ein Zusammenhang zwischen Dialysedosis und spontaner Eiweißzufuhr. Lindsay und Spanner konnten anhand einer Gruppe chronischer Hämodialysepatienten zeigen, dass die Steigerung der Dialysedosis mit einem spontanen Anstieg der PCR einherging, was als Zeichen für eine gesteigerte diätetische Proteinzufuhr gewertet wurde (5). Dieser Effekt wird unter anderem mit der Elimination appetitsupprimierender Faktoren erklärt. Dies ist sowohl pathogenetisch als auch therapeutisch von Bedeutung.

Neben der Dialysedosis kommt jedoch auch der Dialysebehandlung selber eine bedeutende Rolle bei der Pathogenese der Mangelernährung zu. Die Dialysebehandlung stellt einen katabolen Reiz dar. Dies konnte recht elegant von Pupim et al. gezeigt werden, die selbst bei normal ernährten Dialysepatienten ohne katabole Begleiterkrankungen nachweisen konnten, dass es während einer Dialysebehandlung zu einer Hemmung der Proteinsynthese und zu einer Stimulation der Proteolyse kommt, was in einer negativen Eiweißbilanz resultiert. Selbst nach Beendigung der Dialyse stellt sich keine anabole Stoffwechselsituation ein (Abb. 6.3) (6).

Des Weiteren ist eine Dialysebehandlung selber mit einem regelmäßigen Verlust von Aminosäuren verbunden, der bis zu 10 g pro Behandlung betragen kann (7). Kreislaufschwankungen, Elektrolytverschiebungen und Abgeschlagenheit nach der Dialyse führen in vielen Fällen dazu, dass am Dialysetag selber eine oder mehrere Mahlzeiten komplett ausfallen. Dies ist häufig bei älteren Dialysepatienten mit eingeschränktem Allgemeinzustand der Fall. Gerade bei dieser Patientengruppe sollte daher regelmäßig die Mahlzeitenfrequenz und Portionsgröße erfragt werden.

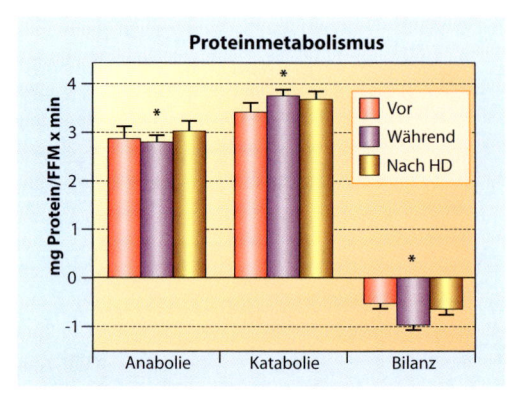

Abb. 6.3: Eiweißstoffwechsel vor, während und nach einer Dialysebehandlung (Anabolie = Proteinsynthese, Katabolie = Proteinabbau) (nach [6]). * = p < 0,05 vs. vor HD, FFM = fettfreie Körpermasse.

Sozioökonomische und psychologische Faktoren sind bei der Ursachensuche ebenfalls zu berücksichtigen. Einsamkeit, eingeschränkte Mobilität und finanzielle Schwierigkeiten sowie Zustände einer latenten oder evidenten Depression sind nicht seltene, jedoch potentiell beeinflussbare Gründe für die Entwicklung einer Malnutrition (Abb. 6.4) (8).

In diesem Zusammenhang ist auch der Zahnstatus der Patienten zu erwähnen, der in der Bedeutung als pathogenetischer Faktor bei der Entstehung der Malnutrition meist unterschätzt wird. In einer eigenen Studie konnten wir anhand von 33 bezahnten chronischen Hämodialysepatienten einen Zusammenhang zwischen Zahnzahl und Serum-Albuminwerten (Abb. 6.5) sowie bioimpedanztechnisch erhobenen Markern des Körperzusammensetzung nachweisen (Phasenwinkel). Der Zahnstatus sollte daher bei Dialysepatienten regelmäßig kontrolliert werden.

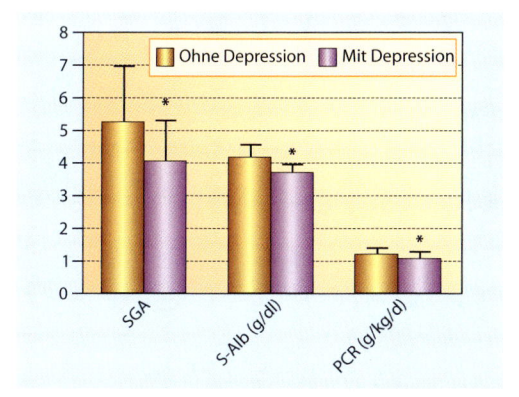

Abb. 6.4: Einfluss von Depression auf Ernährungszustand bei Dialysepatienten. *= Signifikanter Unterschied im Vergleich zu Patienten ohne Depression (nach [8]). SGA = Subjective Global Assessment, PCR = Protein Catabolic Rate, S-Alb = Serum Albumin.

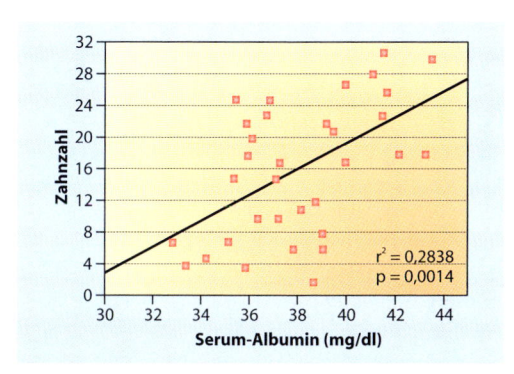

Abb. 6.5: Zusammenhang zwischen Zahnzahl und Serum-Albuminkonzentration bei 33 bezahnten Dialysepatienten.

6.1.2. Chronische Inflammation

Obwohl die Prävalenz einer Mangelernährung zwischen 20-50 % liegt, wird die Mangelernährung nur selten unter den Todesursachen von Dialysepatienten aufgeführt, wo kardiovaskuläre Erkrankungen im Vordergrund stehen. Inzwischen konnte allerdings gezeigt werden, dass eine Verbindung zwischen Mangelernährung, Inflammation und Arteriosklerose besteht.

In einer wegweisenden Untersuchung wurden von Stenvinkel und Kollegen bei 109 Prädialysepatienten und 22 altersentsprechenden gesunden Kontrollpersonen unter anderem der Ernährungsstatus (Subjective Global Assessment, SGA), die Körpermasse, die Intima-Media-Dicke der A. carotis communis als Arteriosklerose-Index sowie laborchemische Marker der Inflammation (CRP) erhoben (9). Bei der Analyse des Arteriosklerose-Index fand sich bei den Prädialysepatienten eine deutlich weiter fortgeschrittene Arteriosklerose im Vergleich zu altersentsprechenden Kontrollpersonen (Abb. 6.6).

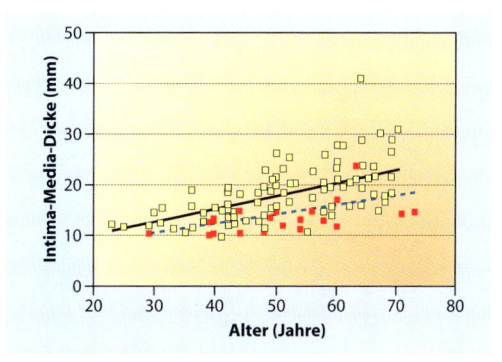

Abb. 6.6: Altersabhängige Entwicklung der Intima-Media-Dicke als Arteriosklerose-Index bei 22 gesunden Kontrollpersonen (rote Quadrate) und 109 Prädialysepatienten (gelbe Quadrate). Die Arteriosklerose ist bei fortgeschrittener Niereninsuffizienz (GFR 7±1 ml/min) rascher progredient (modifiziert nach [9]).

Bei mangelernährten Prädialysepatienten waren BMI, Body mass und Serum-Albuminspiegel im Vergleich zu normal ernährten Patienten erniedrigt, wohingegen CRP-Werte und Arteriosklerose-Index deutlich erhöht waren (Abb. 6.7a).

eine fortgeschrittene Atherosklerose bei 72 % der Patienten. In der Mehrzahl der Fälle (48 %) lagen gleichzeitig mindestens zwei dieser Komplikationen vor, lediglich 22 % aller untersuchten Prädialysepatienten wiesen keinerlei Veränderungen auf. Sowohl Inflammation als auch Malnutrition lagen fast ausschließlich in Kombination mit Atherosklerose und nur in Einzelfällen singulär vor (Abb. 6.8).

Die Kombination dieser pathologischen Veränderungen wird als MIA-Syndrom (Malnutrition-Inflammation-Atherosklerose) bezeichnet oder neuerdings auch als MICS (Malnutrition-Inflammation-Komplex-Syndrom).

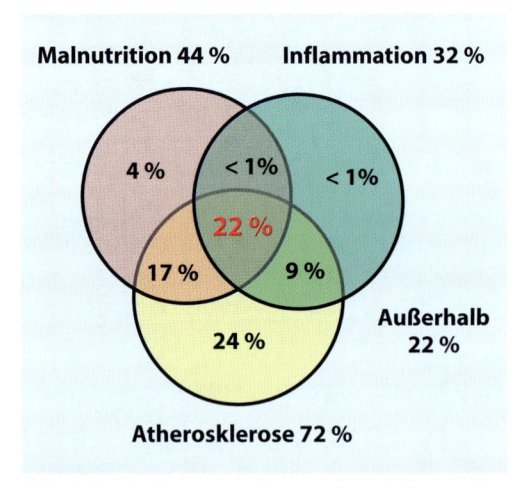

Abb. 6.8: Vorliegen von Malnutrition, Inflammation und Atherosklerose allein oder in Kombination bei 109 Prädialysepatienten (nach [9]). * = $p < 0{,}05$.

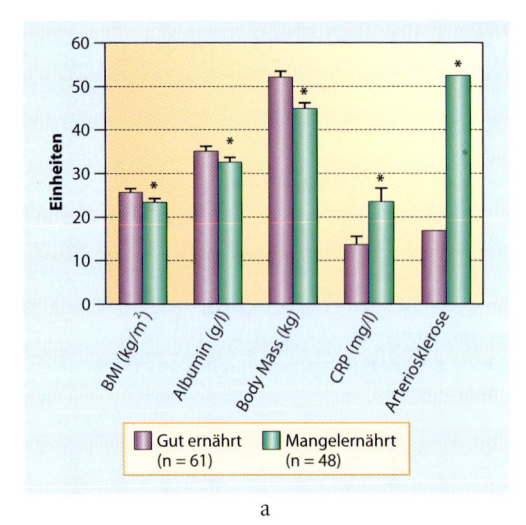

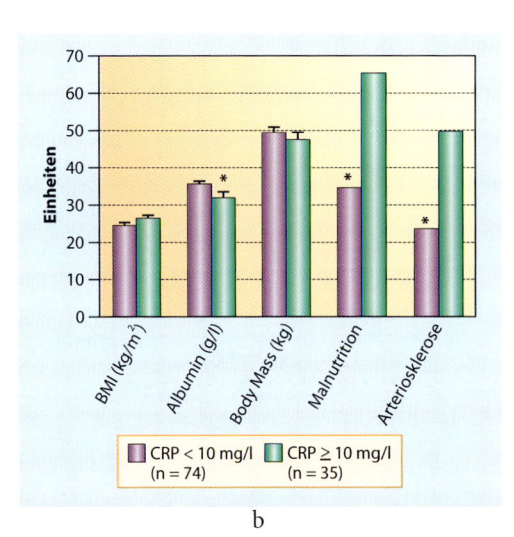

Abb. 6.7a+b: Zusammenhang zwischen Mangelernährung, Inflammation und Arteriosklerose bei 109 Prädialysepatienten. Bei mangelernährten Patienten sind CRP-Werte und Arteriosklerose-Index signifikant erhöht (a). Patienten mit erhöhten CRP-Werten (> 10 mg/l) haben häufiger klinische Zeichen der Mangelernährung und einen erhöhten Arteriosklerose-Index (b) (nach [9]).

Wurde das Kollektiv anhand der CRP-Werte aufgesplittet, fanden sich bei Patienten mit CRP-Werten > 10 mg/l signifikant häufiger klinische und laborchemische Zeichen der Malnutrition (Serum-Albumin und SGA) sowie ein deutlich erhöhter Arteriosklerose-Index (Abb. 6.7b). Zusammengefasst fanden sich Zeichen der Malnutrition bei 44 %, Zeichen der Inflammation bei 32 % sowie

Zusammenfassend lassen sich zwei Typen der Malnutrition unterscheiden:
- Typ 1: Die solitäre Eiweiß-Kalorien-Mangelernährung wird auf eine unzureichende Nährstoffzufuhr zurückgeführt, Begleiterkrankungen sind selten, das Serum-Albumin ist nur leicht bis mäßig erniedrigt.
- Beim Typ 2, dem klassischen MIA-Syndrom besteht eine enge Korrelation zwischen Mangelernährung, Inflammation und atherosklerotischen kardiovaskulären Erkrankungen. Bei diesen Patienten liegen meist mehrere Begleiterkrankungen vor, Serum-Albumin, als negatives Akut-Phase-Protein, ist erniedrigt, CRP erhöht (Tab. 6.2) (10).

	Typ 1 (Malnutrition)	Typ 2 (MICS)
Serum-Albumin	Normal/niedrig	Niedrig
Komorbidität	Gering, selten	Häufig
Inflammation	Nein	Ja
CRP	Normal	Erhöht
Nahrungszufuhr	Niedrig	Niedrig/normal
Ruheenergieumsatz	Normal	Gesteigert
Oxidativer Stress	Mäßig erhöht	Stark erhöht
Proteolyse	Erniedrigt	Gesteigert
Ernährungstherapie	Aussichtsreich	Meist erfolglos

Tab. 6.2: Klinische Typen der Malnutrition (nach [10]).

Es besteht ein deutlicher Zusammenhang zwischen MICS und Mortalitätsrisiko. Die Mortalität ist am höchsten, wenn alle drei Komplikationen vorliegen, und am niedrigsten, wenn keine oder nur eine der Veränderungen des MICS besteht. Für die Pathogenese der chronischen Inflammation ist die Freisetzung von Zytokinen von Bedeutung. Proinflammatorische Zytokine (IL-1, IL-6, IL-12, TNF-alpha) induzieren die hepatische Synthese von Akut-Phase-Proteinen, stimulieren den Proteinkatabolismus, reduzieren die Albuminsynthese und hemmen den Appetit. Insgesamt fördern sie also die Entwicklung von Gewichtsverlust und Malnutrition.

Das antiinflammatorische Zytokin IL-10 hingegen hemmt die hepatische Akut-Phase-Reaktion und hat somit eine protektive Wirkung. Hämodialysepatienten mit genetischer Prädisposition zu hoher IL-10-Produktion haben im Mittel niedrigere CRP-Spiegel und eine niedrigere kardiovaskuläre Morbidität und Mortalität als Patienten mit einer Genvariante, die mit einer supprimierten IL-10-Produktion einhergeht (vgl. Kap. 8.2.3.2., Abb. 8.11) (11).

Der CRP-Anstieg bei chronischer Inflammation wird durch ein Ungleichgewicht zwischen proinflammatorischen und antiinflammatorischen Zytokinen erklärt. Es ist bislang nicht endgültig geklärt, welche Faktoren die Zytokinproduktion bei Dialysepatienten anregen und somit die chronische Inflammation auslösen. Diskutiert werden unter anderem Urämietoxine, latente Infektionen (z.B. Parodontitis), rezidivierende Infekte, Biokompatibilität der Dialysatormembran und Unreinheiten des Dialysatwassers.

6.2. MICS und reverse Epidemiologie

Hypercholesterinämie, erhöhter BMI und Hypertonie sind etablierter Risikofaktoren für die kardiovaskuläre Mortalität der Gesamtbevölkerung. Anders ist dies jedoch bei Dialysepatienten, wo in verschiedenen Studien eine umgekehrte (reverse) Beziehung zwischen diesen klassischen Risikofaktoren und der kardiovaskulären Mortalität beschrieben wurde (12). Niedrige Cholesterinwerte, geringe Eiweiß- und Kalorienzufuhr, niedriger BMI, niedrigerer Blutdruck und auch niedrigere Homocysteinspiegel konnten mit einem erhöhten Mortalitätsrisiko assoziiert werden (Abb. 6.9). Dieses Phänomen wird als reverse Epidemiologie bezeichnet. Anhand neuerer Untersuchungen lassen sich zumindest einige Phänomene der reversen Epidemiologie als Folge der chronischen Inflammation erklären.

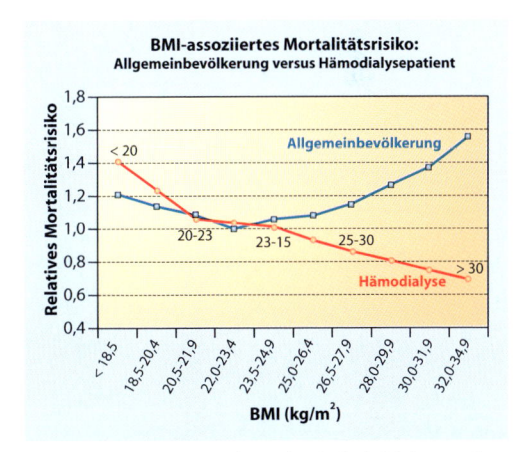

Abb. 6.9: Reverse Epidemiologie bei Dialysepatienten am Beispiel des Körpergewichtes (BMI). Das Mortalitätsrisiko von Dialysepatienten sinkt mit steigendem Gewicht und BMI (mit freundlicher Genehmigung von K. Kalanthar-Zadeh).

Liu und Kollegen (13) untersuchten die Beziehung zwischen Serum-Cholesterinkonzentration und Markern der chronischen Inflammation in Bezug auf die 2-Jahres-Mortalität bei über 800 inzidenten Dialysepatienten. Knapp 77 % dieser Patienten wiesen zum Zeitpunkt der Dialyseeinleitung erhöhte IL-6-Spiegel auf. Im gesamten Patientenkollektiv sowie in der Subpopulation von Patienten mit chronischer Inflammation zeigte sich sowohl für die Gesamtmortalität als auch für die kardiovaskuläre Mortalität ein zunehmendes Risiko mit abnehmenden Cholesterinwerten, ganz im Sinne der reversen Epidemiologie. Anders sah es jedoch bei der Subpopulation von Patienten aus, die keine Zeichen der Inflammation aufwiesen, hier bestand weiterhin der klassische Zusammenhang zwischen Hypercholesterinämie und Mortalität (Abb. 6.10).

6.3. MICS und Anämie

Malnutrition und Inflammation haben auch Einfluss auf die Behandlung der renalen Anämie. Ähnlich wie bei der Infektanämie ist die chronische Inflammation bei Dialysepatienten mit einer verminderten myeloischen Hämatopoese sowie einer verminderten Erythropoetinproduktion assoziiert. Des Weiteren konnte ein Zusammenhang zwischen IL-6-Spiegeln und dem Ansprechen der Erythropoese auf Erythropoetin bzw. einer Erythropoetinresistenz hergestellt werden (Abb. 6.11) (14). Patienten mit den höchsten IL-6-Konzentrationen benötigen die stärkste EPO-Dosis zur Aufrechterhaltung ihrer Hämoglobinkonzentration. Ein gesteigertes Risiko für das Auftreten gastrointestinaler Blutungen und ein funktioneller Eisenmangel sind weitere Faktoren, die MICS mit renaler Anämie verbinden.

Kürzlich wurde mit Hepcidin ein wichtiges Protein im Eisenstoffwechsel identifiziert, welches im Rahmen der Akut-Phase-Reaktion in der Leber vermehrt gebildet wird (15). Die Wirkung von Hepcidin besteht in der Hemmung der gastrointestinalen Eisenabsorption sowie in der Hemmung der Eisenfreisetzung aus dem RES. Sollten sich bei Dialysepatienten erhöhte Hepcidinkonzentrationen im Plasma nachweisen lassen, wäre dies ein weiterer Pathomechanismus, der MICS mit EPO- und Eisenresistenz verbindet.

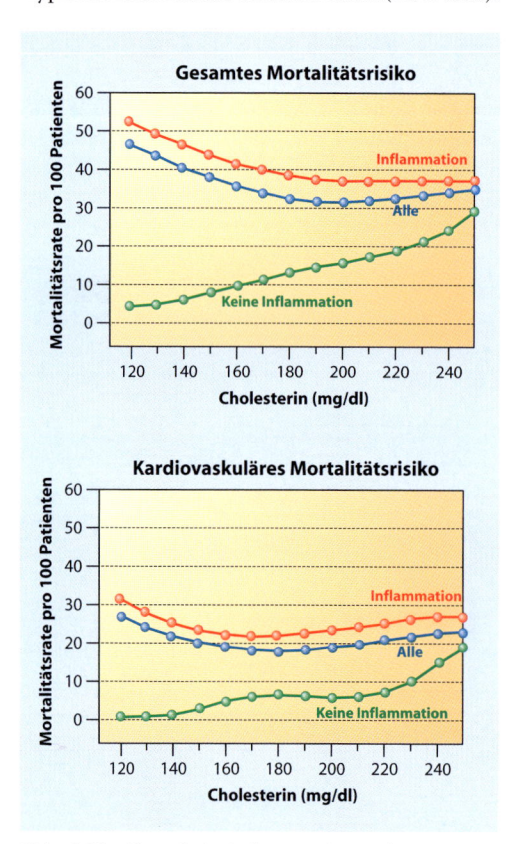

Abb. 6.10: Chronische Inflammation und reverse Epidemiologie. Dargestellt ist die Bedeutung der Serum-Cholesterinkonzentration als Risikofaktor für das gesamte und kardiovaskuläre Mortalitätsrisiko von Dialysepatienten (modifiziert nach [13]).

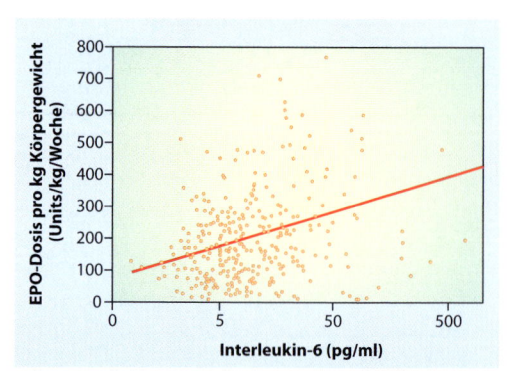

Abb. 6.11: Chronische Inflammation, gemessen anhand der IL-6-Spiegel und Erythropoetindosis bei Dialysepatienten. Dieser Zusammenhang weist auf eine pathogenetische Rolle der Inflammation bei der Entstehung einer EPO-Resistenz hin (modifiziert nach [14]).

Im Rahmen einer Malnutrition liegt in der Regel eine inadäquate Vitaminzufuhr vor, was besonders für die B-Vitamine, Vitamin C und E von Bedeutung ist. Bei Mangel dieser Vitamine ist die antioxidative Kapazität im Organismus reduziert, es besteht ein erhöhter Sauerstoffradikal-Stress, der durch zusätzlich bestehenden Katabolismus weiter gesteigert wird. Sauerstoffradikale (ROS) schädigen ihrerseits die Erythrozytenmembran, mit der Folge einer verminderten Überlebenszeit der Erythrozyten.

Die Pathogenese des MICS lässt sich in folgendem Modell zusammenfassen (Abb. 6.12): Die chronische Inflammation löst über eine gesteigerte Freisetzung von Zytokinen direkt und indirekt eine Mangelernährung aus. Diese wiederum kann ebenso direkt und indirekt über ROS die chronische Inflammation weiter unterhalten oder sogar verstärken. Die Inflammation selber stellt für den Organismus eine Stress-Situation dar, was in einem gesteigertem Ruheenergieumsatz Ausdruck findet. Anämie und Arteriosklerose sind Folge dieser komplexen Interaktion von Mangelernährung und chronischer Inflammation.

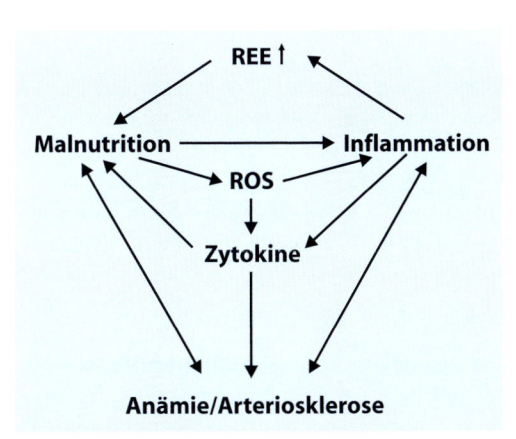

Abb. 6.12: Pathophysiologie des MICS (REE = Ruheenergieumsatz; ROS = reaktive Sauerstoffradikale).

6.4. Diagnostik der Mangelernährung

6.4.1. Klinik

Im Vordergrund der Mangelernährung steht ein kontinuierlicher Gewichtsverlust, hinzu kommen verminderte körperliche Belastbarkeit und muskuläre Schwäche. In fortgeschrittenen Stadien treten Erbrechen und Diarrhoe auf. Klinisch imponiert eine Verminderung der subkutanen Fettdepots sowie eine Abnahme der Muskelmasse an typischen Prädilektionsstellen. Letztendlich können Eiweißmangelödeme bis hin zum Aszites auftreten.

6.4.2. Anamnese

Der Ernährungszustand lässt sich am besten anhand klinischer Parameter zusammen mit Ergebnissen laborchemischer und apparativer Untersuchungen beurteilen (Tab. 6.3). Eine spezifische ernährungsbezogene Anamnese sollte immer am Anfang stehen. Dabei ist jedoch zu berücksichtigen, dass Patienten ihr Ernährungsverhalten und ihren eigenen Ernährungszustand meist wesentlich besser beurteilen, als ein medizinisch geschulter Untersucher (Abb. 6.13) (16). Es bedarf einer gezielten Befragung nach aktuellen Ernährungsgewohnheiten, Mahlzeitenhäufigkeit, Konsistenz der Mahlzeiten sowie mit der Nahrungsaufnahme verbundenen klinischen Symptomen (Übelkeit, Erbrechen, Diarrhoe, abdominelle Beschwerden), um Veränderungen im Essverhalten aufzudecken. Einen bedeutenden Hinweis auf die Ernährungssituation stellt die interdialytische Gewichtszunahme dar (17), die bei Malnutrition trotz Anurie in der Regel niedrig ist. Eine etablierte und validierte klinische Untersuchungsmethode zur Erhebung des Ernährungszustandes steht mit dem "Subjective Global Assessment" (SGA) zur Verfügung (18).

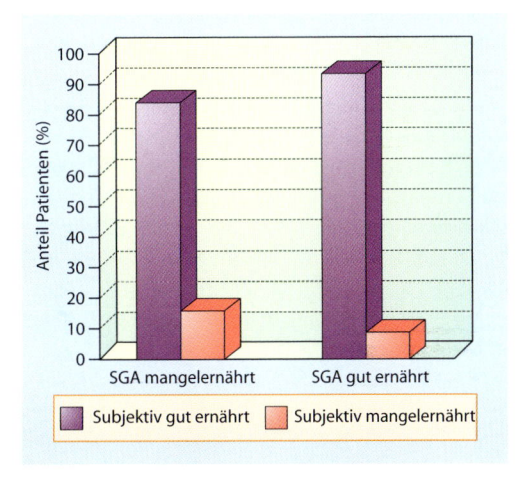

Abb. 6.13: Subjektive Selbsteinschätzung der eigenen Ernährungssituation durch den Patienten verglichen mit der ärztlichen Beurteilung anhand SGA (nach [16]).

Laborparameter
• Parameter des Eiweißstoffwechsels
• Parameter der Eiweißzufuhr
• Inflammationsmarker
Apparative Untersuchungen
• Dual energy X-ray absorptiometry (DEXA)
• Bioimpedanz (body composition)
• Handmuskelkraft, Anthropometrie
Klinische Untersuchung
• BMI, Gewichtsverlauf
• Subjective Global Assessment (SGA)
• Ernährungsanamnese, Ernährungsprotokoll

Tab. 6.3: Diagnostik der Mangelernährung.

6.4.3. Subjective Global Assessment (SGA)

Mit SGA wird die subjektive Beurteilung des Ernährungsstatus bezeichnet. Die Untersuchungstechnik setzt sich aus anamnestischen und klinischen Parametern zusammen (Tab. 6.4). SGA wurde in vielen klinischen Untersuchungen angewendet und als Parameter zur Beurteilung des Ernährungsstatus etabliert (19). Anhand eines strukturierten Bewertungsbogens wird der Grad einer Mangelernährung erfasst. Im anamnestischen Teil werden Gewichtsveränderungen der letzten 6 Monate sowie Essverhalten, gastrointestinale Symptome und ernährungsbedingte funktionelle Beeinträchtigungen erhoben. Danach erfolgt eine klinische Untersuchung zur Beurteilung von subkutanem Fettgewebe, Muskelmasse, sowie Vorliegen ernährungsbedingter Ödeme. Anhand des Bewertungsbogens folgt eine zusammenfassende Bewertung des Ernährungsstatus in drei Kategorien: *normal ernährt*, *leicht bis mäßig mangelernährt* und *schwer mangelernährt*. Wie bei vielen subjektiven Untersuchungsverfahren kann zwischen verschiedenen Untersuchern eine Diskrepanz in der Beurteilung des Ernährungszustandes mittels SGA bestehen (20).

Anamnese
1. Körpergewicht, BMI und Gewichtsverlauf
2. Ernährungsverhalten
- Quantität der Nahrungszufuhr
- Qualität der Nahrungszufuhr
3. Gastrointestinale Symptome
- Appetitlosigkeit, Übelkeit, Erbrechen, Diarrhoe
4. Körperliche Belastbarkeit
- Kraft und Ausdauer
5. Abschätzung des metabolischen Bedarfs
Körperliche Untersuchung
• Ausdehnung des subkutanen Fettgewebes
• Beurteilung der Muskelmasse

Tab. 6.4: Subjective Global Assessment.

6.4.4. Ernährungsprotokoll

Mittels retrospektiv oder prospektiv erstelltem Ernährungsprotokoll lässt sich die Zufuhr an Eiweiß und Kalorien quantifizieren. Ernährungsprotokolle sollten von einer erfahrenen Ernährungsfachkraft erhoben werden. Das genauere prospektive Protokoll verlangt vom Patienten eine dezidierte Dokumentation der Ernährung über 3-4 Tage. Mit Hilfe von Computerprogrammen erfolgt die Auswertung der Eiweiß-, Kalorien-, Fett- und Kohlenhydrat-, Kalium- und Phosphatzufuhr. Ernährungsprotokolle stellen die Basis einer adäquaten Ernährungsberatung und Therapie einer Malnutrition dar.

6.4.5. Laborparameter

Zur Beurteilung von Ursache und Verlauf von Malnutrition und Inflammation stehen verschiedene Laborparameter zur Verfügung (Tab. 6.5). Viele dieser Parameter sollten nicht solitär, sondern im Zusammenspiel mit anderen Parametern beurteilt werden. So ist unter Berücksichtigung der unterschiedlichen Halbwertszeiten einzelner Parameter auch eine longitudinale Beurteilung des Ernährungszustandes möglich.

- Gesamteiweiß (HWZ: 6 Wochen)
- Serum-Albumin (HWZ: 20 Tage)
- Transferrin (HWZ: 8 Tage)
- Präalbumin (HWZ: 2 Tage)
- Cholesterin
- Harnstoff - prädialytisch
- Serum-Kreatinin - prädialytisch
- Serum-Phosphat - prädialytisch
- Bicarbonat
- Protein equivalent nitrogen appearance (PNA oder PCR)
- C-Reaktives Protein, CRP

Tab. 6.5: Laborparameter zur Diagnostik von Malnutrition und Inflammation.

▶ Bereits seit Jahren ist die Serum-**Albumin**konzentration als Risikofaktor für die Mortalität von Hämodialysepatienten etabliert. Allerdings ist Albumin kein alleiniger Parameter des Ernährungsstatus, sondern als negatives Akut-Phase-Protein auch Indikator für eine chronische Inflammation. Die Serum-Albuminspiegel werden durch die Rate der hepatischen Synthese und Degradation sowie Verluste über Urin oder Dialysat beeinflusst. Eine diätetisch verminderte Eiweißzufuhr führt zu einer Reduktion der Albuminsynthese, wohingegen ein inflammatorischer Zustand einen gesteigerten Albuminabbau zur Folge hat (21).

▶ **Präalbumin** ist die direkte Vorstufe des Serum-Albumins mit einer deutlich kürzeren HWZ. Und ermöglicht somit die Beurteilung der Proteinbilanz über die letzten 2-3 Tage. Allerdings ist auch Präalbumin ein negatives Akut-Phase-Protein, so dass es alleine die Unterscheidung zwischen MIA Typ 1 und MIA Typ 2 nicht ermöglicht.

▶ Die **Gesamteiweiß**konzentration ist ein Langzeitparameter für den Ernährungszustand. Da Serum-Albumin den größten Anteil zur Gesamteiweißkonzentration beisteuert, wird auch dieser Parameter durch einen inflammatorischen Zustand beeinflusst.

▶ Die Serum-**Transferrin**konzentration wird einerseits von der diätetischen Eiweißzufuhr, andererseits jedoch auch durch den Eisenstatus beeinflusst. Ein Eisenmangel führt zu einer Erhöhung, ein Eisenüberschuss zu einer Hemmung der hepatischen Transferrinsynthese.

▶ Serum-**Cholesterin**werte werden durch die Kohlenhydratzufuhr beeinflusst und sind unabhängig von der Proteinzufuhr. Serum-Cholesterinwerte < 180 mg/dl können bei nicht mit Lipidsenkern behandelten Dialysepatienten als Zeichen einer Malnutrition gewertet werden. Allerdings werden die Spiegel auch durch das Vorliegen einer chronischen Inflammation beeinflusst (13).

▶ **Kreatinin** ist Abbauprodukt im Muskelstoffwechsel, die Serum-Kreatininkonzentration daher abhängig von Muskelmasse und Proteinzufuhr. Durch die Elimination während der Dialyse ist die Serum-Kreatininkonzentration bei Dialysepatienten nur eingeschränkt zur Beurteilung des Ernährungsstatus geeignet.

▶ Die prädialytische Serum-**Harnstoff**konzentration ist abhängig von der diätetischen Eiweiß- und somit Stickstoffzufuhr, der renalen und dialytischen Harnstoffelimination sowie der Stoffwechselsituation. Bei ausgeglichener Stoffwechselsituation ist die Harnstoffgeneration direkt abhängig von der diätetisch zugeführten Eiweißmenge, im Zustand der Katabolie wird vermehrt körpereigenes Eiweiß abgebaut, bei Anabolie werden diätetisch zugeführte Aminosäuren für die Proteinsynthese utilisiert. Eine anhaltende prädialytische Harnstoffkonzentration < 100 mg/dl oder ein deutlicher Abfall im Vergleich zu Voruntersuchungen ist als Hinweis auf verminderte Proteinzufuhr zu werten.

▶ Auch die prädialytische Serum-**Phosphat**konzentration kann als Marker für den Ernährungszustand verwendet werden. Daneben hängen die Phosphatspiegel auch vom Dialyseregime, dem Ausmaß eines sHPT und der Compliance bezüglich der Einnahme von Phosphatbindern ab. Eine adäquate Eiweißzufuhr von ca. 1,2-1,3 g/kg KG/Tag geht zwangsläufig mit einer Phosphatzufuhr von deutlich über 1.000 mg/Tag einher. Bei konventionellem Dialyseregime ist ein niedriger Phosphatspiegel ohne Einnahme von Phosphatbindern bei nur geringer Nierenrestfunktion als Indikator für unzureichende Eiweißzufuhr zu werten.

▶ Eine verminderte prädialytische Blut-**Bicarbonat**konzentration ist Hinweis auf eine metabolische Azidose, die eine wichtige Ursache für einen gesteigerten Proteinkatabolismus sein kann. Durch Korrektur der Azidose kann die Proteolyse vermindert werden (22). Eine prädialytische Bicarbonatkonzentration von ≥ 22 mmol/l sollte bei Dialysepatienten angestrebt werden.

▶ Das **C-reaktive Protein** (CRP) ist der derzeit beste Parameter zur Beurteilung des Grades einer Inflammation. Die hepatische CRP-Synthese und -Freisetzung wird im Rahmen von Akut-Phase-Reaktionen stimuliert. CRP verhält sich umgekehrt proportional zum Serum-Albuminspiegel.

▶ Die **normalisierte Protein equivalent nitrogen appearance** (nPNA), früher nPCR (Protein Catabolic Rate) genannt, ist ein Maß der Stickstoffbilanz. Die nPNA wird beeinflusst vom interdialytischen Anstieg der Serum-Harnstoffkonzentration, der renalen Harnstoffausscheidung sowie der Harnstoffelimination während der Dialyse. Bei ausgeglichener Stoffwechselsituation korreliert die nPNA mit der diätetischen Eiweißzufuhr, nicht jedoch bei anaboler oder kataboler Stoffwechsellage. Der Parameter nPNA ist nur bedingt zur Diagnostik, relativ gut jedoch zur Verlaufskontrolle während der Behandlung einer Mangelernährung geeignet.

6.4.6. Apparative Untersuchungen

■ DEXA (Dual energy X-ray absorptiometry)

Stellt die derzeit beste Methode zur Beurteilung der Körperzusammensetzung dar. Diese Methode ist jedoch nur an wenigen Zentren verfügbar, so dass sie für den klinischen Alltag nicht herangezogen werden kann.

■ Bioimpedanz

Die Ganzkörper-Bioimpedanz ist eine einfach und schnell durchzuführende Methode zur Beurteilung der Flüssigkeitszusammensetzung des Körpers. Die Methode erlaubt die gleichzeitige Messung von Intra- (ICV) und Extrazellulärvolumen (ECV) und ermöglicht eine Abschätzung der Körperzellmasse (Body-Cell-Mass). Allerdings besteht international derzeit kein Konsens über die genaue Methodik des anzuwendenden Verfahrens. Die angebotenen Geräte unterscheiden sich hinsichtlich Zahl (single frequency vs. multi frequency) und Spektrum (5-1.000 kHz) der Frequenzen sowie der zur Anwendung kommenden Formeln. Für die Verlaufsbeurteilung des Ernährungszustandes und der Muskelmasse erscheinen diese Methoden jedoch bedingt geeignet.

■ Handmuskelkraft

Die Messung der durch einen Handdruck ausgelösten Kraft korreliert mit dem Ernährungszustand. Hierzu sollten jedoch normierte Messgeräte verwendet werden. Für den klinischen Alltag erscheint diese Methode ein geeignetes Mittel für Diagnostik und Verlaufsbeurteilung einer ernährungsbedingten Muskelschwäche (23).

■ Anthropometrie

Die Messung der Hautfaltendicke und des Ober- oder Unterarmumfanges bietet sich vor allem zu Studienzwecken an, kritisiert wird allerdings eine starke Untersucherabhängigkeit dieser Methode. Für den klinischen Alltag kann diese Methode nicht empfohlen werden.

6.5. Ernährungsempfehlungen bei chronischer Niereninsuffizienz

6.5.1. CKD-Stadien 1-3 (GFR > 30 ml/min)

Bei Patienten mit einer GFR > 30 ml/min wird eine reduzierte Proteinzufuhr von 0,6-0,8 g/kg Körpergewicht (KG)/Tag bei einer Kalorienzufuhr von 30-35 kcal/kg KG/Tag empfohlen. In einer Metaanalyse konnte nachgewiesen werden, dass die Durchführung einer diätetischen Proteinrestriktion die Progredienz der Niereninsuffizienz verlangsamen kann. Unklar ist jedoch, ob es einen additiven Effekt zu adäquater Blutdrucksenkung und blutdruckunabhängigen renoprotektiven Effekten von ACE-Hemmern/AT$_1$-Rezeptorantagonisten gibt. Bei Typ I-Diabetikern konnte solch ein additiver Effekt gezeigt werden (24).

6.5.2. Fortgeschrittene chronische Niereninsuffizienz, CKD-Stadien 4-5 (GFR < 30 ml/min)

Bei fortgeschrittener Niereninsuffizienz kann eine diätetische Eiweißrestriktion auf 0,6-0,8 g/kg KG/Tag bei einer Kalorienzufuhr von 30-35 kcal/kg KG/Tag unter regelmäßiger Kontrolle des Ernährungsstatus durchgeführt werden. Das Risiko der Entwicklung einer Mangelernährung ist hierbei allerdings gesteigert. Stellen sich klinische oder laborchemische Zeichen einer Mangelernährung ein, sollte dieses Behandlungsregime verlassen werden.

6.5.3. Dialysepflichtige Niereninsuffizienz, CKD-Stadium 5

Wie bereits dargelegt, ist der Eiweißbedarf nach Einleitung eines Nierenersatzverfahrens gesteigert (6). Dies gilt auch für den basalen Energieumsatz und den Kalorienbedarf (25). Die Ernährungsempfehlungen für Dialysepatienten unterscheiden sich daher deutlich von den Empfehlungen für Patienten mit fortgeschrittener Niereninsuffizienz. Generell wird eine Eiweißzufuhr von ≥ 1,0-1,2 g Eiweiß/kg KG/Tag empfohlen. Dies entspricht bei einem 80 kg schweren Patienten ca. 80-100 g Eiweiß/Tag. Bei Peritonealdialysepatienten sollte der peritoneale Eiweißverlust zusätzlich diätetisch ausgeglichen werden. Die Kalorienzufuhr sollte sich am Aktivitätsniveau orientieren. Bei Patienten < 60 Jahre ist bei leichter körperlicher Betätigung eine Kalorienzufuhr von 35 kcal/kg KG/Tag, bei > 60-jährigen Patienten von 30 kcal/kg KG/Tag zu empfehlen.

6.5.4. Behandlung der Mangelernährung

Zur Behandlung der Mangelernährung liegen nur wenig Studien vor. Bislang publizierte Daten zeigen, dass eine Steigerung der Eiweiß- und Kalorienzufuhr zu einem Anstieg von Gewicht und Serum-Albuminwerten führen kann. Dies kann durch die Verordnung einer speziell für Dialysepatienten hergestellten Zusatzkost erreicht werden (26, 27).

Vor Therapiebeginn sollte das ödemfreie Normalgewicht definiert werden (körpergrößenadaptiertes durchschnittliches Normalgewicht in Abwesenheit von Ödemen nach Broca):

▶ Ödemfreies Normalgewicht (NG)

- Männer: Körpergröße (cm)-100
- Frauen: Körpergröße (cm)-100-10 %

Bei der Beurteilung des Gewichtsverlaufes sollte neben Veränderungen des absoluten Gewichts auch der Verlauf des prozentualen Anteils am ödemfreien Normalgewicht berücksichtigt werden.

Im Rahmen mehrerer Ernährungsberatungen sollte der Patient dazu angeleitet werden, seine Eiweißzufuhr auf mindestens 1,2-1,3 g Eiweiß/kg NG/Tag zu steigern. Die Kalorienzufuhr sollte in Abhängigkeit vom täglichen Aktivitätsgrad zwischen 30-35 und 40-45 kcal/kg NG/Tag liegen, die Fettzufuhr nicht mehr als 30 % der Gesamtkalorienzufuhr ausmachen. Bei schwerer Mangelernährung kann primär der Einsatz einer enteralen Ernährung mittels Flüssigkost oder Sondenernährung indiziert sein.

6.6. Praktisches Vorgehen zu Diagnostik und Therapie einer Malnutrition

6.6.1. Screening-Untersuchung

Bei nicht-dialysepflichtiger, fortgeschrittener Niereninsuffizienz (GFR < 30 ml/min, CKD Stadium 4) sollte mindestens einmal jährlich auf das Vorliegen einer Mangelernährung gescreent werden. Nach Einleitung der Dialyse sollte der Ernährungsstatus innerhalb von 4-6 Wochen und danach regelmäßig alle 6-12 Monate erhoben werden. Als Screening-Parameter eignen sich eine ernährungsbezogene Anamnese, die interdialytische Gewichtszunahme, Gewichtsverlauf und BMI sowie die Laborparameter Albumin, Cholesterin, Phosphat und prädialytischer Harnstoff. Ergibt sich hierbei der Verdacht auf das Vorliegen einer Mangelernährung sollte die Diagnostik erweitert werden.

6.6.2. Erweiterte Diagnostik

Es folgt die klinische Beurteilung des Ernährungsstatus anhand von SGA, ergänzt durch die Laborparameter Präalbumin, Transferrin, Bicarbonat und CRP sowie die Messung der nPNA. Nach dieser erweiterten Diagnostik kann definitiv festgelegt werden, ob eine behandlungsbedürftige Malnutrition besteht. Lassen sich hier keine weiteren Indikatoren einer Mangelernährung aufdecken, besteht kein weiterer Handlungsbedarf, der Eiweiß- und Kalorienbedarf kann anhand des tatsächlich bestehenden Körpergewichts festgelegt und die Ernährung meist unverändert fortgeführt werden. Bestehen weitere Zeichen der Malnutrition sollte zwischen Typ 1 und Typ 2 der Mangelernährung unterschieden und eine Therapiestrategie entwickelt werden.

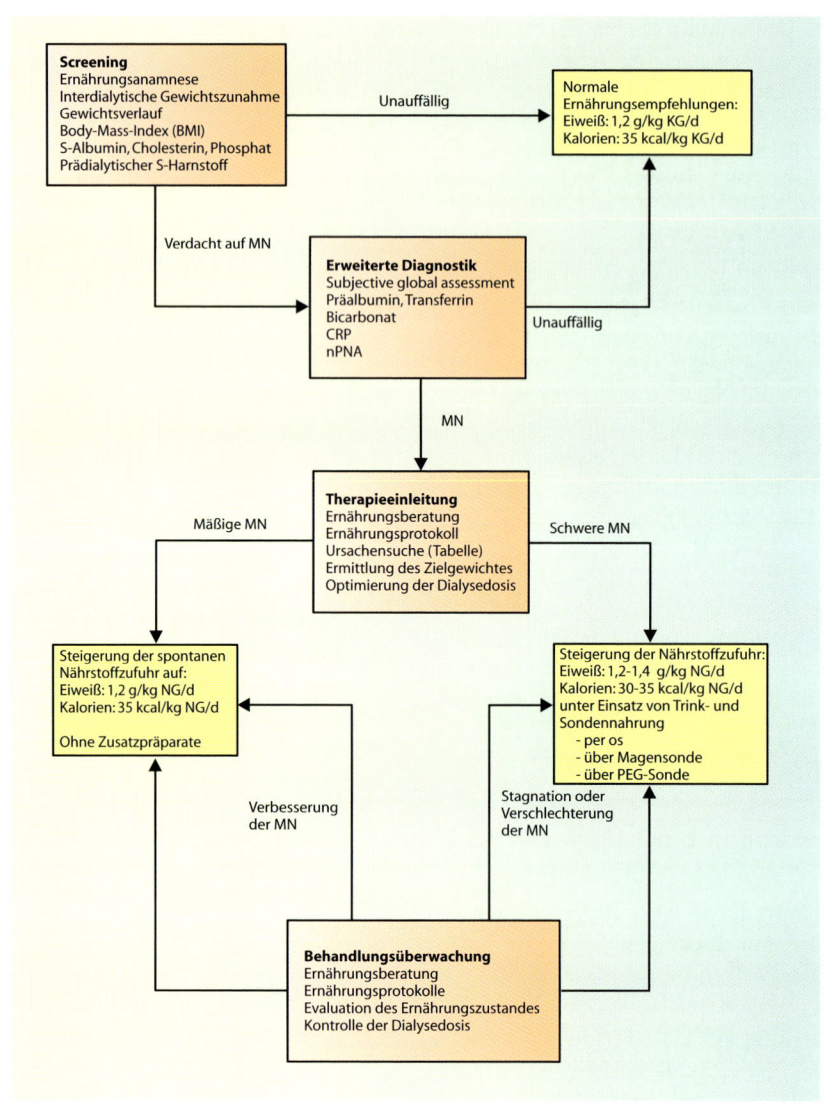

Abb. 6.14: Algorithmus zu Diagnostik und Behandlung der Malnutrition (MN) bei chronischer Niereninsuffizienz (nach [18]).

6.6.3. Therapieeinleitung

Primär sollten mögliche Ursachen einer Malnutrition behandelt werden. Die spezifische Therapie wird mit einer professionellen Ernährungsberatung eingeleitet, wobei auf eine detaillierte Evaluation von Essverhalten, Eiweiß- und Energiezufuhr Wert gelegt werden muss. Dies beinhaltet auch die Führung eines Ernährungsprotokolls über einen Zeitraum von mindestens 3 Tagen. Das Zielgewicht kann anhand des ödemfreien Normalgewichts festgelegt werden, wobei die verordnete Dialysedosis (Kt/V) an das neue Zielgewicht angepasst werden muss. Da mit dem Behandlungsparameter Kt/V die verabreichte Dialysedosis (K×t) auf den Harnstoff-Verteilungsraum (V) bezogen wird, der seinerseits eng mit dem Körpergewicht assoziiert ist, steigt die Kt/V bei gleichbleibender K×t an, wenn das Körpergewicht abfällt. Dies kann dazu führen, dass untergewichtige mangelernährte Patienten eine Dialysedosis erhalten, die in Relation zum eigentlichen Normalgewicht der Patienten als inadäquat zu bezeichnen wäre (Abb. 6.15) (28). Die weitere Behandlungsstrategie richtet sich dann nach der Ausprägung der Malnutrition.

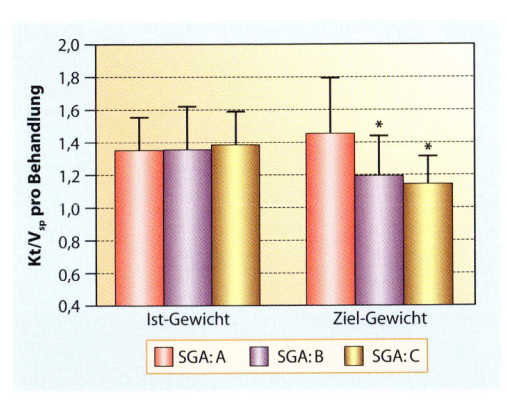

Abb. 6.15: Einfluss des Ernährungszustandes auf die verabreichte Dialysedosis (spKt/V). SGA = Subjective Global Assessment; A = keine, B = moderate, C = schwere Zeichen der Mangelernährung. Wird die verabreichte Kt/V auf das Normalgewicht des Patienten bezogen, ergibt sich für untergewichtige, mangelernährte Patienten die geringste Dialysedosis (nach [5]). * = $p < 0,05$ vs. SGA: A

6.6.4. Behandlungsstrategien

Eine Typ 1-Mangelernährung spricht in der Regel besser auf eine spezifische Ernährungstherapie an, als eine mit Inflammation assoziierte Typ 2-Malnutrition. Die dargestellten Behandlungsstrategien gelten für beide Typen der Mangelernährung. Gleichzeitig sollten bei Typ 2 auch Ursachen einer chronischen Inflammation gesucht und, wenn möglich, behandelt werden. Eine spezifische antiinflammatorische Therapie existiert derzeit noch nicht.

Bei *leichter bis mäßiger Mangelernährung* steht die Steigerung der spontanen Nahrungszufuhr des Patienten im Vordergrund. Mittels regelmäßiger und intensiver Ernährungsberatung sollte versucht werden, anhaltend eine adäquate Eiweiß- und Kalorienzufuhr zu erzielen, die sich quantitativ am festgelegten Zielgewicht orientiert. Zunächst kann versucht werden, dies ohne Substitution spezieller Ernährungsprodukte zu erzielen. Gleichzeitig sollte auch auf eine ausreichende Zufuhr von Vitaminen und Spurenelementen geachtet werden.

Auch bei *schwerer Mangelernährung* ist die Steigerung der spontane Kalorien- und Eiweißzufuhr Ziel der Behandlung. Allerdings kann der gesteigerte Eiweiß- und Kalorienbedarf in diesem Stadium durch spontane Nahrungszufuhr alleine meist nicht gedeckt werden. Daher besteht bei schwerer Mangelernährung meist bereits initial die Indikation zur enteralen Ernährungstherapie mit Präparaten, die in ihrer Zusammensetzung speziell auf die Bedürfnisse von Dialysepatienten ausgerichtet sind (hochkalorisch und eiweißreich bei niedrigem Kalium- und Phosphatgehalt). Zur Kontrolle und Förderung der Compliance können diese Präparate an Dialysetagen während der Behandlung verabreicht werden.

Lässt sich die verordnete Eiweiß- und Kalorienzufuhr auf diesem Weg nicht erreichen, sollte die Indikation zur enteralen Ernährung über Magensonde oder PEG (perkutane endoskopische Gastrostomie)-Sonde geprüft werden. Der Vorteil einer PEG-Sonde liegt in der weiterhin unbehinderten oralen Nahrungszufuhr, so dass die Menge der enteralen Sondennahrung individuell mit der oralen Nahrungsaufnahme kombiniert werden kann.

Zur enteralen Ernährungstherapie gibt es leider nur wenige Studien, so dass bislang kein etabliertes Behandlungskonzept existiert. In eigenen Untersuchungen konnten wir zeigen, dass sich das Körpergewicht mangelernährter Dialysepatienten durch eine supplementierte eiweiß- und kalorienreiche Ernährung (1,5 g Eiweiß/kg/Tag und 45 kcal/kg/Tag) über einen Zeitraum von 3 Monaten signifikant steigern ließ (Abb. 6.16) (27). Allerdings betrug die Gewichtszunahme im Mittel nur 1 kg. Die Serum-Albuminkonzentration zeigte in diesem Zeitraum einen Trend zum Anstieg, der jedoch kein Signifikanzniveau erreichte.

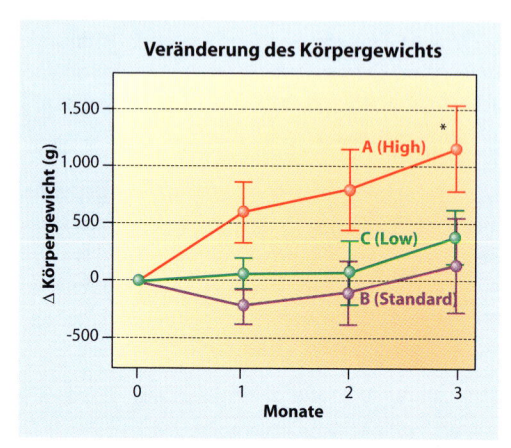

Abb. 6.16: Effekt einer auf Supplementkost basierenden täglichen enteralen Ernährung auf das Körpergewicht mangelernährter HD-Patienten. High = 45 kcal/kg/d und 1,5 g E/kg/d; Standard = 35 kcal/kg/d und 1,2 g E/kg/d; low = spontane Zufuhr (nach [27]). * = $p < 0,05$ vs. B (Standard).

In einer anderen Untersuchung wurden 85 mangelernährte Dialysepatienten über einen Zeitraum von 6 Monaten mit enteralen Ernährungsprodukten behandelt. In dieser Studie wurde die Supplementkost allerdings nur während der Dialysebehandlung verabreicht, um die Compliance der Patienten besser kontrollieren zu können. Nur 39 der ursprünglich 85 Patienten beendeten die Studie, was auf die Problematik der Compliance bei Ernährungsstudien hinweist. Bei diesen Patienten fand sich ein signifikanter Anstieg der Albuminwerte innerhalb der ersten 2 Monate, danach kam es allerdings zur Stagnation (Abb. 6.17) (28).

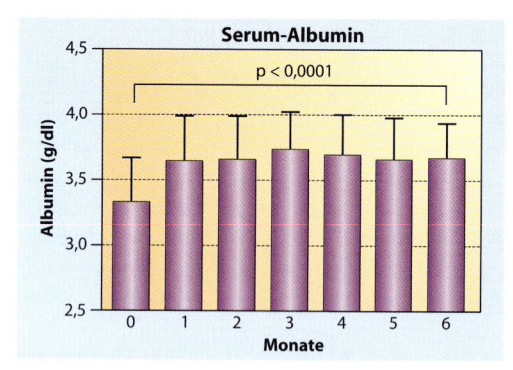

Abb. 6.17: Effekt einer auf Supplementkost basierenden enteralen Ernährung an Dialysetagen auf die Serum-Albuminkonzentration bei 39 mangelernährten HD-Patienten (nach [28]).

Bislang konnte kein erfolgreiches Behandlungskonzept für eine intradialytische parenterale Ernährung (IDPN) erarbeitet werden. Interessant sind jedoch neuere Daten aus der Gruppe um Ikizler, die den intradialytischen Proteinstoffwechsel in der Armmuskulatur bei normal ernährten Dialysepatienten ohne Zeichen chronischer Inflammation untersuchten. Während der Dialysebehandlung fand sich eine negative Eiweißbilanz, ausgedrückt durch ein Übergewicht kataboler gegenüber anaboler Stoffwechselaktivität.

Interessant waren jedoch die Befunde, wenn während der Dialyse eine parenterale Ernährung (300 ml Aminosäuren 15 %, 150 ml Glucose 50 %, 150 ml Lipide 20 %) verabreicht wurde. Unter dieser Behandlung kehrte sich die Eiweißbilanz komplett um, anabole Vorgänge überwogen jetzt die katabolen und die Eiweißbilanz wurde positiv (Abb. 6.18). Dies konnte jedoch nur während der Infusion beobachtet werden, nach Beendigung von Dialyse und parenteraler Ernährung fand sich wieder eine negative Bilanz (29). Die positive Bilanz lässt sich durch Muskelbetätigung während der Infusionen noch weiter steigern (30). In weiteren Untersuchungen konnte dieselbe Gruppe zeigen, dass auch durch intradialytische orale Ernährung (IDON) während der Dialyse eine anabole Stoffwechselsituation induziert werden kann, die sogar deutlich länger anhält, als nach IDPN (31). Die Bedeutung dieser Untersuchungen liegt darin, dass erstmalig dokumentiert wurde, dass es beim Dialysepatienten generell möglich ist, eine anabole Stoffwechsellage auszulösen, sofern ein ausreichendes Substratangebot vorliegt. Die Daten sollten nun jedoch nicht so interpretiert werden, als sei eine Malnutrition generell durch IDPN oder IDON allein behandelbar. Vielmehr zeigen die Untersuchungen, dass für eine Behandlung der Malnutrition die Eiweiß- und Kalorienzufuhr langfristig an die Bedürfnisse des Patienten angepasst werden müssen und dass die Ernährungstherapie durch ein physikalisches Therapiekonzept unterlegt sein sollte. Eine alleinige intradialytische Ernährung wäre lediglich ein Tropfen auf den heißen Stein und ohne Erfolgsaussichten. Auch für die Gabe anaboler Steroide (Nandrolon) in Kombination mit physikalischen Maßnahmen wurden kürzlich positive Ergebnisse berichtet (32).

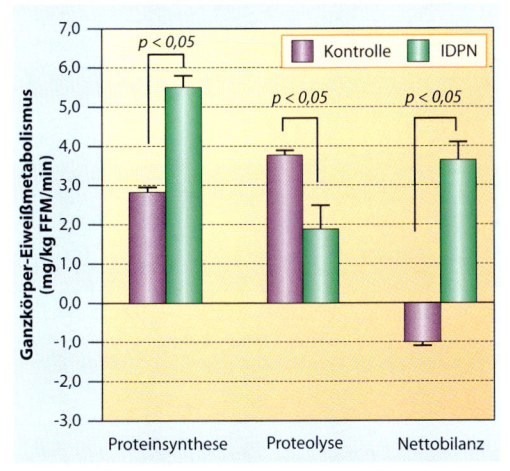

Abb. 6.18: Effekt einer intradialytischen parenteralen Ernährung (IDPN) auf den Eiweißstoffwechsel während einer Dialysebehandlung (modifiziert nach [29]).

6.6.5. Behandlungsüberwachung

Nach Beginn der Behandlung sollte in regelmäßigen Abständen von 6-8 Wochen eine ernährungsmedizinische Evaluation erfolgen. Das Erreichen des Therapieziels und die Compliance kann anhand von Ernährungsprotokollen, Gewichtsverlauf, ernährungsspezifischen Laborparametern und der nPNA überprüft werden. Bei Verschlechterung oder Persistenz der Mangelernährung muss die Behandlung intensiviert werden, so dass auch bei therapieresistenter mäßiger Mangelernährung eine enterale Ernährungstherapie notwendig werden kann. Verbessert sich der Ernährungszustand, kann die Behandlungsintensität stufenweise reduziert werden. Eine verbesserte Ernährung wird zwangsläufig mit einer gesteigerten Phosphatzufuhr verbunden sein. Dies sollte jedoch nicht Anlass zu einer diätetischen Phosphat- und somit Eiweißrestriktion sein, sondern zur Optimierung der Dialyse- und Phosphatbindertherapie (siehe Kap. 11. - Management der Hyperphosphatämie).

6.7. Literatur

1. Kopple JD: Effect of nutrition on morbidity and mortality in maintenance dialysis patients. Am J Kidney Dis 24:1002-1009,1994

2. Ikizler TA, Greene JH, Wingard RL, Parker RA, Hakim RM: Spontaneous dietary protein intake during progression of chronic renal failure. J Am Soc Nephrol 6:1386-1391,1995

3. McCusker FX, Teehan BP, Thorpe KE, Keshaviah PR, Churchill DN. How much peritoneal dialysis is required for the maintenance of a good nutritional state? Canada-USA (CANUSA) Peritoneal Dialysis Study Group. Kidney Int 56(Suppl):S56-S61,1996

4. Mitch WE, Maroni BJ. Factors causing malnutrition in patients with chronic uremia. Am J Kidney Dis. 33:176-179,1999

5. Lindsay RM, Spanner E: A hypothesis: The protein catabolic rate is dependent upon the type and amount of treatment in dialysed uremic patients. Am J Kidney Dis 13:382-389,1989

6. Ikizler TA, Pupim LB, Brouillette JR, Levenhagen DK, Farmer K, Hakim RM, Flakoll PJ. Hemodialysis stimulates muscle and whole body protein loss and alters substrate oxidation. Am J Physiol Endocrinol Metab 282: E107-116,2002.

7. Ikizler TA, Flakoll PJ, Parker RA, Hakim RM. Amino acid and albumin losses during hemodialysis. Kidney Int 46:830-837,1994

8. Koo JR, Yoon JW, Kim SG, Lee YK, Oh KH, Kim GH, Kim HJ, Chae DW, Noh JW, Lee SK, Son BK. Association of depression with malnutrition in chronic hemodialysis patients. Am J Kidney Dis 41:1037-1042,2003

9. Stenvinkel P, Heimburger O, Paultre F et al.: Strong association between malnutrition, inflammation, and atherosclerosis in chronic renal failure. Kidney Int 55: 1899-1911,1999

10. Stenvinkel P, Heimburger O, Lindholm B, Kaysen GA, Bergstrom J. Are there two types of malnutrition in chronic renal failure? Evidence for relationships between malnutrition, inflammation and atherosclerosis (MIA syndrome). Nephrol Dial Transplant 15:953-960,2000

11. Girndt M, Kaul H, Sester U, Ulrich C, Sester M, Georg T, Kohler H. Anti-inflammatory interleukin-10 genotype protects dialysis patients from cardiovascular events. Kidney Int 62:949-955,2002

12. Kalantar-Zadeh K, Block G, Humphreys MH, Kopple JD. Reverse epidemiology of cardiovascular risk factors in maintenance dialysis patients. Kidney Int 63:793-808,2003

13. Liu Y, Coresh J, Eustace JA, Longenecker JC, Jaar B, Fink NE, Tracy RP, Powe NR, Klag MJ. Association between cholesterol level and mortality in dialysis patients: role of inflammation and malnutrition. JAMA 291:451-459,2004

14. Kalantar-Zadeh K, McAllister CJ, Lehn RS, Lee GH, Nissenson AR, Kopple JD. Effect of malnutrition-inflammation complex syndrome on EPO hyporesponsiveness in maintenance hemodialysis patients. Am J Kidney Dis 42:761-773,2003

15. Deicher R, Horl WH. Hepcidin: a molecular link between inflammation and anaemia. Nephrol Dial Transplant 19:521-524,2004

16. Kuhlmann MK, Winkelspecht B, Hammers A, Köhler H: Malnutrition bei Hämodialysepatienten - Selbsteinschätzung, ärztliche Beurteilung und objektivierbare Parameter. Medizinische Klinik 92:13-17,1997

17. Testa A, Beaud JM: The other side of the coin: interdialytic weight gain as an index of good nutrition. Am J Kidney Dis 31:830-834,1998

18. Kuhlmann MK, Fuchs G, Ernst EM, Echterhoff S: Beurteilung des Ernährungszustandes von Dialysepatienten durch Subjective Global Assessment. Spektrum Verlag Krahn, Willich, 2003

19. Enia G, Sicuso C, Alati G et al.: Subjective global assessment of nutrition in dialysis patients. Nephrol Dial Transplant 8:1094-1098,1993

20. Cooper BA, Bartlett LH, Aslani A et al.: Validity of subjective global assessment as a nutritional marker in end-stage renal disease. Am J Kidney Dis 40:126-32, 2002

21. Kaysen GA, Rathore V, Shearer GC et al.: Mechanisms of hypoalbuminemia in hemodialysis patients. Kidney Int 48:510-516,1995

22. Graham KA, Reaich D, Channon SM et al.: Correction of acidosis in hemodialysis decreases whole body protein degradation. J Am Soc Nephrol 8:632-637,1997

23. Heimburger O, Qureshi AR, Blaner WR et al.: Handgrip muscle strength, lean body mass, and plasma proteins as markers of nutritional status in patients with chronic renal failure close to start of dialysis therapy. Am J Kidney Dis 36:213-25, 2000

24. Hansen HP, Tauber-Lassen E, Jensen BR, Parving HH: Effect of dietary protein restriction on prognosis in patients with diabetic nephropathy. Kidney Int 62:220-228,2002

25. Ikizler TA, Wingard RL, Sun M et al.: Increased energy expenditure in hemodialysis patients. J Am Soc Nephrol 7:2646-53,1996

26. Qureshi AR, Alvestrand A, Danielsson A, Divino-Filho JC, Gutierrez A, Lindholm B, Bergstrom J. Factors predicting malnutrition in hemodialysis patients: a cross-sectional study. Kidney Int 53:773-782,1998

27. Kuhlmann MK, Schmidt F, Köhler H: High protein/energy vs. standard protein/energy nutritional regimen in the treatment of malnourished hemodialysis patients. Mineral Electrolyte Metabolism 25:306-310,1999

28. Caglar K, Fedje L, Dimmitt R, et al.: Therapeutic effects of oral nutritional supplementation during hemodialysis. Kidney Int 62:1054-9,2002

29. Pupim LB, Flakoll PJ, Brouillette JR, Levenhagen DK, Hakim RM, Ikizler TA. Intradialytic parenteral nutrition improves protein and energy homeostasis in chronic hemodialysis patients. J Clin Invest 110:483-492,2002

30. Pupim LB, Flakoll PJ, Levenhagen DK, Ikizler TA. Exercise augments the acute anabolic effects of intradialytic parenteral nutrition in chronic hemodialysis patients. Am J Physiol Endocrinol Metab 286:E589-597, 2004

31. Pupim LB, Majchrzak KM, Flakoll PJ, Ikizler TA. Intradialytic oral nutrition improves protein homeostasis in chronic hemodialysis patients with deranged nutritional status. J Am Soc Nephrol 17:3149-3157, 2006

32. Johansen KL, Painter PL, Sakkas GK, et al. Effects of resistance exercise training and nandrolone decanoate on body composition and muscle function among patients who receive hemodialysis: A randomized controlled trial. J Am Soc Nephrol 17:2307-2314, 2006

7. Urämischer Immundefekt und Infektionsrisiko

7.1. Bedeutung von Infektionen

Bereits in relativ frühen Stadien der chronischen Niereninsuffizienz ist die Funktion des Immunsystems beeinträchtigt. Beim dialysepflichtigen Patienten beobachtet man das Vollbild des sekundären Immundefekts, der hier erheblich zur Morbidität und Mortalität beiträgt. Nach Analysen des US Renal Data System lag der Anteil der Infektionen an den Todesursachen im Jahr 2000 bei nahezu 16 %, so dass sie nach kardiovaskulären Ereignissen die zweithäufigste Komplikationsgruppe darstellen (1). Prospektive Untersuchungen zu diesem Thema beziffern den Anteil der Infektionen an den Todesursachen sogar mit 20-30 % (2). Besondere klinische Bedeutung gewinnt der Immundefekt auch durch die große Häufigkeit infektionsbedingter Hospitalisationen. In einer eigenen Analyse erfolgten 1/3 der stationären Krankenhausaufnahmen bei Dialysepatienten aufgrund von Infektionskomplikationen. Dabei standen bakterielle Infektionen ganz im Vordergrund, sie sind heute für Hospitalisation und Mortalität ausschlaggebend. Abb. 7.1 zeigt die relative Häufigkeit der Infektionsentitäten aus unserer Untersuchung zur Hospitalisation von terminal niereninsuffizienten Patienten. Die wichtigsten Erkrankungen stellen dabei Sepsis, Haut- und Weichteilinfektionen und Endokarditis sowie Pneumonien dar.

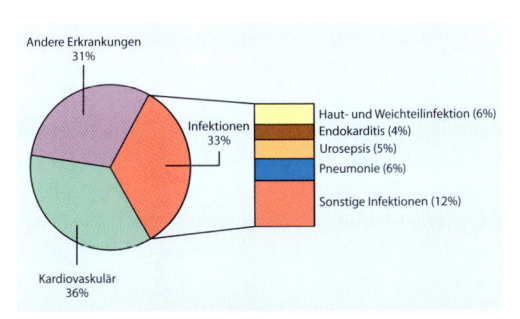

Abb. 7.1: Relative Häufigkeit der Ursachen für eine stationäre Krankenhausaufnahme von 171 Dialysepatienten sowie häufigste Formen der Infektionskomplikationen.

In den ersten Jahrzehnten der Dialysetherapie standen die viralen Hepatitiden im Vordergrund der Infektionsproblematik bei Dialysepatienten. Durch konsequente Prävention ist die Bedeutung der Hepatitis B und C zumindest in Westeuropa stark zurückgegangen, dies darf aber nicht darüber hinwegtäuschen, dass die Infektionen in anderen Ländern weiterhin sehr häufig vorkommen und aufgrund der zunehmenden Reisetätigkeit von Dialysepatienten zu uns eingeschleppt werden können (Tab. 7.1).

Land	Hepatitis B	Hepatitis C
USA	0,9 %	8,4 %
Deutschland	1,2 %	3,7 %
Spanien	2,2 %	17,0 %
Italien	5,1 %	30,0 %
Südfrankreich	7,2 %	23,6 %
Taiwan	8,2 %	34,1 %
Brasilien	12,0 %	46,7 %
Rumänien	17,0 %	75,0 %

Tab. 7.1: Regionale Unterschiede in der Prävalenz der viralen Hepatitiden unter Dialysepatienten.

7.2. Klinische Manifestationen des Immundefekts

7.2.1. Bakterielle Infektionen

Der klinische Verlauf von Infektionen beim Dialysepatienten zeigt einige Besonderheiten. Das typische Keimspektrum, welches bei diesen Patienten isoliert wird, ist einerseits durch den urämischen Immundefekt, andererseits aber auch durch die spezielle epidemiologische Situation dieser Patienten geprägt. Abb. 7.2 zeigt, dass Infektionen mit Staphylokokken überdurchschnittlich häufig sind. Hierfür spielt die gestörte Phagozytosefunktion dieser Patienten eine zentrale Rolle, durch die es häufiger zu einer Generalisierung der Infektion kommt. Darüber hinaus werden Hämodialysepatienten in der Mehrzahl in Dialysezentren behandelt, wo sie einem besonderen Keimspektrum ausgesetzt sind. Regelmäßige Shuntpunktionen oder zentralvenöse Katheter können als Eintrittspforten dienen. Zur Schwere des Verlaufs trägt oftmals bei, dass die Symptomatik der Infektion eher blande beginnt, und die Entwicklung von Fieber beim Dialysepatienten eine Rarität ist. Auch Laboranalysen helfen nur bedingt weiter, zumindest entwickeln diese Patienten oftmals keine Leukozytose oder die Leukozytenzahlen bleiben relativ niedrig, so dass man zur Unterschätzung der Schwere der Erkrankung neigt. Akut-Phase-Proteine wie das CRP steigen zwar adäquat an, da diese beim Dialysepatienten jedoch mitunter chronisch erhöht sind, helfen sie oftmals nicht, die Infektion rechtzeitig zu erkennen. Die klinische Erfahrung lehrt, dass beim Dialysepatienten gelegentlich erst eine neu auftretende Kreislauflabilität während der Dialyse auffällt, und im weiteren Verlauf die Diagnose einer bakteriellen Infektion gestellt wird. Die Gefahr einer septischen Generalisierung der Infektion ist bei Dialysepatienten immer zu bedenken, so dass eine rasche und breite antibiotische Behandlung begonnen werden sollte, die das typische Keimspektrum berücksichtigt.

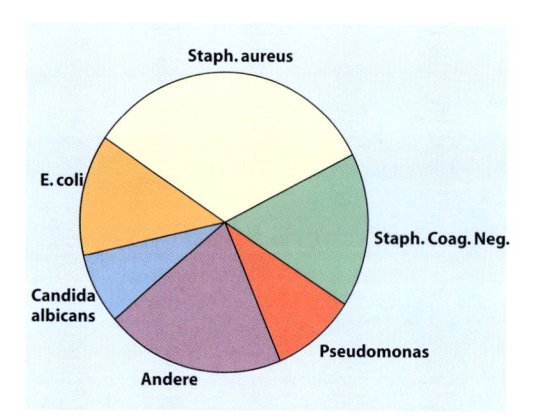

Abb. 7.2: Keimspektrum der bakteriellen Infektionen bei Dialysepatienten.

7.2.2. Hepatitis B

Die Unterschiede zwischen Dialysepatienten und Nierengesunden hinsichtlich des klinischen Verlaufs von Infektionen sind bei der Hepatitis B-Infektion noch wesentlich deutlicher (3). Diese führt beim Nierengesunden nach einer Inkubationszeit von ca. 3 Wochen zu einer symptomatischen Erkrankung mit subfebrilen Temperaturen, Ikterus und Oberbauchbeschwerden. Serologisch lässt sich eine Konversion von der zuverlässig im Frühstadium detektierbaren Virämie zur antikörperbedingten Elimination des Virus nachweisen. In aller Regel heilt die Erkrankung aus, chronische Verläufe machen nur etwa 5 % der Fälle aus. Im Gegensatz dazu verläuft die Hepatitis B beim Dialysepatienten fast regelhaft asymptomatisch und anikterisch und heilt in der Folge in 60 % der Fälle nicht aus. Es bleibt bei einer chronischen Virämie (und Infektiosität), meist kommt es nicht zur Bildung von Antikörpern, die Immunität gegen das Virus vermitteln. Die chronische Verlaufsform der Hepatitis B beim Nierengesunden hat eine ungünstige Prognose und führt häufig zu schweren Lebererkrankungen mit Zirrhose und hepatozellulärem Karzinom. Bedingt durch den Immundefekt des Nierenkranken kommen diese Konsequenzen bei dauerhaft infizierten Dialysepatienten selten vor. In vielen Fällen beobachtet man den nahezu lebergesunden Träger des Hepatitis B-Virus, eine Krankheitskonstellation, die bei normaler Nierenfunktion kaum jemals vorkommt.

7.2.3. Hepatitis C

Die Unterschiede im klinischen Verlauf der Hepatitis C sind nicht so deutlich, da diese Erkrankung auch bei intaktem Immunsystem weitgehend einer Abwehrreaktion entgeht. Es gibt aber Hinweise darauf, dass die in der Regel schon beim Nierengesunden chronisch werdende Infektion beim Dialysepatienten noch etwas blander verläuft. Ob Dialysepatienten mit chronischer Hepatitis C deshalb auch eine günstigere Langzeitprognose hinsichtlich Zirrhose und Karzinom haben, ist nicht klar, darf jedoch bezweifelt werden.

7.3. Impfungen bei chronischer Niereninsuffizienz

7.3.1. Hepatitis B

Mit zunehmender Lebenserwartung von Patienten mit terminaler Niereninsuffizienz wurde die Frage bedeutsam, ob Präventionsmaßnahmen in Form von Impfungen sinnvoll sind. Insbesondere seit Anfang der 1980er Jahre eine aktive Hepatitis B-Impfung verfügbar wurde, hegte man die Hoffnung, hierdurch die bis dato kaum beherrschbare Infektion in den Griff zu bekommen. Zuvor hatten urämischer Immundefekt, häufige Gefäßpunktionen bei der Dialyse, unzureichende Hygiene und regelmäßige Bluttransfusionen dazu geführt, dass die Prävalenz der Hepatitis B unter Dialysepatienten je nach Region 12-25 % erreichte. In etlichen Dialysezentren war es zu endemischen Ausbrüchen der Infektion unter Patienten und Personal gekommen. Während die aktive Impfung bei 95 % der gesunden Impflinge zu langanhaltender Immunität führt, ist dies bei Dialysepatienten nur in ca. 60 % der Fälle zu erreichen (4). Niedrige Antikörpertiter führen hier auch bei Impfrespondern zu einer relativ kurzen Dauer der Immunität. Auch die heute allgemein für Dialysepatienten empfohlenen doppelten Impfstoffdosen und erweiterten Impfschemata (Abb. 7.3) können hier keine völlige Abhilfe schaffen. Dennoch ist nachgewiesen, dass eine möglichst umfassende aktive Immunisierung aller Dialysepatienten neben strikter Hygiene zu den wichtigsten Maßnahmen gehört, um die Infektion in diesem Risikokollektiv zu vermeiden (5). Heute liegt, unter anderem aufgrund einer hohen Immunisierungsrate, die Durchseuchung unter Dialysepatienten in Deutschland bei 1,2 %.

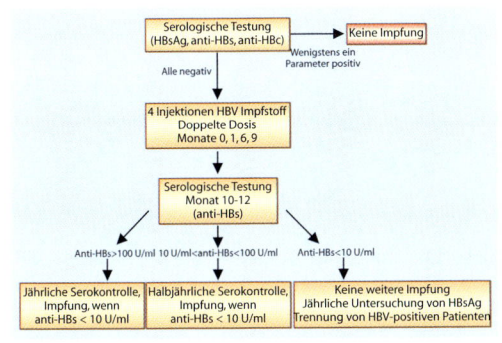

Abb. 7.3: Empfehlungen zur Hepatitis B-Impfung bei Dialysepatienten.

7.3.2. Influenza

Dialysepatienten gehören aufgrund ihrer Immuninkompetenz, ihrer Begleiterkrankungen und mehrheitlich auch ihres Alters zur typischen Indikationsgruppe für eine jährliche Influenza-Impfung. Es ist nachgewiesen, dass eine Influenza-Impfung nicht nur die Rate schwerer respiratorischer Infektionen und die Hospitalisationshäufigkeit herabsetzt, sie ist sogar in der Lage, die Gesamtmortalität und auch die kardiovaskuläre Mortalität zu vermindern (Abb. 7.4, [6]). Der zelluläre Immundefekt des terminal niereninsuffizienten Patienten beeinträchtigt zwar die Erfolgsaussichten der aktiven Influenza-Immunisierung, die Risiko-Nutzen-Analyse bleibt aber weiterhin positiv für eine jährliche Vakzinierung. Es darf mit serologischen Erfolgsraten von 70-80 % gerechnet werden (7).

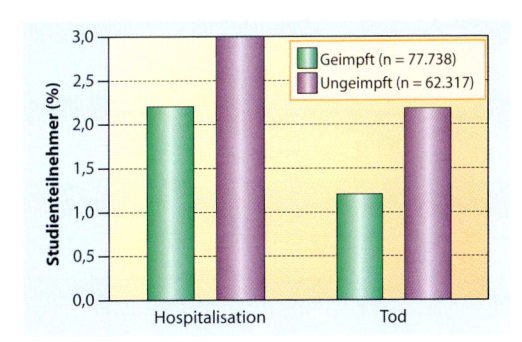

Abb. 7.4: Die Häufigkeit von Hospitalisation und Tod bei über 65-jährigen Personen lässt sich durch Influenza-Impfung senken (nach [6]).

7.3.3. Weitere Impfungen

Weitere eindeutige Impfindikationen bei Dialysepatienten bestehen gegen Tetanus und Diphtherie gemäß den allgemeinen Empfehlungen des Robert Koch-Instituts sowie gegen Pneumokokken bei Patienten mit rezidivierenden bakteriellen Infektionen der oberen Luftwege. Über spezielle Indikationen und Kontraindikationen weiterer Impfungen informiert Tab. 7.2.

Impfung	Ansprechen	Indikation
Tetanus	Vermindert	Indiziert
Diphtherie	Vermindert	Indiziert
Influenza	Vermindert	Indiziert
Pneumokokken	Normal	Bei Risikopatienten
Hepatitis A	Normal	Bei Expositionsrisiko
Hepatitis B	Vermindert	Indiziert, doppelte Dosis
Polio	Normal	Indiziert, nicht oral!
Typhus	Unbekannt	Bei Expositionsrisiko, nicht oral!
FSME	Unbekannt	Bei Expositionsrisiko
Tollwut	Unbekannt	Bei vitaler Indikation

Tab. 7.2: Indikationen und Kontraindikationen zu aktiven Impfungen bei Dialysepatienten.

7.4. Pathogenese der Immunfunktionsstörung

7.4.1. Auslösende Faktoren

Die Funktion des Immunsystems wird durch die chronische Niereninsuffizienz in mehrerer Hinsicht beeinträchtigt. Die Nieren übernehmen physiologischerweise eine umfangreiche Clearancefunktion für immunologisch aktive Proteine wie Zytokine, lösliche Rezeptorproteine und andere Mediatoren. Diese werden glomerulär filtriert und tubulär metabolisiert, im Harn sind sie in der Regel nicht nachweisbar. Für viele immunologische Mediatoren stellen die Nieren sogar den Hauptabbauort dar (8). Diese Funktion geht mit abnehmender glomerulärer Filtrationsrate verloren. Sehr viele dieser Proteine weisen daher bei Niereninsuffizienz erhöhte Plasmaspiegel auf, ohne dass ihre Produktion gesteigert wäre. Sie haben teilweise hemmende, teilweise aktivierende Wirkungen auf verschiedene Komponenten des Immunsystems. Aufgrund der Vielzahl der sich zum Teil widersprechenden Effekte ist die Bedeutung der Retention dieser Substanzen bislang nur unzureichend verstanden. Klar ist jedoch, dass sich die Niereninsuffizienz erheblich auf die Immunfunktion auswirkt. Die klassischerweise als "Urämie" verstandene Retention von Toxinen ist hierbei noch gar nicht berücksichtigt. Eine zusätzliche pathogenetische Rolle der urämischen Intoxikation für die Störungen des Immunsystems steht außer Frage, wenngleich auch dies nur schlaglichtartig bekannt ist. Ein Zusammenschluss zahlreicher wissenschaftlicher Arbeitsgruppen in Europa versucht derzeit eine Katalogisierung urämischer Toxine und ihrer Effekte, eine Aufgabe, die noch bei weitem nicht abgeschlossen ist (EUTox, [9]).

Die Funktion aller Komponenten des Immunsystems läuft beim Dialysepatienten vor dem Hintergrund dieses veränderten inneren Milieus ab. Viele Teilaspekte sind in experimentellen Studien untersucht worden. Zu berücksichtigen ist hierbei jedoch, dass sich zahlreiche Aspekte der Niereninsuffizienz nur schwer *in vitro* in Zellkulturexperimenten abbilden lassen, da beim Patienten bereits die Bildung und Ausreifung der immunkompetenten Zellen im urämischen Milieu abläuft.

Während die genannten Einflüsse graduell bereits bei kompensierter Retention aufzufinden sind, kommt beim Dialysepatienten der Einfluss des Nierenersatzverfahrens auf die Immunfunktion hinzu. Die Rolle von Membranbiokompatibilität und Dialysatkontamination wird an anderer Stelle ausführlich diskutiert (s. Kap. 5.). Während durch Dialyse die Intoxikation teilweise gebessert wird, steht das Immunsystem nun unter dem zusätzlichen Einfluss der aktivierenden Wirkungen des extrakorporalen Verfahrens. Zunehmend wurde in den vergangenen Jahren deutlich, dass auch die ausgeprägte Bildung von Sauerstoffradikalen ("oxidativer Stress") sowie die Entstehung von pathologischen Glucose- und Eiweißmetaboliten für die Immunfunktionsstörung bedeutsam sind (10) (Abb. 7.5).

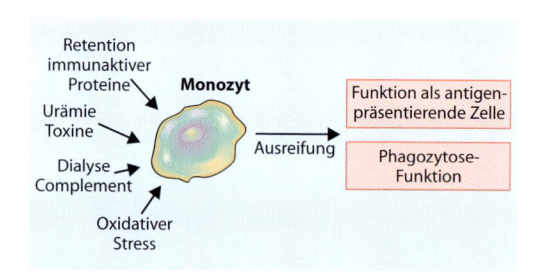

Abb. 7.5: Einflussfaktoren auf die Ausreifung und Funktion immunkompetenter Zellen bei chronischer Niereninsuffizienz.

Bei der Aufzählung der Einflussfaktoren auf das Immunsystem darf nicht übersehen werden, dass ein großer Teil der Dialysepatienten an Diabetes mellitus leidet, wodurch ebenfalls ein sekundärer Immundefekt ausgelöst wird. Die autoimmunen Nierenerkrankungen sind bei Eintritt der terminalen Phase des Nierenversagens häufig nur noch wenig aktiv, so dass hierdurch kaum noch Einflüsse auf die Immunfunktion zu erwarten sind. Ausnahmen sind einige Vaskulitiden, z.B. die Wegener Granulomatose, die auch beim Dialysepatienten mitunter noch immunsuppressiv behandelt werden muss.

7.4.2. Immunpathologische Befunde

Ähnlich vielfältig wie das Spektrum der auslösenden Faktoren sind auch die pathologischen Befunde, die bei ausführlicher Diagnostik des Immunsystems erhoben werden können. Einige Veränderungen sind heute bis auf subzelluläres Niveau aufgeklärt worden (11). Von klinischer Bedeutung ist eine Störung der Phagozytosefunktion neutrophi-

7.4. Pathogenese der Immunfunktionsstörung

ler Granulozyten und Monozyten (12), die wesentlich zu einer reduzierten Bakterienclearance im Falle einer Erregerinvasion beiträgt (Abb. 7.6). Dies mag ein Erklärungsansatz für die hohe Zahl von Staphylokokken-bedingten Infektionen sein.

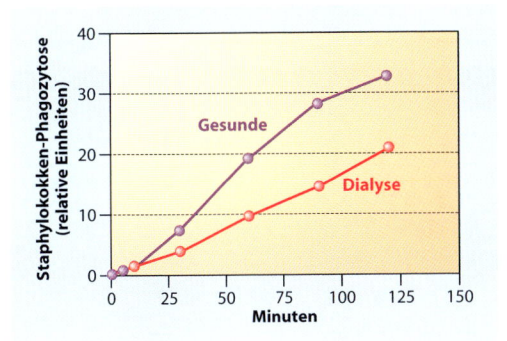

Abb. 7.6: Vergleich der Phagozytoserate von Monozyten bei Koinkubation mit fluoreszenzmarkierten Staphylokokken zwischen Hämodialysepatienten und gesunden Kontrollpersonen.

Der auffällig veränderte klinische Verlauf der Hepatitis B-Infektion sowie die Mehrzahl der stark eingeschränkten Impfreaktionen sind hingegen durch eine typische Störung der Lymphozytenaktivierung zu erklären (Abb. 7.7). Lymphozyten benötigen zur Aktivierung ihrer Effektorfunktion eine sehr detaillierte Signalgebung durch antigenpräsentierende Zellen, die so die gezielte Steuerung dieser Abwehrzellen gewährleisten. Für die deutlich eingeschränkte antigenspezifische Aktivierung von Lymphozyten bei Dialysepatienten ist ein Defekt in der Signalgebung der antigenpräsentierenden Zellen verantwortlich (13). Dadurch kommt es zu einer reduzierten Rekrutierung von zytotoxischen Lymphozyten, wie sie für die Lyse virusinfizierter Leberzellen benötigt werden. Auf diese Weise erklärt sich sowohl der anikterische und oligosymptomatische Verlauf der Hepatitis B bei Dialysepatienten als auch die Neigung zur Chronizität der Infektion. Der Defekt der antigenpräsentierenden Zellen führt weiterhin zur reduzierten T-Helferzellaktivierung, die für eine adäquate Antikörperproduktion durch B-Lymphozyten erforderlich ist. Somit erklärt sich auch die eingeschränkte Impfantwort auf T-Zell-abhängige Antigene.

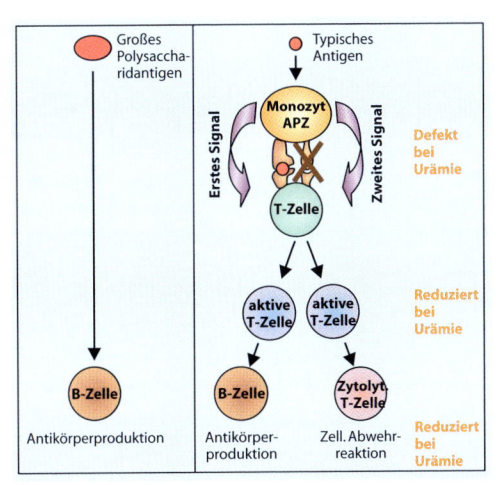

Abb. 7.7: Störung der zellulären Immunität bei chronischer Niereninsuffizienz. Typische Antigene, die auf die Funktion von antigenpräsentierenden Zellen (APZ) angewiesen sind, um T-Zellen adäquat zu aktivieren, lösen bei Urämie nur eine reduzierte Immunantwort aus, da die APZ einen Defekt auf der Ebene des zweiten, für die T-Zelle essentiellen, Aktivierungssignals aufweisen. Einige große Polysaccharidantigene können hingegen die B-Zelle direkt aktivieren und lösen so eine normale Antikörperproduktion aus.

Klinisch relevant sind vor allem die Ausnahmen von diesem generellen Defekt der zellulären Immunaktivierung. Während die meisten Impfantigene aufgrund ihrer Struktur T-Zell-abhängig sind, d.h. eine protektive Antikörperantwort eine T-Helferzellaktivierung voraussetzt, können einige große Polysaccharidantigene eine weitgehend T-Zell-unabhängige B-Lymphozytenstimulation auslösen (Abb. 7.7). Daher ist die Impfantwort gegen Pneumokokkenantigene auch beim Dialysepatienten weitgehend normal (14). Weiterhin ist die strikt kontrollierte Signalgebung der antigenpräsentierenden Zellen an die Lymphozyten hauptsächlich für die primäre Lymphozytenaktivierung gegen Antigene erforderlich, die das Immunsystem zuvor noch nicht gesehen hat. Die so genannte "recall-Antwort", d.h. die erneute Lymphozytenaktivierung gegen Antigene, mit denen das Individuum bereits zuvor Kontakt hatte, ist wesentlich weniger durch den Immundefekt des Niereninsuffizienten beeinträchtigt. Während also eine Impfantwort gegen Hepatitis B bei einem zuvor ungeimpften Patienten deutlich eingeschränkt verlaufen kann, ist seine Reaktion auf eine Auffrischimpfung gegen Tetanus mitunter durchaus normal, wenn er vor seiner Nierenerkrankung bereits immunisiert war (15).

7.5. Chronische Inflammation

Das verwirrende Spektrum der pathologischen Veränderungen im Immunsystem bei Urämie umfasst sowohl Aktivierungsstörungen, wie hinsichtlich Phagozytose und T-Zellfunktion zu beobachten, als auch Zeichen der chronischen Überaktivierung. So finden sich trotz eingeschränkter spezifischer zellulärer Immunität bei den meisten Dialysepatienten Zeichen einer chronischen systemischen Mikroinflammation. Diese wird an einem veränderten Muster zirkulierender Proteine im Sinne einer chronischen Akut-Phase-Reaktion deutlich: in individuell unterschiedlichem Ausmaß beobachtet man erhöhtes C-reaktives Protein, Fibrinogen oder Zytokine sowie vermindertes Albumin. Diese dauerhafte Entzündungsaktivierung beeinflusst die Funktion des Immunsystems, indem sie zum zellulären Funktionsdefizit beiträgt (16). Ihre hauptsächliche Bedeutung liegt aber wohl in anderen Folgeerkrankungen der terminalen Niereninsuffizienz: assoziiert mit der chronischen Inflammation kann sich im längerfristigen Verlauf das so genannte MIA-Syndrom (Malnutrition-Inflammation-Atherosklerose-Syndrom) (17) entwickeln, die Ausprägung der renalen Anämie wird beeinflusst und Inflammation ist mit einer für Dialysepatienten typischen Variante der Amyloidose assoziiert (vgl. Kap. 5.).

7.6. Therapieansätze des Immundefekts

Die therapeutischen Möglichkeiten zur Verbesserung des urämischen Immundefekts umfassen als wichtigste Maßnahmen eine Optimierung der Dialysequalität sowie die Minderung der chronischen Inflammation. So ist nachgewiesen, dass der Übergang von der präterminalen Niereninsuffizienz zur regelmäßigen Dialysebehandlung zu einer Verbesserung der In-vitro-Parameter der Lymphozytenfunktionsstörung führt (Abb. 7.8) (18). Dabei überwiegt der Effekt einer reduzierten Urämietoxizität den Einfluss des proinflammatorischen Blut-Membran-Kontakts während der Dialyse. Es wurde postuliert, dass eine besonders intensive Dialysebehandlung den Immundefekt günstig beeinflussen könnte. Dies lässt sich jedoch zumindest durch die Ergebnisse der HEMO-Studie (19) nicht untermauern, die in ihrem prospektiv randomisierten Ansatz durch Steigerung der Dialysedosis keine Reduktion infektionsassoziierter Parameter dokumentieren konnte. Alle Versuche, pharmakologisch auf die Immunfunktion einzuwirken, z.B. mit Thymostimulin, Interferon oder GM-CSF, haben zu keinem überzeugenden Ergebnis geführt und wurden verlassen.

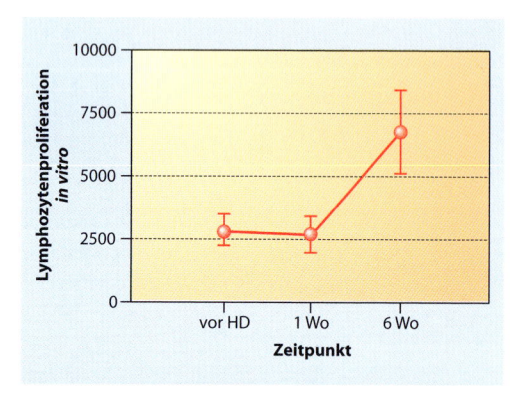

Abb. 7.8: Die In-vitro-Proliferation von Lymphozyten chronisch Nierenkranker verbessert sich einige Wochen nach dem Beginn einer Dauerdialysetherapie (3x wöchentlich) nachhaltig (nach [18]).

Therapeutische Möglichkeiten, die chronische Inflammation oder ihre Folgen zu mildern, werden derzeit evaluiert. Sicherlich gehört hierzu, die dialyseassoziierte Inflammation durch Besserung der Biokompatibilität zu reduzieren (s. Kap. 5.). Zahlreiche weitere Maßnahmen, wie antioxidative Substanzen, wurden vor allem im Zusammenhang mit der ebenfalls inflammationsassoziierten kardiovaskulären Problematik bei diesen Patienten evaluiert (s. Kap. 8.).

7.7. Infektionstherapie bei chronischer Niereninsuffizienz

7.7.1. Indikationsstellung zur Therapie

Die klinische Diagnose einer Infektion ist beim Dialysepatienten mitunter nicht leicht zu stellen. Das Fehlen febriler Episoden, die selbst bei schwerwiegenden bakteriellen Erkrankungen ausbleiben, lenkt von der Diagnose ab. Auch eine Leukozytose muss nicht vorhanden sein und Akut-Phase-Proteine wie CRP sind oftmals chronisch. Die meisten klinisch bedeutsamen Infektionen verursachen jedoch einen CRP-Anstieg über das vorbekannte Niveau hinaus, so dass sich dieser Parameter noch am ehesten bewährt hat. Procalcitonin als Marker einer schweren Infektion/Sepsis hat eine vergleichsweise höhere Spezifität, wird aber bei mäßig ausgedehnten Infektionen eher nicht hilfreich sein (Tab. 7.3, [20]).

	Cut-off	Sensitivität	Spezifität
Leukozytenzahl	12.000/µl	58 %	75 %
CRP	5,0 mg/dl	89 %	48 %
Procalcitonin	1,5 ng/ml	89 %	81 %

Tab. 7.3: Spezifität und Sensitivität verschiedener Infektionsmarker für schwere bakterielle Infektionen/Sepsis bei chronischen Hämodialysepatienten (nach [20]).

Man sollte also sorgfältig auf Anzeichen einer Infektion achten und wird sich im Zweifel eher großzügig zur antibiotischen Behandlung entschließen, zumal selbst lokale Infektionen aufgrund des Phagozytosedefektes und der verminderten zellulären Immunreaktion schnell streuen können. Eine frühzeitige und breit begonnene empirische Behandlung wird nach Identifizierung des Erregers gezielt umgestellt.

7.7.2. Infektionen des Dialysezugangs

Infektionen des Dialysezugangs sind besonders gefährlich, da es sehr rasch zur Sepsis und metastatischen Absiedlung, z.B. in Form einer Endokarditis kommen kann. So liegt das Risiko, eine Sepsis zu erleiden, bei Dialysepatienten 300fach höher als bei einem Kontrollkollektiv mit gleichem Lebensalter, Geschlecht und gleicher Diabeteshäufigkeit, jedoch ohne extrakorporale Therapie (21). Das Risiko liegt am höchsten bei temporären oder dauerhaften zentralvenösen Kathetern, weniger hoch bei Dialyseshunts mit Kunststoffinterponaten (PTFE) und am niedrigsten bei der klassischen Brescia-Cimino-Fistel, die ohne Fremdmaterial auskommt. Die Häufigkeit katheterassoziierter Bakteriämien wird selbst bei den getunnelten Zugängen zwischen 0,7 und 5,5 Episoden pro 1.000 Kathetertagen angegeben (22).

Bei zentralvenösen Kathetern steht die intraluminale Besiedlung, die von einer Kontamination des Anschluss-Segments ausgeht, im Vordergrund. Im Verhältnis dazu sind die extraluminale, von der Eintrittsstelle ausgehende und die hämatogene Besiedlung sehr selten. Die Infektion des Katheters kann mit einer Hautrötung an der Insertionsstelle einhergehen, oftmals fehlt diese jedoch auch, obwohl das Katheterlumen besiedelt ist. Durch Anwendung einer antiseptischen Implantationstechnik mit großflächiger Desinfektion und Abdeckung sowie Kopfhaube und Mundschutz für Patient und Implanteur lässt sich die Zahl der Katheterinfektionen relevant absenken (23). Für die regelmäßige Konnektion zur Dialysebehandlung ist ein solcher Aufwand jedoch nicht zu empfehlen, da er die Infektionsrate nicht signifikant beeinflusst. Die Häufigkeit von Infektionen über die Eintrittsstelle lässt sich durch regelmäßige Verbände mit Povidon-Jodsalbe vermindern (24).

Tab. 7.4 führt die Risikofaktoren für Infektionen zentralvenöser Katheter bei Dialysepatienten auf. Die Behandlung von katheterassoziierten Infektionen muss berücksichtigen, dass an erster Stelle der Erregerstatistik Staphylokokken (50-80 % der Fälle von Sepsis) gefunden werden, gefolgt von Enterokokken und gramnegativen Keimen. Vielfach wird bei Verdacht auf eine katheterassoziierte Sepsis kalkuliert mit Vancomycin und einem Aminoglykosid therapiert, zumal beide bei Niereninsuffizienz lange Dosierungsintervalle aufweisen. Alternativ kann, insbesondere wenn der nephrotoxische Effekt des Aminoglykosids bei erhaltenswerter Nierenrestfunktion gefürchtet wird, letzteres durch ein Aminopenicillin mit β-Laktamaseinhibitor oder ein Cephalosporin der 3. Generation ersetzt werden.

- Unzureichende persönliche Hygiene des Patienten
- Mangelnde Ausbildung oder unzureichende Einhaltung von Infektionsschutzregeln durch das Dialysepersonal
- Geringe Erfahrung des Katheter-Implanteurs
- Verzicht auf umfangreiche antiseptische Maßnahmen bei der Katheterimplantation
- Pflege der Kathetereintrittsstelle ohne Povidon-Jod Applikation
- Staphylokokken-Kolonisation von Nase oder Rachen des Patienten

Tab. 7.4: Risikofaktoren der Infektion von zentralvenösen Kathetern zur Dialysetherapie.

Bis zu 60 % der Dauerdialysepatienten weisen eine Besiedlung der Nasen- oder Rachenschleimhaut mit Staphylococcus aureus auf (25). Während dies per se keine Erkrankung darstellt, steigt hierdurch jedoch das Risiko der Katheterinfektion oder Sepsis deutlich an. Einige Autoren empfehlen daher den routinemäßigen Einsatz von Mupirocin-Nasensalbe, wodurch sich tatsächlich die Häufigkeit von staphylokokkenbedingten Infektionen reduzieren lässt (26). Ein derartiges Vorgehen hat sich allerdings nicht breit durchgesetzt, da ihm erhebliche Bedenken hinsichtlich der Resistenzentwicklung der Staphylokokken entgegenstehen. Bei Patienten mit wiederholten Staphylokokkeninfektionen kann eine solche Prophylaxe im Einzelfall jedoch vorteilhaft sein.

Infizierte temporäre Dialysekatheter müssen umgehend entfernt werden. Ein Wechsel in Seldinger-Technik über einen Draht und Ersatz an gleicher Stelle ist nicht zu empfehlen. Dauerkatheter können in Ausnahmefällen belassen werden, da eine gewisse Aussicht auf Sanierung besteht. Ist der Kathetertunnel längerstreckig gerötet und infiziert, so muss der Katheter entfernt und an anderer Stelle neu implantiert werden. Isolierte Infektionen der Austrittsstelle können jedoch oft recht gut mittels lokaler Therapie (antiseptische Spülung, Povidon-Jodsalbe) saniert werden. Bei der luminalen Infektion wird ein Verschluss des Katheters mit einer Antibiotika-Plombe (Tab. 7.5, in Anlehnung an [27]) sowie eine intravenöse antibiotische Therapie empfohlen. Führt dies nicht innerhalb von 36-48 h zur klinischen Besserung, muss der Katheter jedoch rasch entfernt werden.

- Herstellung folgender Stammlösungen in NaCl 0,9 %:
  - Vancomycin 5 mg/ml
  - Gentamicin 4 mg/ml
  - Heparin 5000 E/ml
- Mischung im Verhältnis Vancomycin:Gentamicin:Heparin = 2:1:1
- Applikation je nach Füllvolumen des Katheters
- Wechsel der Plombe an jedem Dialysetag bzw. jeden 2. Tag
- Behandlungsdauer 3-4 Wochen

Tab. 7.5: Antibiotische Plombierung zentralvenöser Dauerkatheter.

Infektionen der Dialysefistel sind heute seltener geworden, sie stellen vor allem bei Kunststoffimplantaten ein großes Problem dar. Erneut sind Staphylokokken (> 50 %) und Hautkeime die wichtigsten Erreger und sollten bei der initialen antibiotischen Behandlung einkalkuliert werden. Prophylaktisch wirkt eine gute körperliche Hygiene des Patienten und eine gründliche lokale Desinfektion vor Fistelpunktion unter Beachtung der Einwirkzeiten. Sowohl die Anwendung von Hautcremes durch den Patienten vor Dialyse als auch die Benutzung von Vereisungssprays zur Schmerzlinderung bei der Punktion ist mit höheren Infektionsraten assoziiert und sollte vermieden werden.

7.7.3. Infektionen der Atemwege

Bakterielle Infektionen der Atemwege machen bei Dialysepatienten nach Septikämien die zweitgrößte Gruppe infektiöser Komplikationen aus. In vielen Fällen müssen sie als nosokomiale Erkrankungen angesehen werden, da Hämodialysepatienten in ihren Behandlungszentren einem Krankenhaus-ähnlichen Keimspektrum ausgesetzt sind. Für Peritoneal- und Heimdialysepatienten trifft diese epidemiologische Besonderheit zwar nicht zu, doch auch diese Patienten müssen aufgrund der Niereninsuffizienz als immuninkompetent gelten. Beim Erregerspektrum stehen Staphylokokken und Streptococcus pneumoniae auf den ersten Plätzen, gefolgt von Hämophilus und gramnegativen Erregern. Entsprechend ist eine frühzeitig beginnende kalkulierte antibiotische Behandlung anzuraten, die aus einem Aminopenicillin mit β-Laktamasehemmer, einem Cephalosporin der 2. Generation oder einem Chinolon bestehen sollte. Eine jährliche Influenza-Impfung ist für chronisch niereninsuffiziente Patienten indiziert, wenngleich nicht so effizient wie bei Nierengesunden. Sind bereits schwere bakterielle Pneumonien aufgetreten, so sollte eine Pneumokokken-Impfung erwogen werden, die auch beim Dialysepatienten eine gute Impfresponse erreicht. Von dieser prophylaktischen Maßnahme wird allgemein zu wenig Gebrauch gemacht.

7.7.4. Harnwegsinfektionen

Harnwegsinfektionen gehören zu den bei chronischer Niereninsuffizienz häufiger auftretenden Komplikationen. Bei Patienten mit Oligoanurie kommt zur allgemeinen Abwehrschwäche ein Verlust der Spülfunktion im unteren Harntrakt hinzu, was eine Keimaszension begünstigen kann. Die Diagnosestellung bei Dialysepatienten mit erhaltener Diurese unterscheidet sich nicht vom Gesunden und beruht auf der Leukozyturie und evtl. einem Keimnachweis. Bei geringer Urinausscheidung beobachtet man jedoch sehr häufig eine Leukozyturie in Abwesenheit einer Infektion, so dass die Diagnosestellung stark erschwert ist (28). Es ist sicher nicht gerechtfertigt, die Leukozyturie des Dialysepatienten mit geringer Restdiurese generell antibiotisch zu behandeln. Eine sichere Diagnosestellung erfordert den Nachweis eines Pathogens in Monokultur und signifikanter Keimzahl. Liegt jedoch der Verdacht auf eine Infektion nahe, beispielsweise bei Unterleibsbeschwerden, Allgemeinzustandsverschlechterung oder Kreislaufinstabilität an der Dialyse, so sollte eine antibiotische Behandlung vorgenommen werden, ohne auf den Keimnachweis zu warten. Bei der Auswahl der Antibiotika muss vor allem die Nierenfunktion berücksichtigt werden. Das allgemein zur Behandlung der Harnwegsinfektion empfohlene Trimethoprim-Sulfamethoxazol eignet sich hier nicht. Wichtig ist die gute Gewebsanreicherung, um auch ohne wesentliche Anflutung mit dem Urin ausreichende Wirkspiegel zu erreichen. Chinolone gelten als Medikamente der Wahl.

7.7.5. Haut- und Weichteilinfektionen

Auch Haut- und Weichteilinfektionen kommen bei chronischer Niereninsuffizienz gehäuft vor. Hierzu trägt die typische trockene Haut dieser Patienten, die Ausscheidung urämischer Toxine auf die Haut, die Phagozytoseschwäche und das epidemiologische Umfeld bei. Oftmals spielen auch Durchblutungsstörungen bei arterieller Verschlusskrankheit oder mikrovaskulären Störungen im Rahmen eines Diabetes mellitus eine Rolle. Erneut sind Staphylokokken unter den häufigsten Erregern und müssen bei der Auswahl der Antibiotika berücksichtigt werden.

Es darf nicht verschwiegen werden, dass der Appell zum breiten Einsatz von Antibiotika bei chronischer Niereninsuffizienz seine Schattenseiten hat. So wird die pseudomembranöse Colitis durch Clostridium difficile als eine potentiell lebensbedrohliche Komplikation bei diesen Patienten wesentlich häufiger als bei anderen Kollektiven beobachtet (29). Dies lässt sich nicht auf den Immundefekt dieser Patienten, sondern in aller Regel auf eine zuvor durchgeführte Antibiotikagabe zurückführen.

7.7.6. Antibiotikadosierung bei dialysepflichtiger Niereninsuffizienz

Wie generell bei der Pharmakotherapie von Patienten mit terminaler Niereninsuffizienz sind auch für die Antibiotikatherapie zahlreiche Besonderheiten zu beachten. Bei Substanzen mit teilweise oder überwiegend renaler Ausscheidung ist eine Dosisanpassung oder Modifikation des Dosierungsintervalls erforderlich. Antibiotika mit ganz überwiegend hepatischer Ausscheidung können dagegen wie beim Nierengesunden dosiert werden (Tab. 7.6). Bei allen anderen Substanzen hängt es von den pharmakologischen Eigenschaften der Antibiotika ab, ob eine Dosisreduktion, eine Verlängerung des Dosierungsintervalls oder beides die adäquate Maßnahme zur Anpassung an die veränderte Pharmakokinetik ist. Zusätzlich können Stoffe mit geringer Plasmaeiweißbindung durch die Dialysebehandlung stark eliminiert werden und müssen nach der jeweiligen Behandlung nachdosiert werden, während dies auf eiweißgebundene Substanzen bzw. Stoffe mit sehr hohem Verteilungsraum nicht in diesem Maße zutrifft.

Überwiegend biliäre Ausscheidung	Renale Ausscheidung	
Keine Dosisreduktion	Dosisanpassung erforderlich	
Kein Einfluss der Dialyse	Kein Einfluss der Dialyse	Dialysierbarkeit > 50 %
Amphotericin B	Azithromycin	Amoxicillin (+ Clavulansäure)
Doxicyclin	Cefixim	Ampicillin (+ Sulbactam)
Erythromycin	Cefoperazon	Azlocillin
Itraconazol	Ceftriaxon	Aztreonam
Linezolid	Ciprofloxacin	Cefalexin
Rifampicin	Clarithromycin	Cefamandol
	Clindamycin	Cefazolin
	Ethambutol	Cefepim
	Flucloxacillin	Ceftibuten
	Levofloxacin	Cefotaxim*
	Ofloxacin	Cefotiam
	Roxithromycin	Cefoxitin
	Teicoplanin	Ceftazidim
	Vancomycin	Ceftizoxim
		Cefuroxim
		Fluconazol*
		Gentamicin*
		Imipenem/Cilastatin
		Isoniazid
		Meropenem
		Metronidazol
		Netilmicin
		Penicillin G
		Piperacillin (+ Tazobactam)
		Tobramycin

* = Nachdosierung nach Dialyse obligat.

Tab. 7.6: Ausscheidungsmodus und Einfluss der Dialysebehandlung auf gebräuchliche Antibiotika.

Folgende Grundregeln der Antibiotika-Dosierung bei Niereninsuffizienz müssen beachtet werden:

- Trotz eingeschränkter Nierenfunktion in der Regel volldosierte Startdosis
- Anpassung an Nierenfunktion durch Dosisreduktion und/oder Verlängerung des Dosierungsintervalls
- Reduktion der Einzeldosis bei normalem Dosierungsintervall: häufige Spitzenspiegel, Gefahr erhöhter Toxizität durch hohe Talspiegel
- Verlängerung des Dosisintervalls: Seltene Spitzenspiegel (Gefahr unzureichender Wirksamkeit), geringere Toxizität

Gerade bei Antibiotika ist es wichtig, rasch einen Wirkspiegel zu erreichen. Der initiale Wirkspiegel hängt nur von der Dosis und dem Verteilungsraum ab, nicht jedoch von der Elimination. Daher muss die Startdosis auch bei terminaler Niereninsuffizienz in der Regel wie beim Nierengesunden appliziert werden, alle nachfolgenden Dosierungen werden dann jedoch angepasst.

In den meisten Fällen muss sowohl die einzelne Folgedosis als auch das Dosierungsintervall an die Nierenfunktion angepasst werden. Die Reduktion der Folgedosis wird bevorzugt, wenn die Substanz eine geringe Toxizität hat, die Wirkung aber vom Erreichen hoher Spitzenspiegel abhängt. Hier wird man die optimale Wirksamkeit um den Preis erhöhter Talspiegel erzielen. Bei Substanzen, die aufgrund ihres Nebenwirkungsprofils überhöhte Talspiegel nicht zulassen, muss das Dosierungsintervall verlängert werden, auch wenn die hochwirksamen Spitzenspiegel dann seltener erreicht werden.

Neben diesen Überlegungen ist der Einfluss des Nierenersatzverfahrens zu berücksichtigen. Bei einigen Antibiotika ist eine Zusatzdosis nach der Dialyse obligat (Tab. 7.6), bei den meisten Substanzen jedoch nur erforderlich, wenn die Regeldosis vor der extrakorporalen Behandlung appliziert wurde. In der Praxis hat es sich bewährt, Antibiotika generell möglichst nach der Dialysebehandlung zu verabreichen, um derartige Einflüsse auszuschalten. Die Schwierigkeit der korrekten Dosierung von Antibiotika trägt zur hohen Morbidität und Mortalität durch Infektionen bei terminaler Niereninsuffizienz bei. Es empfiehlt sich daher, die in zahlreichen Publikationen tabulierten Dosierungsempfehlungen präzise einzuhalten.

7.7.7. Resistente Keime

Dialyseeinrichtungen stehen zunehmend vor dem Problem, Patienten behandeln zu müssen, die mit multiresistenten Erregern kolonisiert sind. Der Methicillin-resistente Staphylococcus aureus (MRSA) ist das klassische Beispiel eines solchen Erregers, der sich in den letzten Jahren stark ausgebreitet hat.

7.7.7.1. MRSA

Der Anteil der Staphylokokkenisolate mit Resistenz gegen Methicillin nimmt seit Jahren zu. Während der Keim noch in den 80er Jahren nahezu ausschließlich auf Intensivstationen beobachtet wurde, kommt er nun auch zunehmend in allen medizinischen und pflegerischen Einrichtungen, ja sogar außerhalb medizinischer Bereiche vor. In Deutschland sind derzeit im Schnitt etwa 16 % aller klinisch relevanten Staphylokokkenisolate resistent gegen Methicillin. In den USA sind schon mehr als die Hälfte der Isolate im Bereich der Intensivmedizin als MRSA einzuordnen. Die Problematik schreitet auch in der Dialysemedizin rasch voran: Noch 1995 ergab eine Umfrage unter amerikanischen Dialysezentren, dass 40 % der Einrichtungen wenigstens einen MRSA-kolonisierten Patienten betreuten. Fünf Jahre später war dieser Anteil bereits auf 70 % der Dialysezentren angestiegen.

Die Antibiotikaresistenz von Staphylococcus aureus tritt unabhängig von anderen Virulenzfaktoren des Keims auf. Somit ist ein MRSA nicht pathogener oder invasiver als ein Methicillin-sensibler Keim und die Besiedlung der typischen Körperregionen (Nasenvorhöfe, Rachenschleimhaut, Leisten, Anus) stellt auch keine Krankheit dar. Ihre Bedeutung liegt lediglich in der Tatsache, dass die therapeutischen Optionen stark eingeschränkt sind, wenn der Keim eine Infektion verursacht. In vielen Fällen können lediglich noch Glykopeptidantibiotika eingesetzt werden.

Um einer weiteren Verbreitung der resistenten Staphylokokkenvarianten vorzubeugen, sind umfangreiche Hygienemaßnahmen erforderlich (Tab. 7.7). Patienten, die aus Hochrisikobereichen (Intensivstationen, Verbrennungseinheiten, Pflegeheimen) übernommen werden, sollten durch geeignete Abstriche gescreent werden. Liegt eine Keimbesiedlung oder Infektion in Regionen vor, die nicht dicht gegenüber der Umwelt abgeschlossen werden können, so müssen die Betroffenen innerhalb medizinischer Einrichtungen isoliert werden. Die Übertragung des Keims erfolgt vorwiegend durch die Hände des Personals, durch Gerätschaften oder durch Tröpfcheninfektion. Strikte Händehygiene, Handschuhe, Schutzkittel, Mund-Nasen-Schutz und die separate Zuweisung von Arbeitsmaterialien zu dem betroffenen Patienten sollen die Transmission verhindern. Stationäre Krankenhausaufenthalte sollten auf ein Minimum reduziert werden. Außerhalb medizinischer Einrichtungen stellt der kolonisierte Patient hingegen keine Gefahr für seine Umwelt dar.

• Frühzeitiges Erkennen einer MRSA-Kolonisation
• Konsequente Isolierung kolonisierter und infizierter Patienten, ggf. auch Kohorten-Isolation
• Umfassende, wiederholte Schulung des medizinischen Personals
• Strikte Anwendung von hygienischen Allgemeinmaßnahmen
• Eradikation der nasalen MRSA-Besiedlung

Tab. 7.7: Maßnahmen zur Kontrolle der MRSA-Epidemie.

Eine MRSA-Besiedlung kann durch Mupirocin-Nasensalbe sowie durch Waschungen mit antibakteriellen Seifen behandelt werden. Eine generelle Anwendung der Nasensalbe hat sich zwar als effizient hinsichtlich der Reduktion von Infektionen und im Vergleich mit regelmäßigen Abstrichen auch als kosteneffizient erwiesen, schon jetzt ist aber abzusehen, dass sie zu einer raschen Verbreitung der Mupirocin-Resistenz führen wird (30). Somit kann die Anwendung nur bei Nachweis einer Kolonisation empfohlen werden.

7.7.7.2. VRE

Aufgrund der großen Bedeutung von Staphylococcus aureus wird seit langem in Dialyseeinrichtungen recht großzügig mit Glykopeptidantibiotika umgegangen. Sicher spielt hierfür auch die sehr komfortable Pharmakokinetik bei terminaler Niereninsuffizienz mit 2-3x wöchentlichen Applikationen eine Rolle. Die Kehrseite ist jedoch, dass erstmals 1988 in England in einem Dialysezentrum vancomycinresistente Enterokokken (VRE) isoliert wurden, gegen die nahezu keine Antibiotika wirksam sind. Diese Erreger führen in der Regel nicht zu einer Erkrankung, dennoch erschrecken die Ergebnisse systematischer Untersuchungen der letzten Jahre, die in ca. 8 % der Dialysepatienten eine Darmbesiedlung mit diesen nicht therapierbaren Erregern fanden. Derzeit wird wegen mangelnder therapeutischer Konsequenz nicht empfohlen, nach einer VRE-Kolonisation zu fahnden. Es zeichnet sich jedoch bereits ab, dass eine Kolonisation die Prognose des Patienten ungünstig beeinflusst (31). Entscheidender Selektionsfaktor für diese Keime ist die Anwendung von Vancomycin, die somit im Einzelfall kritisch überdacht werden muss. Besondere Brisanz gewinnt die VRE-Kolonisation durch die Beobachtung, dass die Keime ihr Resistenzgen gegen Vancomycin auf Staphylokokken übertragen können. Vermutlich kam es durch diesen Mechanismus kürzlich zum Auftreten eines vollständig Vancomycinresistenten MRSA-Stamms bei einem Dialysepatienten, der mit MRSA und VRE gleichzeitig kolonisiert war.

7.8. Literatur

1. U.S.Renal Data System: USRDS 2001 Annual Data Report: Atlas of End-Stage Renal Disease in the United States. Bethesda, MD, National Institutes of Health, 2001

2. Mailloux LU, Bellucci AG, Wilkes BM, Napolitano B, Mossey RT, Lesser M, Bluestone PA: Mortality in dialysis patients: analysis of the causes of death. Am J Kidney Dis 18:326-335, 1991

3. Girndt M, Köhler H: Hepatitis B virus infection in hemodialysis patients. Semin Nephrol 22:340-350, 2002

4. Köhler H, Arnold WC, Renschin G, Dormeyer HH, Meyer zum Büschenfelde KH: Active hepatitis B vaccination of dialysis patients and medical staff. Kidney Int 25:124-128, 1984

5. Tokars JI, Alter MJ, Favero MS, Moyer LA, Miller E, Bland LA: National surveillance of dialysis associated diseases in the United States, 1993. ASAIO J 42:219-229, 1996

6. Nichol KL, Nordin J, Mullooly J, Lask R, Fillbrandt K, Iwane M: Influenza vaccination and reduction in hospitalizations for cardiac disease and stroke among the elderly. N Engl J Med 348:1322-1332, 2003

7. Beyer WEP, Versluis DJ, Kramer P, Diderich PP, Weimar W, Masurel N: Trivalent influenza vaccine in patients on haemodialysis: impaired seroresponse with differences for A-H3N2 and A-H1N1 vaccine components. Vaccine 5:43-48, 1987

8. Kudo S, Goto H: Intrarenal handling of recombinant human interleukin-1alpha in rats: mechanism for proximal tubular protein reabsorption. J Interferon Cytokine Res 19:1161-1168, 1999

9. Vanholder R, De Smet R, Glorieux G, Argiles A, Baurmeister U, Brunet P, Clark W, Cohen G, De Deyn PP, Deppisch R, Descamps-Latscha B, Henle T, Jorres A, Lemke HD, Massy ZA, Passlick-Deetjen J, Rodriguez M, Stegmayr B, Stenvinkel P, Tetta C, Wanner C, Zidek W: Review on uremic toxins: classification, concentration, and interindividual variability. Kidney Int 63:1934-1943, 2003

10. Witko-Sarsat V, Friedlander M, Nguyen KT, Capeillere-Blandin C, Nguyen AT, Canteloup S, Dayer JM, Jungers P, Drueke T, Descamps-Latscha B: Advanced oxidation protein products as novel mediators of inflammation and monocyte activation in chronic renal failure. J Immunol 161:2524-2532, 1998

11. Girndt M, Sester M, Sester U, Kaul H, Köhler H: Molecular aspects of T- and B-cell function in uremia. Kidney Int 59 Suppl 78:S206-S211, 2001

12. Ruiz P, Gomez F, Schreiber AD: Impaired function of macrophage Fc g receptors in end-stage renal disease. N Engl J Med 322:717-722, 1990

13. Girndt M, Sester M, Sester U, Kaul H, Köhler H: Defective expression of B7-2 (CD86) on monocytes of dialysis patients correlates to the uremia-associated immune defect. Kidney Int 59:1382-1389, 2001

14. Beaman M, Michael J, MacLennan IC, Adu D: T-cell-independent and T-cell-dependent antibody responses in patients with chronic renal failure. Nephrol Dial Transplant 4:216-221, 1989

15. Girndt M, Pietsch M, Köhler H: Tetanus Immunization and its Association to Hepatitis B Vaccination in Patients With Chronic Renal Failure. Am J Kidney Dis 26:454-460, 1995

16. Girndt M, Sester U, Kaul H, Köhler H: Production of proinflammatory and regulatory monokines in hemodialysis patients shown at a single cell level. J Am Soc Nephrol 9:1689-1696, 1998

17. Stenvinkel P, Heimbürger O, Paultre F, Diczfalusy U, Wang T, Berglund L, Jogestrand T: Strong association between malnutrition, inflammation, and atherosclerosis in chronic renal failure. Kidney Int 55:1899-1911, 1999

18. Kaul H, Girndt M, Sester U, Sester M, Köhler H: Initiation of hemodialysis treatment leads to improvement of T cell activation in patients with end stage renal disease. Am J Kidney Dis 35:611-616, 2000

19. Allon M, Depner TA, Radeva M, Bailey J, Beddhu S, Butterly D, Coyne DW, Gass JJ, Kaufman AM, Kaysen GA, Lewis JA, Schwab SJ: Impact of dialysis dose and membrane on infection-related hospitalization and death: results from the HEMO Study. J Am Soc Nephrol 14:1863-1870, 2003

20. Herget-Rosenthal S, Marggraf G, Pietruck F, Husing J, Strupat M, Philipp T, Kribben A: Procalcitonin for accurate detection of infection in haemodialysis. Nephrol Dial Transplant 16:975-979, 2001

21. Sarnak MJ, Jaber BL: Mortality caused by sepsis in patients with end-stage renal disease compared with the general population. Kidney Int 58:1758-1764, 2000

22. Nassar GM, Ayus JC: Infectious complications of the hemodialysis access. Kidney Int 60:1-13, 2001

23. Raad II, Hohn DC, Gilbreath BJ, Suleiman N, Hill LA, Bruso PA, Marts K, Mansfield PF, Bodey GP: Prevention of central venous catheter-related infections by using maximal sterile barrier precautions during insertion. Infect Control Hosp Epidemiol 15:231-238, 1994

24. Levin A, Mason AJ, Jindal KK, Fong IW, Goldstein MB: Prevention of hemodialysis subclavian vein catheter infections by topical povidone-iodine. Kidney Int 40:934-938, 1991

25. Zimakoff J, Bangsgaard PF, Bergen L, Baago-Nielsen J, Daldorph B, Espersen F, Gahrn HB, Hoiby N, Jepsen OB, Joffe P, Kolmos HJ, Klausen M, Kristoffersen K, Ladefoged J, Olesen-Larsen S, Rosdahl VT, Scheibel J, Storm B, Tofte-Jensen P: Staphylococcus aureus carriage and infections among patients in four haemo- and peritoneal-dialysis centres in Denmark. The Danish Study Group of Peritonitis in Dialysis (DASPID). J Hosp Infect 33:289-300, 1996

26. Boelaert JR, Van Landuyt HW, Godard CA, Daneels RF, Schurgers ML, Matthys EG, De Baere YA, Gheyle DW, Gordts BZ, Herwaldt LA: Nasal mupirocin ointment decreases the incidence of Staphylococcus aureus bacteraemias in haemodialysis patients. Nephrol Dial Transplant 8:235-239, 1993

27. Vercaigne LM, Sitar DS, Penner SB, Bernstein K, Wang GQ, Burczynski FJ: Antibiotic-heparin lock: in vitro antibiotic stability combined with heparin in a central venous catheter. Pharmacotherapy 20:394-399, 2000

28. Chaudhry A, Stone WJ, Breyer JA: Occurrence of pyuria and bacteriuria in asymptomatic hemodialysis patients. Am J Kidney Dis 21:180-183, 1993

29. Cunney RJ, Magee C, McNamara E, Smyth EG, Walshe J: Clostridium difficile colitis associated with chronic renal failure. Nephrol Dial Transplant 13:2842-2846, 1998

30. Perez-Fontan M, Rosales M, Rodriguez-Carmona A, Falcon TG, Valdes F: Mupirocin resistance after long-term use for Staphylococcus aureus colonization in patients undergoing chronic peritoneal dialysis. Am J Kidney Dis 39:337-341, 2002

31. Humphreys H, Dolan V, Sexton T, Conlon P, Rajan L, Creamer E, Walshe J, Donohoe J, Smyth EG: Implications of colonization of vancomycin-resistant enterococci (VRE) in renal dialysis patients. Learning to live with it? J Hosp Infect 58:28-33, 2004

8. Kardiovaskuläre Komplikationen beim Dialysepatienten

Die Lebenserwartung des chronischen Dialysepatienten wird ganz wesentlich durch die hohe Inzidenz und Mortalität kardiovaskulärer Komplikationen bestimmt. Ursache ist eine dramatische Voralterung des Gefäßsystems bei terminaler Niereninsuffizienz, wodurch bereits jüngere Patienten eine kardiovaskuläre Ereignisrate erreichen, die mit einem um Jahrzehnte älteren Kollektiv der Allgemeinbevölkerung vergleichbar ist. Das US-amerikanische Dialyseregister (USRDS) hat belegt, wie sehr die überhöhte Mortalität vor allem die jüngeren Dialysepatienten betrifft (Abb. 8.1, [1]). Die Pathogenese dieser vaskulären Veränderungen ist komplex und bisher nicht vollständig verstanden. Zwei grundsätzliche Krankheitsentitäten laufen am Herz-Kreislauf-System ab, die sowohl alleine als auch in Kombination beobachtet werden können. Einerseits kommt es zu Änderungen der Gefäßwandmikroarchitektur und der biophysikalischen Eigenschaften der Arterien und Arteriolen, was letztlich einem Elastizitätsverlust entspricht (Arteriosklerose). Daneben beobachtet man die plaquebildende Atherosklerose, bei der die Gefäßwandveränderungen in das Lumen hineinragen können, wodurch die ischämiebedingten vaskulären Ereignisse ausgelöst werden. Obwohl sich beide Prozesse gegenseitig beeinflussen und zum Teil durch gemeinsame Auslöser begünstigt werden, erscheint eine separate Besprechung aufgrund der unterschiedlichen Pathogenese und der daraus entspringenden therapeutischen Konzepte sinnvoll. Zusätzliche kardiale Veränderungen umfassen die linksventrikuläre Hypertrophie, Folgen der autonomen Neuropathie sowie Herzklappenerkrankungen.

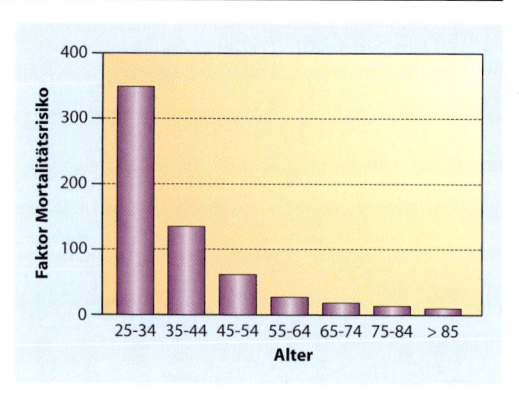

Abb. 8.1: Bei Patienten mit terminaler Niereninsuffizienz besteht vor allem in den jungen Altersklassen ein gegenüber der Allgemeinbevölkerung dramatisch erhöhtes Risiko, an kardiovaskulären Komplikationen zu versterben. Während Dialysepatienten unter 34 Jahren ein über 300fach erhöhtes Risiko aufweisen, versterben über 85-Jährige nur noch 3-mal häufiger als in der Allgemeinbevölkerung (nach [1]).

8.1. Arteriosklerose: Änderung der biomechanischen Eigenschaften

8.1.1. Nachweis und klinische Bedeutung

Als Pulsdruck bezeichnet man die Differenz zwischen systolischem und diastolischem Blutdruck. Unabhängig von der absoluten Höhe des Blutdrucks ist der Pulsdruck ein Maß für die Windkesselfunktion des Gefäßsystems und steigt an, je geringer die Dehnbarkeit der Gefäßwand ist. Entsprechend besteht ein enger Zusammenhang zwischen dem Pulsdruck und dem Lebensalter. Es überrascht nicht, dass der Pulsdruck in der gesunden Allgemeinbevölkerung mit dem Auftreten kardiovaskulärer Ereignisse assoziiert ist, da diese naturgemäß überwiegend in höherem Lebensalter auftreten. Die Relation bleibt jedoch auch nach Korrektur für das Lebensalter erhalten (2). Pro 10 mmHg höherem Pulsdruck steigt für den Gesunden das Risiko eines kardiovaskulären Ereignisses um 23 % an (3). Offensichtlich verfügt man mit dem Pulsdruck über einen einfach zu erhebenden Parameter für die Veränderung der biomechanischen Gefäßwandeigenschaften, die mit dem Begriff Arteriosklerose beschrieben werden. Die Literatur beschreibt zwar weitere Parameter zur Bestimmung der Gefäßsteifigkeit, diese sind jedoch technisch aufwändiger zu bestimmen. So lässt sich die Pulswellen-Ausbreitungsgeschwindigkeit oder die systolische Gefäßdurchmesserzunahme messen, wahrscheinlich erbringen diese Parameter jedoch wenig zusätzliche Information.

London und Mitarbeiter haben zuerst auf die stark erhöhte Steifigkeit der Arterien bei chronischer Niereninsuffizienz hingewiesen (4). Eine große Fall-Kontroll-Studie hat gezeigt, dass der Pulsdruck für jeden gegebenen mittleren Blutdruck bei Dialysepatienten im Durchschnitt um 19,2 mmHg höher liegt als bei gesunden Kontrollen (Abb. 8.2). Dabei wurden ausschließlich Probanden ohne antihypertensive Therapie oder Diabetes mellitus untersucht. Zwar steigt auch beim Dialysepatienten mit zunehmendem Lebensalter der Pulsdruck an, der Unterschied zum Gesunden ist jedoch bei jüngeren Dialysepatienten besonders ausgeprägt (5). Dies bedeutet, dass die Versteifung der Gefäßwand bei terminaler Niereninsuffizienz rasch und bereits in jungem Lebensalter entsteht.

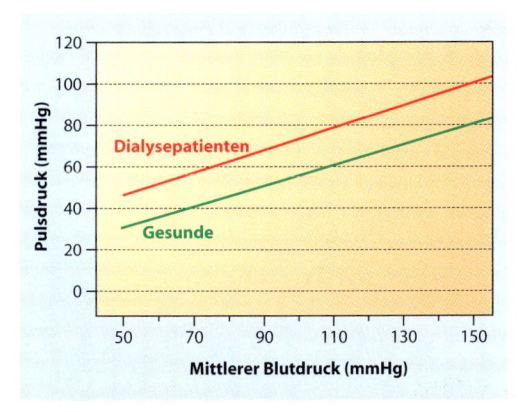

Abb. 8.2: Pulsdruck im Verhältnis zum mittleren arteriellen Blutdruck bei Nierengesunden und Dialysepatienten. Für jeden mittleren Blutdruck liegt der Pulsdruck beim Dialysepatienten höher. Die Pulsdrucküberhöhung wird bei jungen Dialysepatienten am ausgeprägtesten beobachtet, im höheren Lebensalter nähern sich die Geraden an (nach [5]).

Auch bei Niereninsuffizienz besteht ein Zusammenhang zwischen erhöhtem Pulsdruck und kardiovaskulärer Morbidität und Mortalität (6). Dabei ist der Vorhersagewert eines hohen Pulsdrucks größer als der von absoluten systolischen oder diastolischen Blutdruckwerten (7). Unsicher ist, inwieweit der Pulsdruck selbst für die Mortalität mitverantwortlich zu machen ist. So kann eine Bedeutung des absoluten Blutdruckniveaus in der Induktion der linksventrikulären Hypertrophie gesehen werden. Interessanterweise zeigte sich in der großen USRDS-Blutdruckstudie nur mit Anstieg des systolischen Blutdrucks ein steigendes Mortalitätsrisiko, während höhere diastolische Werte sogar mit einem geringeren Risiko assoziiert waren (7). Eine mögliche Interpretation dieser Daten könnte sich aus der Bedeutung der jeweiligen Druckkomponenten für die Koronarperfusion ergeben: niedrige diastolische Druckwerte führen zu einer verminderten Koronardurchblutung. Dies wirkt sich noch stärker bei hoher myokardialer Wandspannung durch hohen systolischen Druck aus, so dass der ungünstige Effekt am stärksten wird, je weiter diastolische und systolische Drücke auseinanderweichen, d.h. je höher der Pulsdruck wird.

8.1.2. Pathophysiologie

Der Blutdruck ist eine Funktion von linksventrikulärer Ejektion und systemischem arteriellem Widerstand. Für den Pulsdruck kommt als weitere Komponente die Pulswellenreflektion hinzu (4). Jede Pulswelle, die sich vom Herzen nach peripher ausbreitet, wird in der Peripherie reflektiert und sendet somit eine Gegenwelle nach zentral. Wie sich die antegrade Pulswelle und ihre Reflexion auf das zentrale Gefäßsystem auswirken, hängt von der Pulswellen-Laufgeschwindigkeit ab, die wiederum ein Maß für die Gefäßsteifigkeit ist. Bei elastischem Gefäßsystem erreicht die Reflexionswelle das zentrale Gefäßsystem in der Diastole. Sie erhöht den diastolischen Blutdruck und verbessert die diastolische Koronarperfusion. Bei starren Gefäßen und hoher Pulswellen-Laufgeschwindigkeit trifft die Reflexionswelle noch während der Systole wieder in zentralen Gefäßprovinzen ein. Sie steigert nun die systolische Gefäßdistension, ihr vorteilhafter Beitrag zur Koronarperfusion entfällt hingegen.

Eine wichtige Ursache der verminderten Gefäßdehnbarkeit ist die Tatsache, dass Patienten mit chronischer Niereninsuffizienz im Vergleich zu Gesunden im Durchschnitt erweiterte Gefäßdurchmesser aufweisen. Der mittlere Durchmesser der A. carotis com. lag bei einer Serie von 70 chronischen Dialysepatienten um 12 % höher als bei alters-, geschlechts- und blutdruckgematchten Kontrollen (6,25 mm vs. 5,55 mm) (4). Nach dem Gesetz von Laplace nimmt die Wandspannung direkt proportional mit dem Durchmesser zu, entsprechend nimmt bei einer Gefäßdilatation die Compliance und Windkesselfunktion ab. Möglicherweise führt die chronische Niereninsuffizienz dazu, dass das Gefäßsystem auf die Blutdruck- und Volumenbelastung mit einer Dilatation reagiert, wodurch die Gefäßelastizität verloren geht (Abb. 8.3).

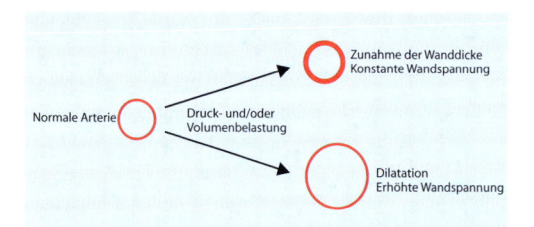

Abb. 8.3: Reaktionsformen der muskulären Arterienwand auf Druck- und Volumenbelastung: a) Durch Dickenzunahme der Wand kommt es zur Kompensation der erhöhten Wandspannung, b) das Gefäß dilatiert bei geringerer Wanddickenzunahme, die Wandspannung steigt und die Gefäßelastizität nimmt ab. Das dilatative Muster scheint bei Patienten mit chronischer Niereninsuffizienz bevorzugt aufzutreten.

Der Elastizitätsverlust der großen Widerstandsgefäße hat auch ein histomorphologisches Korrelat. Als Reaktion auf die erhöhte Wandspannung ist makroskopisch eine Verdickung der Medialamelle der Arterienwand zu beobachten. Histologisch beobachtet man eine Hyperplasie der glatten Muskelzellen sowie eine Zunahme der Extrazellulärmatrix, die Dichte der elastischen Fasern nimmt hingegen ab und ihre Architektur erscheint zunehmend ungeordnet (8). Nicht zuletzt wird auch eine Verkalkung der elastischen Lamellen beobachtet. Sonographisch lässt sich eine Verdickung der Intima-Media-Lamelle (IMT) nachweisen, die beispielsweise an der A. carotis communis gut dargestellt werden kann (Abb. 8.4). Die Sonographie kann jedoch nicht klar zwischen dem Umbau der Wandarchitektur im Sinne der Arteriosklerose und einer flächig ausgedehnten atheromatösen Wandveränderung unterscheiden. Beim nierengesunden Hypertoniker besteht ein statistischer Zusammenhang zwischen der IMT-Verbreiterung und dem Pulsdruck (9), ein Befund, der auch bei Niereninsuffizienz bestätigt werden konnte (4). Dennoch sollte man sich vor Trugschlüssen hüten, die aus der Gleichsetzung beider Parameter entstehen. So fanden Leskinen und Mitarbeiter kürzlich einen deutlichen Unterschied in der Arteriensteife zwischen Nierenkranken und Gesunden, obwohl sich die Probandengruppen nicht in der Carotis-IMT unterschieden (Abb. 8.5) (10).

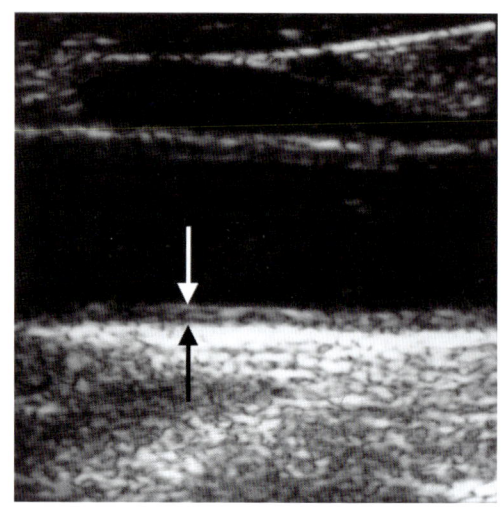

Abb. 8.4: Sonographische Darstellung der Intima-Media-Lamelle der A. carotis com.

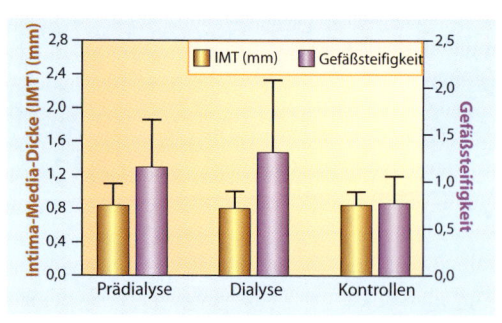

Abb. 8.5: Die Erhöhung der Gefäßsteifigkeit (lila) bei chronischer Niereninsuffizienz geht nicht zwangsläufig auch mit einer deutlicheren IMT-Verbreiterung (gelb) gegenüber einer in Alter, Geschlecht und BMI übereinstimmenden Kontrollgruppe einher (nach [10]).

8.1.3. Ursachen und Risikofaktoren

Die Entstehung der arteriosklerotischen Gefäßwandveränderungen ist multifaktoriell. Auch ohne Nierenversagen lässt die Dehnbarkeit der Widerstandsgefäße parallel zum Lebensalter nach, ein Prozess, der durch das Vorliegen einer arteriellen Hypertonie beschleunigt wird. Erhöhter Blutfluss und Blutdruck kann sowohl eine Dilatation als auch Wandhypertrophie von Widerstandsgefäßen auslösen, die Umbauvorgänge einer Armvene zum Dialyseshunt sind ein gutes Beispiel dafür. Nahezu alle chronisch Nierenkranken weisen eine arterielle Hypertonie auf. In den fortgeschrittenen Stadien und besonders beim anurischen Dialysepatienten kommt eine Neigung zur Volumenüberladung hinzu. Gerade der häufige Wechsel des intravasalen Füllvolumens mit der wiederholten Gefäßdistension induziert eine Gefäßwandhypertrophie.

Zahlreiche nichthämodynamische Einflussfaktoren auf die Gefäßwand sind in den letzten Jahren diskutiert worden. Darunter finden sich Endothelin, Phosphat, Parathormon, Non-HDL-Cholesterin, oxidativer Stress oder auch die chronische Inflammation des Nierensinsuffizienten. Die relative Bedeutung der einzelnen Faktoren ist noch unklar, möglicherweise spielen noch weitere urämieassoziierte Mediatoren eine Rolle. Vieles weist darauf hin, dass das Endothel eine Rolle bei der Auslösung der Gefäßwandveränderungen spielt.

Ein weiterer wichtiger Faktor in der Pathogenese der Arteriosklerose scheint die Verkalkung der Gefäßwand zu sein. Hier ist zwischen der Verkalkung von atheromatösen Plaques und der Sklerosierung der Gefäßmedia zu unterscheiden. Letztere scheint für die Veränderung der biomechanischen Eigenschaften der Gefäßwand besonders wichtig zu sein. Kürzlich konnte nachgewiesen werden, dass es infolge eines Anstiegs der intrazellulären Phosphatkonzentration in glatten Gefäßmuskelzellen zur Expression von Proteinen kommt, die man bis dahin nur aus Osteoblasten kannte (11). Es scheint also tatsächlich eine Art von "Verknöcherung" der Gefäßmedia zu geben, von der man sich einen Beitrag zur verminderten Dehnbarkeit gut vorstellen kann.

8.2. Atherosklerose: Plaquebildende Gefäßwandveränderungen

8.2.1. Nachweis und klinische Bedeutung

Die Atherosklerose ist die Variante der Arterienwanderkrankung, die zur Stenosierung und zum ischämischen Organschaden führt. Im Vordergrund der klinischen Problematik steht die große Häufigkeit der atherosklerotischen koronaren Herzkrankheit (12), der zerebrovaskulären Erkrankungen sowie der peripheren arteriellen Verschlusskrankheit (13), die zusammen einen großen Teil der Morbidität von chronisch niereninsuffizienten Patienten ausmachen. Die Prävalenz der koronaren Herzkrankheit wird unter Dialysepatienten altersabhängig auf 40-85 % geschätzt, das akute Koronarsyndrom tritt im Schnitt jährlich 2,9-mal pro 100 Dialysepatienten neu auf (14). Es ist nach wie vor mit einer sehr schlechten Prognose assoziiert (Abb. 8.6). Die DOPPS-Studie dokumentierte eine pAVK bei 25 % der Patienten sowie einen sehr ungünstigen Einfluss auf das Mortalitäts- und Hospitalisationsrisiko sowie die Lebensqualität (15).

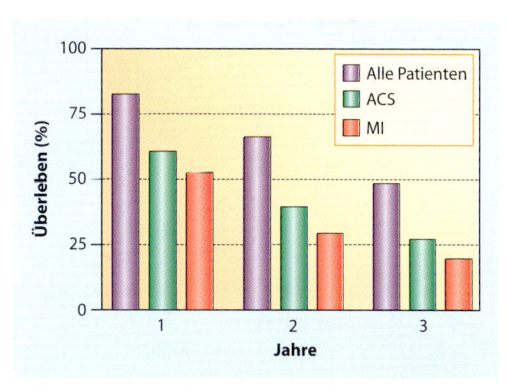

Abb. 8.6: Das Auftreten eines akuten Koronarsyndroms (ACS) oder eines Myokardinfarktes (MI) vermindert die Lebenserwartung eines Dialysepatienten erheblich (nach [14]).

Atherosklerotische Veränderungen an den Koronararterien sind bei Dialysepatienten nicht nur häufiger als in der Allgemeinbevölkerung, sie treten auch öfter in Form von komplexen Läsionen oder multifokalen Plaques auf, das Bild entspricht dem des Diabetikers mit oft schwer oder gar nicht interventionell behandelbaren diffusen Veränderungen (12). Daneben ist der Verkalkungsgrad bei Dialysepatienten deutlich erhöht (16). Weitere Belege für die Bedeutung der plaquebildenden Atherosklerose fanden verschiedene sonographische Studien, nach denen die Prävalenz von Carotisplaques und -stenosen bei Niereninsuffizienz lebensalterbezogen auf mehr als das Doppelte erhöht ist (10).

Tatsächlich ist bis heute der Beweis, dass die Atherosklerose bei Dialysepatienten rascher progredient verläuft, nur bedingt durch serielle bildgebende Studien angetreten worden. Eine kleine Serie von 45 Dialysepatienten wurde im Abstand von 30 Monaten zweimal koronarangiographiert. Hierbei zeigte sich in 62 % der untersuchten Personen eine Progression des Stenosegrades und/oder ein Neuauftreten weiterer Stenosierungen (17). Weiterhin ist gut bekannt, dass es beim Dialysepatienten nach Koronarintervention rascher zur Restenose kommt als beim Nierengesunden (18). Diese Hinweise lassen den Begriff "akzelerierte Atherosklerose" gerechtfertigt erscheinen.

8.2.2. Pathophysiologie

Die klassische Vorstellung von der Pathogenese der Atherosklerose war durch die Risikofaktoren geprägt, die die Framingham-Studie etabliert hatte. In den letzten Jahren hat sich das Verständnis erweitert. Die Atherosklerose beginnt früh im Leben, auch beim Gesunden können zwischen dem 15. und 30. Lebensjahr bereits Fettstreifen in der Gefäßwand nachgewiesen werden. Die Fettstreifen bestehen aus glatten Muskelzellen und Extrazellulärmatrix, an die sich Lipide anlagern. Bereits frühzeitig sind Makrophagen und Lymphozyten in der Gefäßwand nachweisbar. Zur Ausbildung eines Plaques kommt es durch fortgesetzte Einwanderung von glatten Muskelzellen und Makrophagen, es bildet sich eine fibröse Kappe zum Blutstrom. Durch Apoptose der Zellen im Zentrum der Läsion entsteht ein lipidreicher Kern. Neben dem Wachstum der Läsion in das Gefäßlumen hinein mit langsamer Kompression kann die Erkrankung in die instabile Form übergehen, die durch eine Ruptur der fibrösen Kappe gekennzeichnet ist. Nach der Ruptur kommt es zur Aktivierung von Thrombozyten, zur Thrombusbildung und zum akuten Gefäßverschluss.

Heute werden Veränderungen im Lipidmetabolismus, die endotheliale Dysfunktion sowie inflammatorische Veränderungen als gleichwertige Auslösefaktoren in der Pathogenese der Atherosklerose betrachtet. Für die weitere Diskussion ist die Anwesenheit von Makrophagen und ihr Aktivierungszustand besonders wichtig. Sie können durch Sekretion von Zytokinen und Chemokinen zur weiteren Einwanderung immunaktiver Zellen in die Läsion führen. Proteolytische Enzyme dieser Zellen können die fibröse Kappe des Plaques zerstören und so zum Übergang von der stabilen in die instabile Läsion beitragen.

8.2.3. Ursachen und Risikofaktoren

8.2.3.1. Klassische Risikofaktoren

Patienten mit chronischer Niereninsuffizienz weisen in der Regel eine relativ große Anzahl von traditionellen kardiovaskulären Risikofaktoren auf, die auch beim Nierengesunden eine überhöhte Inzidenz von atherosklerotisch bedingten Erkrankungen begründen würden. Die Prävalenz dieser sog. Framingham-Risikofaktoren bei Patienten zum Zeitpunkt des Dialysebeginns ist in Tab. 8.1 wiedergegeben (19). Es lässt sich so zwar ein erhöhtes Risiko für das Auftreten eines erstmaligen kardiovaskulären Ereignisses berechnen, dieses bleibt aber noch deutlich hinter der tatsächlich bei Dialysepatienten beobachteten Ereignisrate zurück (Abb. 8.7). Zwar umfasst die tatsächlich beobachtete Mortalität auch kardiovaskuläre Sterbefälle, die nicht auf der Basis der Atherosklerose entstanden sind, dennoch ist offensichtlich, dass es weitere Faktoren geben muss, die das besonders hohe kardiovaskuläre Risiko des Dialysepatienten erklären und die für die Allgemeinbevölkerung nicht in gleichem Maße wirksam sind.

8.2. Atherosklerose: Plaquebildende Gefäßwandveränderungen

Risikofaktor	Chronische Niereninsuffizienz (n = 1.041)	Allgemeinbevölkerung (n = 19.537)
Diabetes mellitus	54 %	15 %
Arterielle Hypertonie	96 %	44 %
Übergewicht (BMI ≥ 30)	26 %	29 %
Raucher (aktuell + früher)	61 %	63 %
Derzeit Raucher	15 %	28 %
LDL ≥ 160 mg/dl	9,2 %	26 %
HDL < 40 mg/dl	45 %	28 %
Bewegungsmangel	86 %	69 %

Tab. 8.1: Prävalenz traditioneller Framingham-Risikofaktoren für das Auftreten kardiovaskulärer Erkrankungen bei Patienten mit chronischer Niereninsuffizienz am Beginn der Dialysepflicht, verglichen mit einer Stichprobe der Allgemeinbevölkerung (adjustiert für Alter, Geschlecht und Rasse) (nach [19]).

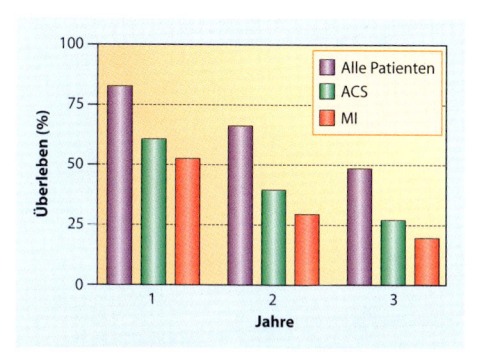

Abb. 8.7: Das Risiko für kardiovaskuläre Ereignisse nach klassischen Framingham-Risikofaktoren liegt für niereninsuffiziente Patienten zu Beginn der Dialysepflichtigkeit (grüner Balken) deutlich höher als für die alters- und geschlechtsadaptierte Allgemeinbevölkerung (lila Balken) (nach [19]). Die tatsächliche kardiovaskuläre Mortalität bei chronischer Niereninsuffizienz liegt jedoch noch wesentlich höher (roter Balken) (nach [1]).

Hinzu kommt, dass der Zusammenhang zwischen den klassischen Risikofaktoren arterielle Hypertonie oder Hypercholesterinämie und der kardiovaskulären Ereignisrate bei Dialysepatienten weit weniger gut belegt ist als in der Allgemeinbevölkerung. Einige Untersuchungen fanden sogar eine höhere Mortalität bei niedrigen Cholesterinwerten (Abb. 8.8), ein zunächst verwirrender Befund, der sich aber durch einen Zusammenhang zwischen niedrigen Cholesterinwerten und Inflammation bzw. Malnutrition erklären lässt (20). Auch bei erhöhtem Gesamtcholesterin entspricht das Lipidmuster nicht dem des Nierengesunden, trotz normalem LDL liegt bei vielen Dialysepatienten ein erhöhtes IDL oder auch Lp(a) vor (21). Das atherogene Potential dieser Konstellation ist schwer einzuschätzen, weil hierzu die breite epidemiologische Evidenz fehlt.

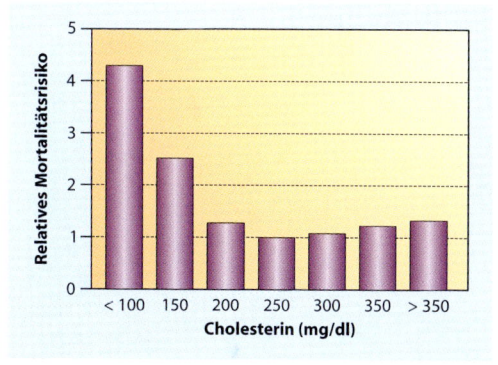

Abb. 8.8: Relatives Mortalitätsrisiko bezogen auf das Gesamtcholesterin bei mehr als 12.000 chronischen Hämodialysepatienten (nach [20]). Niedrige Cholesterinwerte sind bei diesen Patienten eher mit einer höheren Mortalität assoziiert.

8.2.3.2. Neue, nichttraditionelle Risikofaktoren

■ **Inflammation**

Die Physicians Health Study beschrieb 1997 erstmals den Zusammenhang zwischen systemischer Mikroinflammation und kardiovaskulärer Prognose in einem primär gesunden Kollektiv (22). Zwei bahnbrechende Ergebnisse machten diese Studie zum Ausgangspunkt für einen neuen Forschungsansatz im Bereich der Atherosklerose: Einerseits wiesen Gesunde mit den höchsten CRP-Werten eine schlechtere kardiovaskuläre Prognose auf als solche mit niedrigeren Werten. Dabei lagen alle Messwerte noch im Bereich der Norm. Zweitens war die primärpräventive Wirksamkeit von ASS nahezu ausschließlich auf die Probanden in der höchsten CRP-Quartile beschränkt (vgl. Abb. 8.20).

Bei chronischer Niereninsuffizienz ließ sich der Zusammenhang zwischen erhöhtem CRP und kardiovaskulären Ereignissen noch wesentlich eindrucksvoller zeigen. Mit nur 288 Studienteilnehmern und einer Beobachtungszeit von nur 24 Monaten war der Einfluss deutlich nachzuweisen (Abb. 8.9) (23). Ein Hauptgrund hierfür ist, dass im Gegensatz zum gesunden Kollektiv die CRP-Werte bei den Dialysepatienten im Schnitt um einen Faktor 10 höher waren und in der Mehrzahl der Probanden auch oberhalb des Normbereichs lagen.

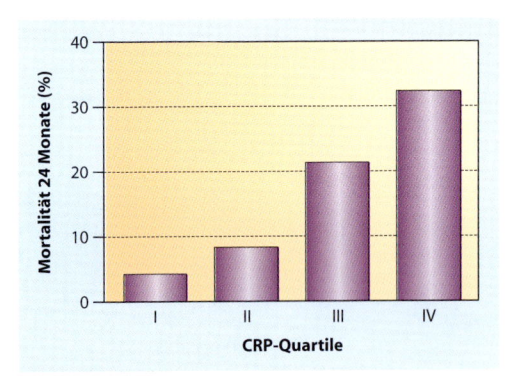

Abb. 8.9: 2-Jahres-Mortalität von Dialysepatienten nach Quartilen des CRP bei Studienbeginn. Quartile I: CRP < 3,3 mg/l; Quartile II: CRP 3,3-7,4 mg/l; Quartile III: CRP 7,5-15,8 mg/l; Quartile IV: CRP > 15,8 mg/l (nach [23]).

Zahlreiche weitere Studien haben inzwischen den Zusammenhang zwischen chronischer systemischer Inflammation und kardiovaskulären Sekundärerkrankungen beim Dialysepatienten bestätigt. So konnte nicht nur für das CRP, sondern auch für Zytokine wie das IL-6 eine prognostische Bedeutung nachgewiesen werden (24). Die Marker korrelieren auch mit den sonographisch sichtbaren Parametern der Atherosklerose. So besteht eine Beziehung zwischen CRP und dem Vorhandensein atheromatöser Plaques in der A. carotis (25) oder dem Serum-IL-6 und der Intima-Media-Dicke (IMT) in der A. carotis (26). Die Dynamik dieses Prozesses wird aus einer Arbeit deutlich, die eine raschere Progression der Carotis-IMT bei Hämodialysepatienten mit dem höchsten Serum-IL-6 nachweisen konnte (27).

■ Interleukin-10-Genotyp

Eine unabhängige Bestätigung erfuhr das Konzept durch die Untersuchung des Interleukin-10-Genotyps. IL-10 ist ein Inflammation bremsendes Zytokin, welches physiologischerweise zur Abschaltung der Entzündungsreaktion benötigt wird. Die Produktion dieses Zytokins unterliegt einem genetischen Polymorphismus, je nach Genotyp produzieren die mononukleären Zellen des Blutes ca. 30 % mehr ("high-producer") oder weniger ("low-producer") dieses Zytokins auf einen definierten Stimulus. Individuen mit dem IL-10-"high-producer"-Genotyp weisen im zeitlichen Durchschnitt wesentlich geringere CRP-Werte auf als solche mit dem "low-producer"-Allel (Abb. 8.10).

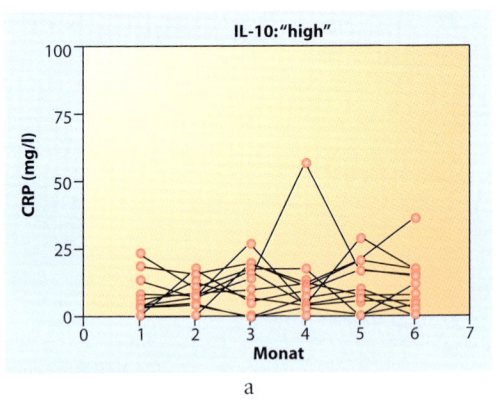

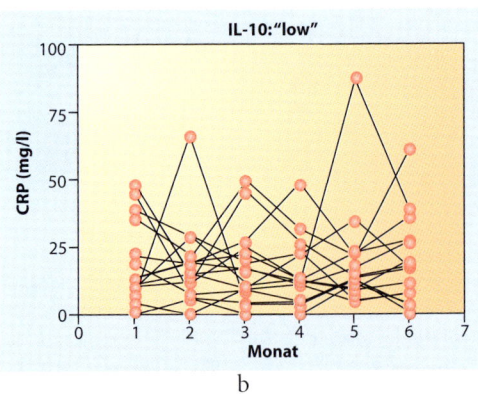

Abb. 8.10a+b: CRP-Verlauf bei Dialysepatienten mit dem Interleukin-10-"high-producer"-Genotyp (a) im Vergleich zu Patienten, die den "low-producer"-Genotyp (b) aufweisen. Kann das antiinflammatorische Zytokin IL-10 nur in geringeren Mengen produziert werden, so wirkt sich dies permissiv auf die Inflammation und die Höhe des CRP aus (nach [28]).

Entsprechend kommt dem IL-10-Genotyp eine prognostische Bedeutung hinsichtlich der Entwicklung kardiovaskulärer Veränderungen zu (28). Die kardiovaskuläre Ereignisrate bei Dialysepatienten mit dem "low-producer"-Genotyp lag um 25 Prozentpunkte höher (Ereignisrate über 2 Jahre in der "high-producer"-Gruppe 16 %, in der "low-producer"-Gruppe 41 %, Abb. 8.11). Interleukin-10 gehört zwar nicht direkt zu den Risikofaktoren oder -indikatoren der Atherosklerose beim Dialysepatienten, es gilt jedoch als protektiver Faktor, der sowohl der Inflammation als auch den Gefäßveränderungen entgegen wirkt.

aktivierung auf und reagieren auf Inflammationsreize wesentlich heftiger mit der Produktion von Zytokinen, als dies beim Gesunden der Fall ist (Abb. 8.12). Monozyten und die daraus differenzierten Makrophagen gehören nach neuerer Vorstellung zu den pathogenetisch relevanten Zellen, die eine Atherosklerose fördern. Es ist also durchaus vorstellbar, dass das Vorhandensein von inflammatorisch aktivierten Monozyten in der Zirkulation in einem wesentlich engeren Zusammenhang zur Progression der Atherosklerose steht als der Nachweis der durch Monozyten produzierten Zytokine im Plasma.

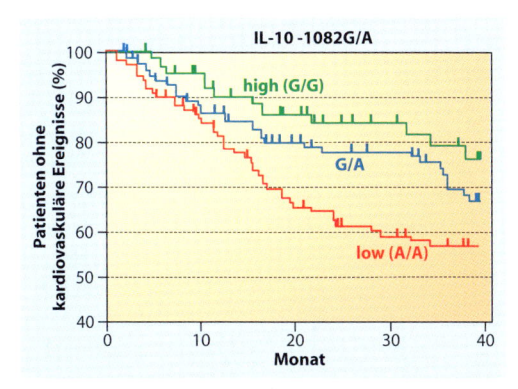

Abb. 8.11: Der IL-10-Polymorphismus (-1082G/A) hat eine prognostische Bedeutung für die kardiovaskuläre Ereignisrate von chronischen Dialysepatienten. Träger des "low-producer"-Genotyps -1082A/A (rote Kurve) erleiden häufiger Komplikationen als Träger des "high-producer"-Genotyps -1082G/G (grüne Kurve) oder heterozygote Merkmalsträger (blaue Kurve) (nach [28]).

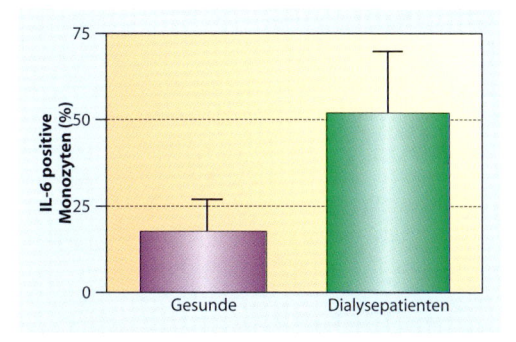

Abb. 8.12: Nur etwa 20 % der im Blut zirkulierenden Monozyten sind beim Gesunden rasch zur Zytokinproduktion aktivierbar. Beim Dialysepatienten hingegen setzen auf geeignete Stimuli mehr als 50 % der Monozyten Interleukin-6 frei.

■ Aktivierte Monozyten

Die Ursachen der Inflammation beim Dialysepatienten sind recht gut bekannt, es gehört hierzu die Biokompatibilität der Dialyse (vgl. Kap. 5.), eine mögliche Dialysatkontamination oder die Einschwemmung von Bakterien im Rahmen der Gefäßpunktion. Nicht zuletzt weisen viele Dialysepatienten, insbesondere Diabetiker, Hautulzera auf, die eine Entzündungsquelle darstellen. Die Untersuchung von CRP oder Plasma-Zytokinen beschreibt zwar die systemische Mikroinflammation, inwieweit diese Parameter jedoch für die Progression der Atherosklerose pathogenetisch bedeutsam sind, ist nicht geklärt. Die systemische Inflammation lässt sich jedoch auch auf der zellulären Ebene beschreiben, interessanterweise vor allem in zirkulierenden Monozyten. Diese weisen eine Vor-

■ Kalzium-Phosphat-Metabolismus

Die atherosklerotischen Veränderungen beim Dialysepatienten sind mit einer ausgeprägten Verkalkung assoziiert. Erschreckenderweise beginnt diese Verkalkung bereits in jungem Lebensalter. Mittels der experimentellen Elektronenstrahl-Computertomographie konnte bei Kindern und jungen Erwachsenen mit terminaler Niereninsuffizienz gezeigt werden, dass bereits ab dem 20. Lebensjahr mit einer ausgeprägten Kalkeinlagerung zu rechnen ist (29). Die Verkalkungen korrelierten mit dem Lebensalter, der Dauer der Dialysepflichtigkeit sowie dem Kalzium-Phosphat-Produkt. Interessanterweise lagen die Serum-Cholesterinspiegel bei den Patienten mit ausgeprägter Kalzifikation sogar signifikant niedriger als bei denen ohne Verkalkung. Ob dem Parathormon für die Atherosklerose eine Bedeutung zukommt, ist umstritten. So wurde ein Zusammenhang zwischen dem PTH und der Carotis-IMT vorgeschlagen

(30), andere Arbeitsgruppen konnten jedoch diesen Befund nicht bestätigen. Hingegen scheint die orale Kalziumbelastung durch Phosphatsenker durchaus etwas mit der Kalkeinlagerung in die Gefäße zu tun zu haben (29).

Diese Befunde haben durch neuere Daten wieder an Aktualität gewonnen. Erkenntnisse zum Zusammenhang zwischen Inflammation und der extraossären Kalzium-Phosphat-Präzipitation lassen sich wahrscheinlich auch auf die Verkalkung atheromatöser Plaques anwenden. Selbst beim Gesunden liegen die Konzentrationen von Kalzium und Phosphat im Serum so hoch, dass die Ionen ohne Löslichkeitsvermittler stets als unlösliches Kalziumphosphat ausfallen würden. Ein derartiger physiologischer Löslichkeitsvermittler ist das Fetuin, ein Plasmaprotein, welches in ausgesprochen großen Mengen benötigt wird, um Kalzium gelöst zu halten. Fetuin verhält sich wie ein negatives Akut-Phase-Protein. Parallel zur Inflammationsreaktion senkt die Leber die Fetuinsynthese ab. Ketteler und Mitarbeiter konnten bei 312 Hämodialysepatienten eine negative Korrelation zwischen den Serum-Fetuinkonzentrationen und dem CRP nachweisen (31). Niedriges Fetuin war dabei mit einer höheren Mortalität der Patienten assoziiert, welches die Autoren über die verminderte Kalziumlöslichkeit und die höhere Wahrscheinlichkeit einer vaskulären Verkalkung erklären (Abb. 8.13).

■ Homocystein

Homocystein ist eine Intermediäraminosäure, die bei der Konversion von Methionin zu Cystein entsteht (Abb. 8.14). Bei chronischer Niereninsuffizienz sind die Plasma-Homocysteinkonzentrationen etwa 2-3fach erhöht. Die Ursache hierfür ist bis heute nicht vollständig klar, es besteht jedoch ein enger Zusammenhang zwischen glomerulärer Filtrationsrate und Hyperhomocysteinämie. Eine verminderte renale Ausscheidung beschreibt jedoch sicher nur einen Teil der Pathogenese. Bei primärer Hyperhomocysteinämie ist eine Häufung von atherosklerotischen und prothrombotischen Ereignissen zu beobachten. Eine kürzlich publizierte Metaanalyse der umfangreichen Literatur zum Zusammenhang zwischen Plasma-Homocystein und kardiovaskulären Ereignissen in der Allgemeinbevölkerung kam zu dem Schluss, dass es sich um einen nachgeordneten, aber unabhängigen Risikofaktor im Vergleich zu den klassischen Prädiktoren der kardiovaskulären Erkrankungen handelt (32). Eine prospektive Studie an 167 chronischen Hämodialysepatienten konnte einen Zusammenhang zwischen den deutlich erhöhten Homocysteinwerten und kardiovaskulären Ereignissen dokumentieren, es fand sich pro Homocysteinerhöhung um 1 µmol/l eine Risikoerhöhung um 1 % (33). Interessanterweise fand eine andere Studie (34) diesen Zusammenhang nur bei männlichen Dialysepatienten.

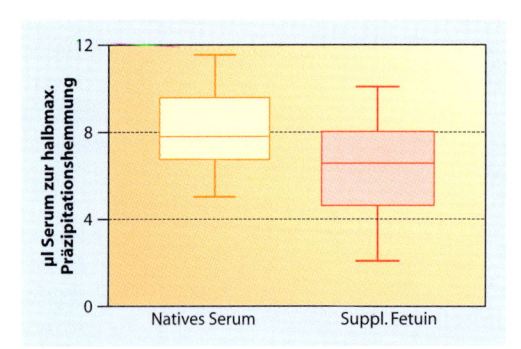

Abb. 8.13: Das Serum von Dialysepatienten (links) kann weniger Kalzium in Lösung halten als Serum gesunder Personen. Ein Grund hierfür ist die Verminderung des Fetuin, welches bei Inflammation vermindert gebildet wird. Setzt man dem Serum exogenes Fetuin zu (rechts), so steigt die Fähigkeit zur Aufnahme löslichen Kalziums wieder an (nach [31]).

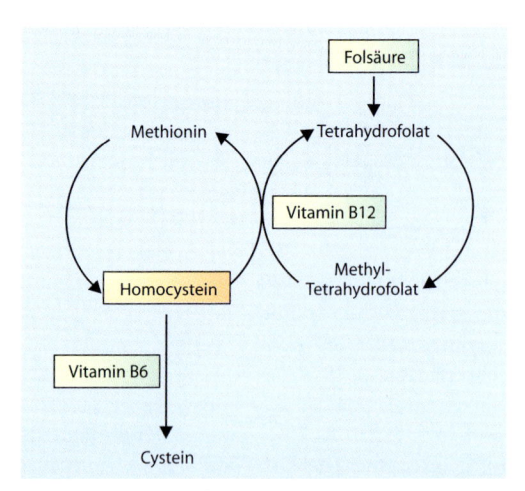

Abb. 8.14: Drei Kofaktoren des Homocysteinmetabolismus können therapeutisch genutzt werden: Folsäure, Vitamin B12 und Vitamin B6.

In der quantitativen Bedeutung steht die Hyperhomocysteinämie bei chronischer Niereninsuffizienz hinter anderen Risikofaktoren wahrscheinlich zurück. Sie hat jedoch vor allem deshalb viel Aufmerksamkeit auf sich gezogen, weil sie relativ einfach intervenierbar ist. Während einerseits der Mangel an Vitamin B6, B12 oder Folsäure zu einer Hyperhomocysteinämie beiträgt, kann andererseits der Abbau der intermediären Aminosäure durch Gabe hoher Dosen dieser Vitamine beschleunigt werden (Abb. 8.14). Auch bei verminderter renaler Exkretion ist auf diese Weise eine Absenkung der Homocysteinspiegel bis in die Nähe des Normbereichs erreichbar. In mehreren größeren klinischen Studien führte die Normalisierung der Laborwerte für Homocystein jedoch nicht zu einer Verbesserung der kardiovaskulären Prognose, so dass die Aminosäure wohl lediglich als Risikoindikator anzusehen ist (35, 36).

■ Oxidativer Stress

Mehr als 90 % der oxidativen Stoffwechselprozesse erfolgen unter Beteiligung der mitochondrialen Cytochromoxidase. Diese Reaktionen liefern die Stoffwechselenergie für nahezu alle intrazellulären Prozesse. Während die überwiegende Sauerstoffmenge ohne nachweisbare Zwischenprodukte umgesetzt wird, entstehen bei etwa 1-2 % der Moleküle freie Radikale. Um diese Nebenreaktionsprodukte abzufangen, verfügt der Organismus über antioxidative Systeme zur Inaktivierung der Radikale, darunter vor allem freie Thiolgruppen (-SH). Neben der Radikalfreisetzung aus dem regulären Intermediärstoffwechsel wird der größere Anteil freier, reaktiver Sauerstoffverbindungen aktiv durch Phagozyten gebildet, die diese Substanzen zur antibakteriellen Abwehr einsetzen. Auch diese freien Sauerstoffradikale müssen durch antioxidative Systeme des Organismus unschädlich gemacht werden.

Die Balance zwischen oxidativen und antioxidativen Mechanismen ist bei terminaler Niereninsuffizienz in mehrerer Hinsicht gestört (Abb. 8.15). Während die Produktion der Radikale durch den Intermediärstoffwechsel nicht durch die Niereninsuffizienz beeinflusst wird, steigt durch Inflammation und zelluläre Aktivierung die Produktion von Seiten der Phagozyten (37). Gleichzeitig findet sich gerade bei diesen Patienten eine Verminderung der antioxidativen Kapazität im Plasma durch Verschiebung des Gleichgewichts von nichtoxidierten zu oxidierten Thiolen (38). Das extrazellulär quantitativ wichtigste Protein zur Bereitstellung antioxidativ wirkender Thiolgruppen ist das Albumin. Auch eine Hypalbuminämie infolge der bei Dialysepatienten häufigen Malnutrition trägt somit zum Verlust der antioxidativen Kapazitäten bei.

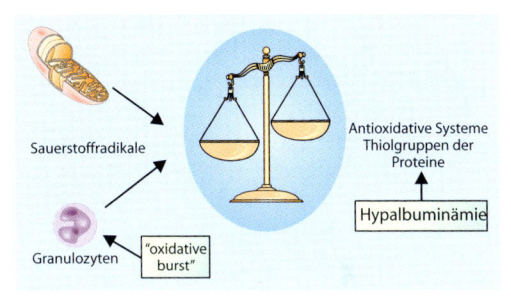

Abb. 8.15: Freie Sauerstoffradikale werden in Spuren durch mitochondriale Oxidationsprozesse und als antibakterielle Wirkstoffe durch Granulozyten gebildet. Diese Radikalbildung ist normalerweise durch umfangreiche antioxidative Schutzmechanismen des Körpers ausbalanciert. Bei Niereninsuffizienz steigt einerseits das Aktivitätsniveau der Phagozyten, andererseits sind die antioxidativen Systeme geschwächt, z.B. durch Hypalbuminämie.

Die Verschiebung des Gleichgewichts zwischen Produktion reaktiver Sauerstoffradikale und Kapazität antioxidativer Systeme macht den oxidativen Stress bei terminaler Niereninsuffizienz aus. In der Konsequenz kommt es wesentlich häufiger zu oxidativen Veränderungen an Molekülen, die physiologischerweise nicht oxidiert werden. Die Veränderungen können sowohl Kohlenhydrate und Proteine als auch Lipide betreffen. Oxidative Modifikationen der Kohlenhydrate führen zu den sog. "advanced glycation end-products" (AGE), deren Plasmaspiegel bei Dialysepatienten regelhaft stark erhöht sind. Den AGEs wird eine pathogenetische Bedeutung für die Atherosklerose zugesprochen, zumal man diese Moleküle im Plaque nachweisen kann (39) und sie über die Interaktion mit spezifischen Rezeptoren (RAGE) die Expression von Adhäsionsmolekülen auf dem Gefäßendothel steigern können. Hierdurch wird wiederum die Adhäsion von Monozyten begünstigt, die dann in die Plaques einwandern können.

Auch Proteine können von der abnormen oxidativen Metabolisierung betroffen sein, erhöhte Plasmaspiegel von "advanced oxidated protein products" (AOPP) lassen sich bei Niereninsuffizienz nachweisen und korrelieren mit der Intima-Media-Dicke der A. carotis (40). Die möglicherweise größte Bedeutung kommt den oxidativen Veränderungen der Lipoproteine zu. So ist bekannt, dass oxidativ modifiziertes LDL (oxLDL) wesentlich atherogener ist als nichtmodifiziertes LDL. Oxidativer Stress beeinflusst die endotheliale Funktion zusätzlich über eine Inaktivierung des Vasodilatators Stickoxid (NO). Selbst bei normaler Synthesekapazität für NO könnte daher bei Urämie keine ganz normale Endothelfunktion aufgebaut werden (41). Das Endothel ist unter diesen Bedingungen jedoch zusätzlich nicht in der Lage, in normalem Umfang NO freizusetzen. Ein Grund hierfür ist das urämische Toxin ADMA (asymmetrisches Dimethyl-Arginin). NO wird normalerweise durch die NO-Synthase aus der Aminosäure L-Arginin gebildet. Bei chronischer Niereninsuffizienz wird das ADMA retiniert. Dieses Molekül inhibiert die NO-Synthase und stellt damit eine Ursache für die endotheliale Dysfunktion dar (42).

8.3. Kardiale Veränderungen

8.3.1. Strukturelle Veränderungen

Das Herz des Dialysepatienten ist in den seltensten Fällen gesund. Bereits bei Eintritt der Dialysepflicht liegen in 85 % der Patienten pathologische Befunde vor. Am häufigsten findet sich die konzentrische linksventrikuläre Hypertrophie, etwa ein Viertel der Patienten weist einen dilatierten linken Ventrikel auf, in Querschnittsuntersuchungen findet man bei etwa 16 % der Patienten eine systolische Dysfunktion. Verschiedene Studien haben gezeigt, dass die linksventrikuläre Hypertrophie ein unabhängiger Prädiktor der Mortalität ist. Risikofaktoren für die Entwicklung der kardialen Veränderungen sind in Tab. 8.2 aufgeführt.

- Anämie
- Volumenüberladung
- Arteriensteife
- Arterielle Hypertonie
- Aktivierung des lokalen Renin-Angiotensin-Systems
- Überproduktion von Endothelin
- Inadäquate Sympathikusaktivierung
- Kalziumüberladung
- Hyperparathyreoidismus
- KHK
- ADMA
- Mikrovaskuläre Veränderungen

Tab. 8.2: Risikofaktoren für linksventrikuläre Hypertrophie und/oder Dilatation bei terminaler Niereninsuffizienz.

Die linksventrikuläre Hypertrophie bei chronischem Nierenversagen ist durch eine Zunahme des Kardiomyozytendurchmessers gekennzeichnet, wodurch die Sauerstoffdiffusionsstrecke zur Versorgung der Zellen ansteigt (8). Hinzu kommt eine typische mikrovaskuläre Erkrankung im Herzmuskel. Hierbei kommt es zur Wandverdickung der kleinen intramyokardialen Arteriolen. Dies führt primär noch nicht zur Erhöhung des Flusswiderstandes, reduziert jedoch die Perfusionsreserve, d.h. die Vasodilatation bei Belastung (43). Pathogenetische Faktoren für die Entwicklung dieser spezifischen Veränderungen umfassen eine vermehrte Expression von VEGF und anderen Wachstumsfaktoren, darüber hinaus ist eine permissive Rolle des Hyperparathyreoidismus nachgewiesen. In experimentellen Modellen konnte gezeigt werden, dass bei Urämie zusätzlich eine Rarefizierung der Kapillaren eine Rolle spielt, die bei der hypertensiven linksventrikulären Hypertrophie in dieser Form nicht beobachtet wird. Letztlich führen alle diese Veränderungen zu einer Verschiebung des Verhältnisses von Herzmuskelzellmasse und Kapillardichte, so dass sich die Sauerstoffversorgung verschlechtert. Möglicherweise spielen wiederholte ischämische Prozesse und die hierdurch ausgelöste erhöhte Apoptoserate der Herzmuskelzellen eine Rolle bei der vermehrten Ausbildung einer intramyokardialen Fibrose. Die Folge ist eine weitere Versteifung des bereits hypertrophierten Myokards, was primär zu einer diastolischen, sekundär aber auch zu einer systolischen linksventrikulären Dysfunktion beiträgt.

8.3.2. Autonome Dysfunktion

Neben allen strukturellen Veränderungen des kardiovaskulären Systems spielen auch funktionelle Besonderheiten eine Rolle für die hohe kardiovaskuläre Morbidität und Mortalität. Die autonome kardiovaskuläre Dysfunktion bei Urämie trägt zu Störungen der Blutdruckregulation sowie der myokardialen Funktion bei (44). Die Blutdruckregulation wird vor allem durch eine verminderte Sensitivität des Barorezeptorenreflexes beeinträchtigt. Ferner ist die parasympathische Herzfrequenzregulation gestört, die Herzfrequenzreaktion auf Valsalvamanöver oder Orthostase ist je nach Lebensalter in 40-60 % der Dialysepatienten eingeschränkt. Es erscheint möglich, dass die autonome Dysfunktion mit der dialyseassoziierten Hypotonie in Zusammenhang steht. So scheint bei Störung des Barorezeptormechanismus die intradialytische Hypotension häufiger vorzukommen.

Weniger eindeutig sind die Befunde zur Funktion der sympathischen kardiovaskulären Steuerung. Möglicherweise hängt die Ausprägung der Veränderungen mit Stadium und Dauer der Niereninsuffizienz zusammen. So ließ sich mittels Mikroneurographie eine deutliche sympathische Hyperaktivität bei Hämodialysepatienten nachweisen, die jedoch bei bilateral nephrektomierten Patienten fehlte (45). Eine weitere Bedeutung könnte darin liegen, dass Patienten mit ausgeprägter autonomer Dysfunktion häufiger kardiale Arrhythmien entwickeln, insbesondere ventrikuläre Extrasystolen und paroxysmales Vorhofflimmern (46). Die Bedeutung der autonomen Dysfunktion für die kardiovaskuläre Mortalität wird leicht etwas unterschätzt. Es gibt Hinweise darauf, dass Patienten mit deutlich verminderter Blutdruck- und Herzfrequenzvariabilität eine höhere Gesamtmortalität aufweisen.

8.3.3. Herzklappenerkrankungen

Morphologische und funktionelle Herzklappenveränderungen sind beim Dialysepatienten ausgesprochen häufig (Abb. 8.16). Sie betreffen ganz überwiegend die Aorten- und Mitralklappe. Die Aortenklappenerkrankungen entstehen meistens auf dem Boden einer Aortenklappensklerose, d.h. einer echokardiographisch sichtbaren Verdickung und Kalzifikation der Klappensegel ausgehend von den Klappenschlussrändern. Als Risikofaktoren für die Entwicklung einer Aortenklappensklerose konnten die Hypertonie, das hohe Lebensalter, die Dauer der Dialysepflichtigkeit sowie Störungen des Kalzium-Phosphat-Stoffwechsels ausgemacht werden (47). Während in der Allgemeinbevölkerung mit zunehmendem Lebensalter 20 % der Individuen eine Sklerose entwickeln, geschieht dies beim Dialysepatienten sehr viel früher im Leben und mit größerer Häufigkeit. In einer Querschnittsuntersuchung fanden wir echokardiographisch erkennbare Sklerosen in 35 % und hämodynamisch relevante Stenosierungen bei zusätzlichen 25 % der Patienten (48). Neben den oben genannten Risikofaktoren scheint auch für die Ausbildung der Aortenklappenveränderungen die systemische Inflammation eine Rolle zu spielen. Eine echokardiographische Verlaufskontrolle ist ratsam, bei ausgeprägter Sklerose besteht zudem eine Indikation zur Endokarditisprophylaxe. Ist eine hämodynamische Wirksamkeit der Aortenklappenveränderung eingetreten, so verläuft diese beim Dialysepatienten wesentlich rascher progredient als beim Nierengesunden (Abb. 8.17) (49).

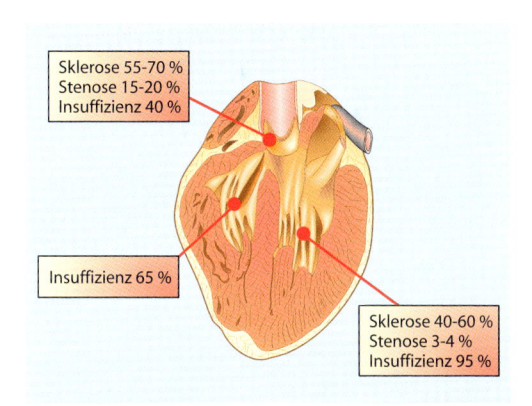

Abb. 8.16: Häufigkeit von Klappenerkrankungen beim Dialysepatienten.

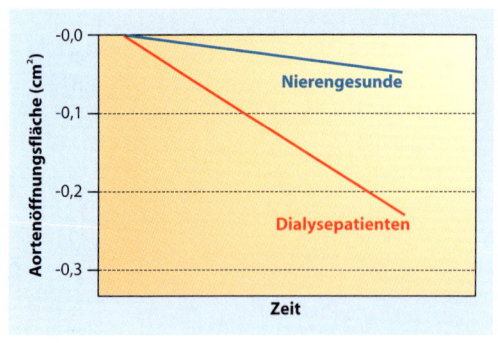

Abb. 8.17: Abnahme der Aortenklappenöffnungsfläche bei echokardiographischen Verlaufsuntersuchungen von stenosierten Aortenklappen nierengesunder Patienten im Vergleich mit chronischen Hämodialysepatienten (nach [49]).

Im Gegensatz zu den Aortenklappenerkrankungen sind die Veränderungen der Mitralklappe überwiegend hämodynamisch und kaum strukturell bedingt. Zwar sieht man auch hier eine Klappensklerose, diese führt jedoch nur selten zur Stenosierung. Sehr häufig wird hingegen die Mitralinsuffizienz beobachtet. In der überwiegenden Zahl der Fälle ist sie jedoch nicht durch eine Destruktion der Klappensegel bedingt, sondern es handelt sich um eine relative Insuffizienz bei dilatiertem linken Ventrikel und/oder Volumenüberladung. Durch konsequente Optimierung des Sollgewichts lässt sich die Mitralinsuffizienz in vielen Fällen erheblich bessern oder aufheben (Abb. 8.18) (50).

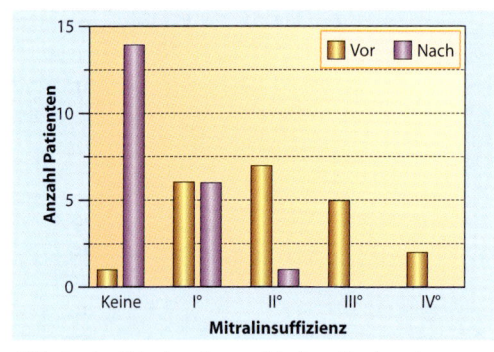

Abb. 8.18: Echokardiographischer Nachweis unterschiedlicher Grade der Mitralinsuffizienz bei chronischen Hämodialysepatienten vor (gelb) und nach (lila) einer intensiven Optimierung des Sollgewichts (Reduktion um im Durchschnitt 5,4 kg) (nach [50]).

8.4. Diagnostik von Herz-Kreislauf-Erkrankungen beim Dialysepatienten

Das Auftreten von Angina pectoris ist beim Dialysepatienten sehr unspezifisch. Etwa ein Viertel der Patienten mit dieser Symptomatik weisen keine stenosierende koronare Herzkrankheit auf (51). Hierfür spielt die linksventrikuläre Hypertrophie ebenso eine Rolle wie die eingeschränkte diastolische Koronarperfusion aufgrund der Arteriosklerose oder die Störung der intramyokardialen Mikroperfusion. Umgekehrt verlaufen jedoch insbesondere bei diabetischen Dialysepatienten 30-50 % der Myokardischämien asymptomatisch. Eine Einschätzung von Vorhandensein und Schweregrad kardiovaskulärer Veränderungen aufgrund der klinischen Symptomatik ist somit unzuverlässig. Ist der Ausschluss einer relevanten KHK erforderlich, z.B. vor Nierentransplantation oder größeren chirurgischen Eingriffen, so ist eine weitergehende Diagnostik erforderlich.

8.4.1. EKG und Labor

Das Ruhe-EKG zeigt bei bis zu 75 % der Patienten Zeichen der linksventrikulären Hypertrophie. Wechselnde ST-Streckenveränderungen sind oftmals zusätzlich durch Elektrolytverschiebungen bedingt. Zeichen der akuten Koronarischämie im EKG sind jedoch auch beim Dialysepatienten diagnostisch verwertbar. Die gebräuchlichen Laborparameter der myokardialen Ischämie wie CK, CK-MB, GOT und LDH sind auch beim Niereninsuffizienten zuverlässig. Eine Ausnahme bildet jedoch der Nachweis von Troponin-T im Plasma. Etwa 30 % der Dialysepatienten weisen chronisch erhöhte Troponin-T-Werte auf, ohne dass dies Zeichen einer akuten myokardialen Ischämie ist (52). Im Zusammenhang mit Symptomatik, EKG-Veränderungen oder anderen Laborauffälligkeiten ist ein erhöhtes Troponin T dennoch abklärungspflichtig. Ferner sind diese Werte im längeren Verlauf prognostisch bedeutsam, weil die Höhe des Troponin-T bei terminaler Niereninsuffizienz mit der Ausprägung der linksventrikulären Hypertrophie korreliert (53). Eine neuere Untersuchung fand eine dreimal höhere kardiovaskuläre Sterblichkeit bei Dialysepatienten mit der höchsten Quartile des Plasma-Troponin-T verglichen mit der Gruppe mit den niedrigsten Werten (54).

Kennt man den individuellen Ausgangswert eines Patienten, so ist ein Anstieg im Verlauf auch hinsichtlich akuter Myokardischämien verwertbar.

8.4.2. Echokardiographie

Die Echokardiographie gehört zu den wichtigsten diagnostischen Methoden, da sie die linksventrikuläre Hypertrophie quantifizieren kann und der Verlaufskontrolle zugänglich macht. Darüber hinaus lassen sich regionale Wandbewegungsstörungen sowie morphologische und funktionelle Veränderungen der Klappen diagnostizieren. Eine routinemäßige Echokardiographie erscheint daher im jährlichen Abstand ratsam, bei pathologischen Befunden ist dieses Intervall entsprechend zu verkürzen. Hinsichtlich der Beurteilbarkeit sind beim Dialysepatienten keine wesentlichen Einschränkungen gegenüber der Allgemeinbevölkerung zu erwarten. Der Nachweis kleinvolumiger Perikardergüsse ist sehr häufig. Aber nicht nur für diesen Befund ist für die Beurteilung echokardiographischer Ergebnisse immer der Zeitbezug zur Dialysebehandlung sowie der Flüssigkeitshaushalt des Patienten zu beachten. Sowohl der rechtsventrikuläre Druck als auch das Ausmaß einer Mitralinsuffizienz und die linksventrikuläre Auswurfleistung sind sehr vom Grad einer Volumenüberladung abhängig. Die echokardiographischen Befunde bei oligurischen Patienten können sich vor und nach Dialyse erheblich unterscheiden.

8.4.3. Nichtinvasive Koronardiagnostik

Der Nachweis, besonders aber der Ausschluss einer relevanten koronaren Herzerkrankung gestaltet sich bei terminaler Niereninsuffizienz nicht ganz einfach. Die konventionelle Ergometrie ist nur selten aussagekräftig. Weniger als 60 % der Patienten erreichen die diagnostisch geforderten Herzfrequenzanstiege, da die Untersuchung zuvor wegen muskulärer Erschöpfung oder überschießendem Blutdruckanstieg abgebrochen werden muss (55). Infolge der autonomen Neuropathie oder unter einer Betablockermedikation ist in vielen Fällen gar kein adäquater Herzfrequenzanstieg erreichbar. Die nichtinvasive Diagnostik der koronaren Herzkrankheit ist vor allem für die Evaluation eines Dialysepatienten zur Nierentransplantation oder für andere Operationen bedeutsam. Ist keine Nierentransplantion vorgesehen, so ist eine routinemäßige nichtinvasive Diagnostik nicht indiziert. Bei Verdacht auf koronare Herzerkrankung aufgrund einer entsprechenden Symptomatik wird regelhaft die invasive Diagnostik erforderlich sein.

Weitere nichtinvasive Maßnahmen zur Diagnostik der KHK werden beim Dialysepatienten sehr kontrovers beurteilt. Die Thallium-Belastungsszintigraphie leidet unter den gleichen Beschränkungen wie die Ergometrie und hat sich nicht bewährt (56). Die pharmakologische Stressechokardiographie schneidet etwas besser ab und stellt für ausgewählte Patienten eine Alternative zur invasiven Diagnostik dar. Bei Einsatz des Vasodilatators Dipyridamol wird eine Sensitivität im Vergleich zur Angiographie von 92 % bei einer Spezifität von 89 % angegeben (57), ähnlich gute Werte werden auch unter Einsatz von Dobutamin erreicht (Sensitivität 95 %, Spezifität 86 %) (58). Allerdings ist die Durchführung auf Patienten begrenzt, die gut echokardiographisch zu beurteilen sind. Außerdem ist in vielen Fällen der Ausgangsblutdruck zu hoch für die Dobutaminbelastung oder zu niedrig für die Vasodilatation durch Dipyridamol, und die Aussagekraft der Methode ist deutlich von der Erfahrung des Untersuchers abhängig. Im angloamerikanischen Raum wird die Myokardszintigraphie unter pharmakologischer Belastung sehr favorisiert. Sensitivität und Spezifität sind in der Nähe der echokardiographischen Methode angesiedelt und es gelten vergleichbare Einschränkungen hinsichtlich der Aussagekraft im Einzelfall. Das Kardio-MRT ist derzeit noch nicht so ausgereift und flächendeckend verfügbar, dass es eine wirkliche Alternative darstellen könnte.

8.4.4. Koronarangiographie

In vielen Fällen wird eine koronare Herzerkrankung nur invasiv wirklich zu bestätigen oder auszuschließen sein. Das prozedurale Risiko der Koronarangiographie bei Niereninsuffizienz erscheint etwas höher als bei anderen Patienten, zum Teil bedingt durch die erheblichen sklerotischen Veränderungen der peripher-arteriellen Strombahn. Beim nicht-dialysepflichtigen Patienten sowie bei erhaltener Diurese besteht die Gefahr der Nierenfunktionsverschlechterung, bei anurischen Patienten die der Volumenüberladung und des Lungenödems. Wir empfehlen daher eine Durchführung der Untersuchung unter stationären Bedingungen nach sorgfältiger Vorbereitung des Patienten durch eine an die Diurese angepasste Volumenzufuhr. Die Durchführung einer außerplanmäßigen Hämodialyse mit dem Ziel der Kontrastmittelelimination nach Diagnostik kann hingegen nicht empfohlen werden. Nicht einmal für Patienten mit präterminaler Niereninsuffizienz ließ sich ein Vorteil durch eine solche Maßnahme nachweisen. Ein protektiver Effekt einer zusätzlichen Dialyse auf die Nierenrestfunktion des Dialysepatienten ist weder belegt noch zu erwarten. Allerdings kann es hilfreich sein, die diagnostische Maßnahme vor einer regulären Dialyse durchzuführen, um eine unproblematische Volumenbilanzierung sicherzustellen.

Im Rahmen der Transplantationsvorbereitung wird heute bei Patienten ab 55 Jahren eine invasive Diagnostik zum Ausschluss der KHK empfohlen. Diabetiker sollten bereits ab dem 40. Lebensjahr vor Anmeldung auf die Transplantationswarteliste einer beweisenden Koronardiagnostik unterzogen werden. Es liegt nahe, diese Empfehlungen auch auf andere große chirurgische Eingriffe beim Dialysepatienten auszudehnen. Durch prospektive Koronardiagnostik asymptomatischer Patienten im Rahmen der Transplantationsvorbereitung können koronararterielle Veränderungen diagnostiziert werden, die mit anderen Methoden nicht festzustellen sind. Eine Revaskularisation solcher Läsionen vor der Nierentransplantation kann die Prognose im späteren Verlauf verbessern (59).

8.5. Therapeutische Konzepte

8.5.1. Behandlung der arteriellen Hypertonie

Beim Dialysepatienten gilt ein Blutdruckwert von 140/90 mmHg als Obergrenze der Normotonie. Allerdings besteht bei terminaler Niereninsuffizienz zwischen Blutdruck und Mortalität ein Zusammenhang in Form einer J-Kurve, bei systolischem Blutdruck < 120 mmHg verschlechtert sich die Überlebensrate wieder. Typisch für den Dialysepatienten ist die isolierte systolische Hypertonie mit hohem Pulsdruck, d.h. niedrigem diastolischem Blutdruck. Überhöhte diastolische Blutdruckwerte sind somit sicher therapiepflichtig, hinsichtlich der systolischen Werte gibt es Empfehlungen, im höheren Lebensalter und bei niedrigen diastolischen Werten die Grenze bei 150-160 mmHg anzusetzen (60). Diese Grenzwerte sind jedoch in keiner Weise evidenzbasiert und können nur als grober Anhaltspunkt gelten.

Der Blutdruck beim Dialysepatienten ist erheblichen Schwankungen ausgesetzt, die insbesondere auf den Veränderungen des Flüssigkeitshaushaltes durch die Dialysebehandlung beruhen. Insofern sind Blutdruckwerte nach der Dialyse ganz anders zu bewerten als prädialytische Messungen. Agarwal und Mitarbeiter führten 44 h-Langzeitblutdruckmessungen über das Intervall zwischen 2 Dialysen durch und fanden, dass ein unmittelbar prädialytisch gemessener Blutdruck > 150/80 mmHg am besten mit pathologischen Werten im Langzeitprofil der Patienten korrelierte (61). Besteht im Einzelfall eine Diskrepanz zwischen Organschäden, z.B. einer deutlichen linksventrikulären Hypertrophie und dem prädialytisch gemessenen Blutdruck, so empfiehlt sich die Durchführung einer 24 h-Blutdruckregistrierung, da gerade beim Dialysepatienten aufgrund der autonomen Dysfunktion und der großen Häufigkeit eines Schlafapnoe-Syndroms, abnorme Blutdruckprofile beobachtet werden.

Zur Blutdruckeinstellung stehen uns beim Dialysepatienten 3 Maßnahmenkomplexe zur Verfügung:

- Optimierung des Volumenstatus
- Kochsalzrestriktion und
- Medikamentöse Therapie

Der Volumenentzug senkt primär stärker den systolischen als den diastolischen Blutdruck und reduziert damit den Pulsdruck. Die optimale Bestimmung des Trockengewichts kann erheblich zur Erleichterung der Blutdruckeinstellung beitragen. Ein eindeutiger Zusammenhang zwischen interdialytischem Gewichtsanstieg und prädialytischem Blutdruck ist nicht in allen Studien gleichmäßig belegt worden. Es gibt jedoch zahlreiche Hinweise darauf, dass ein langsamer Volumenentzug durch lange Dialysezeiten oder durch nächtliche Dialysebehandlung 6-7x/Woche zu einer verbesserten Blutdruckeinstellung und Reduktion der linksventrikulären Hypertrophie führt (62).

Dialysepatienten sprechen oftmals sehr gut auf eine diätetische Kochsalzrestriktion an. So lässt sich durch eine strikte Beschränkung der Kochsalzzufuhr auf < 6 g/Tag die Gewichtszunahme im dialysefreien Intervall nahezu halbieren. In einer Studie von Ozkahya und Mitarbeitern (63) führte dies zu einer Normalisierung des Blutdrucks ohne antihypertensive Therapie bei nahezu allen Patienten, die die Kochsalzrestriktion einhielten. Eine erhebliche Natriumzufuhr kann der Patient auch während der Dialyse erfahren. Die Dialysat-Natriumkonzentration sollte daher das Serum-Natrium des Patienten vor Dialyse nicht um mehr als 5 mmol/l übersteigen. Liegt das Dialysat-Natrium deutlich unter der Plasma-Natriumkonzentration, besteht jedoch die Gefahr der intradialytischen Blutdruckabfälle.

Die medikamentöse Behandlung des Hochdrucks hat beim Dialysepatienten die drei wichtigsten pathogenetischen Faktoren zu berücksichtigen:

- Überwässerung
- Sympathikusüberaktivierung und
- Aktivierung des Renin-Angiotensin-Systems

Der **Überwässerung** kann durch Volumenentzug begegnet werden, besteht noch eine Restdiurese, so werden in den meisten Fällen ohnehin Diuretika eingesetzt. Ebenfalls zur Hypertonie trägt die **chronische Sympathikusstimulation** bei. Die USRDS-Dialysis Morbidity and Mortality-Study fand bei 11.142 Dialysepatienten einen deutlichen Überlebensvorteil für die Behandlung mit Betablockern im Vergleich zu allen anderen antihypertensiven Medikamenten (7). Hierdurch lässt sich eine Blutdrucksenkung, eine Senkung der Herzfrequenz und Ökonomisierung der Herzleistung erreichen, möglicherweise spielt zusätzlich eine günstige Beeinflussung der bei Dialysepatienten recht häufigen Arrhythmien eine Rolle. Auch die Stimulation des **Renin-Angiotensin-Systems** trägt zum Hochdruck bei terminaler Niereninsuffizienz bei. Durch die Verwendung von ACE-Hemmern lässt sich in dieser Patientengruppe wie in der Allgemeinbevölkerung eine Regression der linksventrikulären Hypertrophie erreichen (60), ferner gelingt eine Reduktion des Pulsdrucks. Zahlreiche weitere Wirkungen der ACE-Hemmer auf Inflammation und oxidativen Stress legen ihren Einsatz nahe. Dem steht das Risiko der häufigeren Entwicklung von Hyperkaliämien entgegen. Bislang fehlen prospektiv kontrollierte Mortalitätsstudien zum ACE-Hemmereinsatz bei Dialysepatienten, um einen therapeutischen Vorteil zu beweisen.

8.5.2. Weitere klassische Risikofaktoren

Die große Bedeutung des Rauchens für die kardiovaskuläre Prognose in der Allgemeinbevölkerung ist gut etabliert. Auch beim Dialysepatienten gibt es keinen Zweifel daran, dass fortgesetzter Nikotinabusus mit einer höheren Rate an kardiovaskulären Ereignissen assoziiert ist. Rauchen ist möglicherweise der am effektivsten intervenierbare kardiovaskuläre Risikofaktor des Dialysepatienten. Das extrem überhöhte kardiovaskuläre Risiko des Rauchers lässt sich durch Beendigung des Nikotinkonsums nahezu auf das Risiko der Nichtraucher vermindern (Abb. 8.19) (64).

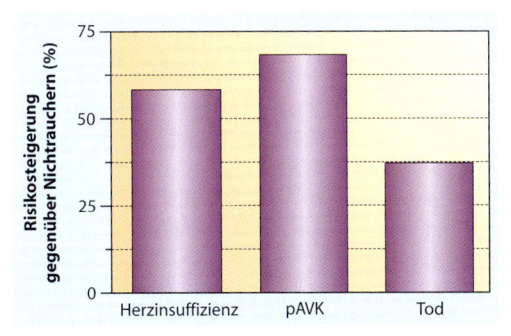

Abb. 8.19: Risikoerhöhung für das Neuauftreten kardiovaskulärer Komplikationen bei Dialysepatienten mit fortgesetztem Nikotinabusus im Vergleich zu nicht rauchenden Dialysepatienten (nach [64]).

In der Allgemeinbevölkerung hat sich die therapeutische **Lipidsenkung** als sehr effektive Maßnahme der kardiovaskulären Prävention erwiesen. Auch bei Dialysepatienten ist die Anwendung von Statinen zur Cholesterinsenkung theoretisch sehr attraktiv, zumal eine erhebliche Dyslipidämie vorgefunden wird und für diese Substanzen auch eine antiinflammatorische Wirkung nachgewiesen ist. Die 4-D-Studie prüfte kontrolliert, randomisiert und prospektiv den Einsatz von 20 mg Atorvastatin bei diabetischen Dialysepatienten, also einem Kollektiv mit besonders hohem kardiovaskulären Risiko (65). Es ließ sich eine sehr deutliche LDL-Reduktion um 42 % erreichen, so dass eine Lipidwirksamkeit der Substanz bei terminaler Niereninsuffizienz gegeben ist. Allerdings kam es bei den über 600 Patienten in der Verumgruppe gegenüber placebobehandelten Patienten zu keiner Verminderung der Mortalität oder kardiovaskulären Ereignisrate über 4 Jahre. Die Studie reduzierte deutlich die Hoffnung, durch Intervention des klassischen Risikofaktors Hyperlipidämie beim Dialysepatienten wesentliche kardiovaskuläre Effekte erreichen zu können. Sie stellt auch einen starken Hinweis dar, dass die Pathogenese der Herz-Kreislauf-Mortalität in diesem Kollektiv mit der in der Allgemeinbevölkerung nicht unmittelbar vergleichbar ist und therapeutische Interventionen nicht ungeprüft übernommen werden können.

Mindestens 40 % der Dialysepatienten weisen einen Diabetes mellitus auf. Eine gute Blutdruck- und Stoffwechseleinstellung gehören zu den wichtigsten Maßnahmen der kardiovaskulären Prävention beim Diabetiker. Um so mehr muss die optimale Stoffwechselführung für den diabetischen Dialysepatienten bedeutsam sein. Die 1-Jahres-Überlebenswahrscheinlichkeit des Typ 2-Diabetikers an der Dialyse wird mit 58 % angegeben, nach 5 Jahren lebten nur noch 14 %. Das Langzeitüberleben war klar mit einer besseren metabolischen Kontrolle des Diabetes mellitus assoziiert (66). Anders als bei Blutdruck und Cholesterin ist für die Stoffwechseleinstellung des diabetischen Dialysepatienten kein J-förmiger Zusammenhang mit der Mortalität beschrieben worden. Somit besteht kein Zweifel am Nutzen einer normnahen Blutzuckereinstellung.

Zu den klassischen kardiovaskulären Risikofaktoren gehört auch der Mangel an körperlicher Aktivität. Dieser Risikofaktor betrifft eine große Anzahl von Dialysepatienten und ist multifaktoriell bedingt. Zahlreiche Dialysepatienten sind aufgrund ihres Allgemeinzustandes deutlich eingeschränkt. Bei anderen Patienten stehen psychische Aspekte und Schwierigkeiten bei der Krankheitsverarbeitung im Vordergrund. Bei Dialysepatienten, die aufgrund ihres Allgemeinzustandes zu körperlicher Aktivität in der Lage gewesen wären, war der Bewegungsmangel mit einer deutlich höheren Sterblichkeit (11 % nach einem Jahr versus 5 % bei körperlich aktiven Patienten) assoziiert (67). Der Risikofaktor ist intervenierbar. Klinische Studien zeigten, dass durch ein strukturiertes Trainingsprogramm die körperliche Leistungsfähigkeit der Patienten mitunter dramatisch zu steigern ist. Interessanterweise scheint dies mit einer verminderten Vulnerabilität für kardiale Arrhythmien einherzugehen (68). Es ist zu erwarten, dass auch die kardiovaskuläre Sterblichkeit durch regelmäßige körperliche Aktivität reduziert werden kann.

8.5.3. Inflammation und oxidativer Stress

Die vielfach nachgewiesene Assoziation zwischen Inflammation und kardiovaskulärer Prognose legt eine therapeutische Intervention nahe. Interventionsmöglichkeiten sind:

- Biokompatible Dialysemembranen
- Ultrareine Dialyeflüssigkeit
- Behandlung von Inflammationsherden (Zähne, Hautulzera etc.)
- Hygienemaßnahmen bei der Shuntpunktion
- Antiinflammatorische oder antioxidative Medikamente

■ **Inflammationshemmung**

Bezüglich der Verwendung besonders biokompatibler Membranen zur Verbesserung der kardiovaskulären Prognose sei auf die ausführliche Diskussion im Kap. 5. verwiesen. Wenngleich zahlreiche Studien auf eine Verbesserung von Surrogatparametern durch besonders biokompatible Membranen hinweisen, ist der Nachweis einer Beeinflussung der Mortalität bis heute nicht gelungen (69). Die Auswahl eines hoch biokompatiblen Dialysators kann somit nicht als alleinige und effiziente Maßnahme zur kardiovaskulären Prognoseverbesserung des Dialysepatienten gelten. Ähnliches gilt für die Verwendung ultrareiner Dialyseflüssigkeit. Zwar sprechen viele Argumente dafür, doch auch diese Intervention wird kaum ausreichen, um die hohe Zahl kardiovaskulärer Ereignisse nachhaltig zu senken. Dennoch sind sowohl die Auswahl der Membran als auch die Verminderung einer inflammatorischen Belastung durch das Dialysewasser wichtige Bausteine bei der Optimierung der Therapie, die allerdings über diese Maßnahme hinaus gehen muss.

Das CRP hat unstrittig eine erhebliche prognostische Bedeutung hinsichtlich kardiovaskulärer Ereignisse beim Dialysepatienten. Ob eine Verminderung der systemischen Inflammation zu einer Verbesserung der kardiovaskulären Prognose führt, bleibt vorerst allerdings Spekulation. Regelmäßige CRP-Kontrollen helfen bei der Identifikation gefährdeter Patienten. Bei erhöhten CRP-Werten sollte versucht werden, einen inflammationsauslösenden Herd zu finden. Dieser liegt nicht selten im Bereich der Zähne und des Zahnfleisches. Entzündliche Veränderungen im Mund finden sich häufig und tragen nicht nur zur systemischen Inflammation und zum erhöhten CRP bei, sondern spielen durch die verminderte Kaufähigkeit eine noch weitergehende Rolle für die Malnutrition des Patienten, die ebenfalls mit der Atherosklerose assoziiert ist (70). Bei Patienten mit chronisch erhöhtem CRP lohnt sich darüber hinaus die Suche nach möglicherweise sanierbaren Hautulzera oder auch chronisch okkulten Infektionen des aktiven oder stillgelegter Dialyseshunts.

Weitere Maßnahmen zur Reduktion der systemischen Inflammation können eine Verbesserung von körperlichen Hygienemaßnahmen beim Patienten und eine strikte Einhaltung der Desinfektionsvorschriften vor der Shuntpunktion sein, da die Keimeinschwemmung bei der Punktion zur systemischen Inflammation beitragen kann. Für die systemische Inflammation wurden verschiedentlich auch chronisch persistierende Infektionen, beispielsweise durch Chlamydien angeschuldigt. Tatsächlich ist der Nachweis von Chlamydien-Antikörpern in mehreren Studien mit Atherosklerosemarkern (27) oder der kardiovaskulären Morbidität in Zusammenhang gebracht worden (71). Diese epidemiologische Assoziation wurde jedoch nicht durch Interventionsstudien bestätigt. Die größte Studie an 7.747 Patienten mit positiven Chlamydien-Titern nach Myokardinfarkt erbrachte keinerlei Vorteil einer 3-monatigen Behandlung mit Azithromycin versus Plazebo (72). Eine therapeutische Wirksamkeit beim Dialysepatienten ist damit nicht sehr wahrscheinlich.

■ **ASS**

Die Physicians Health Study hat gezeigt, dass ASS seine protektive Wirkung gegen kardiovaskuläre Ereignisse vor allem in solchen Patienten entfaltet, die ein relativ hohes systemisches Inflammationsniveau aufweisen (Abb. 8.20) (22). ASS sollte daher beim Dialysepatienten mit ausgeprägter Inflammation besonders wirksam sein. Interessanterweise ist die Substanz in dieser Indikation nie getestet worden. Der Grund ist die Besorgnis über ein erhöhtes Blutungsrisiko bei urämischer Thrombozytopathie. Dass diese Sorgen nicht unberechtigt sind, zeigt eine kürzlich abgebrochene Studie zum Einsatz von ASS mit Clopidogrel zur Verhinderung der Shuntthrombose (73). Hier war es zu einer hohen Rate von Blutungen in der Verumgruppe gekommen. Die in Studien zusammengefasste Erfahrung zum ASS bei Dialysepatienten stammt jedoch überwiegend aus den 70er Jahren, als die durchschnittlichen Blutungsrisiken aufgrund der weniger effizienten Dialyse deutlich höher waren. Da ASS derzeit bei einer großen Zahl von Dialysepatienten in der täglichen Praxis eingesetzt wird, wäre die Zeit für eine prospektiv kontrollierte Studie gekommen. Einstweilen wird man eine individuelle Therapieentscheidung treffen und Patienten ohne Blutungsanamnese, jedoch mit ausgeprägter kardiovaskulärer Vorerkrankung und erhöhten Inflammationsmarkern, durchaus ASS in niedriger Dosierung verordnen.

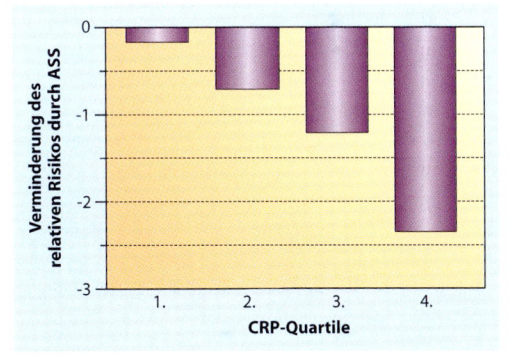

Abb. 8.20: Das Ausmaß der durch ASS erreichten Risikoreduktion, ein kardiovaskuläres Ereignis zu erleiden, hängt von der Höhe des CRP ab. In der Allgemeinbevölkerung (Physicians Health Study) konnte die deutlichste Risikoreduktion in der höchsten CRP-Quartile nachgewiesen werden, während in der niedrigsten Quartile nahezu kein primärpräventiver Effekt von ASS zu erkennen war (nach [22]).

ASS wirkt nicht antiinflammatorisch, kann aber möglicherweise die Folgen der inflammationsassoziierten Atherosklerose mildern. Eine antiinflammatorische Wirkung wird hingegen den Statinen zugeschrieben. So ließ sich der durchschnittliche CRP-Wert bei Dialysepatienten durch eine 8-wöchige Behandlung mit 20 mg Simvastatin/Tag halbieren (74), jedoch ohne dass eine Wirksamkeit hinsichtlich kardiovaskulärer Ereignisse dokumentiert wäre. Ähnliche antiinflammatorische Wirkungen werden den ACE-Hemmern zugeschrieben.

■ Antioxidanzien

Eine direkt antioxidative Intervention kann beispielsweise mit Vitamin E oder Acetylcystein erfolgen. Beide Substanzen sind oral applizierbar, preiswert und neuerdings in klinischen Studien untersucht. So behandelte das SPACE-Trial 196 chronische Hämodialysepatienten mit vorbestehender kardiovaskulärer Erkrankung randomisiert mit 800 IU Vitamin E pro Tag oder Plazebo und konnte die kardiovaskuläre Ereignisrate damit absenken (Abb. 8.21) (75). Eine Senkung der Gesamtmortalität wurde allerdings nicht erreicht. Folgestudien zur Bestätigung eines relevanten Vorteils liegen nicht vor, sie werden für eine allgemeine Therapieempfehlung jedoch benötigt, da die Untersuchung in deutlichem Gegensatz zu den Erfahrungen in der nierengesunden Allgemeinbevölkerung steht, wo eine Wirksamkeit von Vitamin E in mehreren großen und validen Studien ausgeschlossen wurde (76). Eine mit Vitamin E vergleichbare Effizienz wird von der Anwendung von 600 mg Acetylcystein 2x täglich berichtet (77). Eine antioxidative Behandlung von Dialysepatienten erscheint somit allenfalls für Einzelfälle mit besonders hohem kardiovaskulärem Risiko erwägenswert, zumal für Acetylcystein keine wesentlichen Nebenwirkungen und nur geringe Kosten zu erwarten sind.

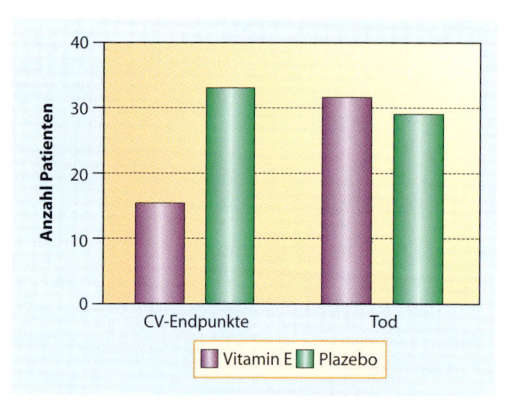

Abb. 8.21: Die Einnahme von Vitamin E 800 E/d führte bei chronischen Hämodialysepatienten zu einer Verminderung der kardiovaskulären Ereignisrate, nicht jedoch der Mortalität (SPACE-Trial) (nach [75]).

Relativ einfach therapierbar ist die Hyperhomocysteinämie des Dialysepatienten. Eine Reduktion erhöhter Homocysteinspiegel in den oberen Normbereich ist auch bei terminaler Niereninsuffizienz erreichbar. Hierzu wird eine kombinierte Gabe von Vitamin B12 und Folsäure empfohlen (78), die täglichen Dosen liegen bei 1 mg Vitamin B12 und 5 mg Folsäure. Eine solche Intervention führte in mehreren größeren klinischen Studien zwar zur Normalisierung der Homocysteinwerte, eine Verbesserung der kardiovaskulären Prognose wurde hierdurch jedoch nicht erreicht (35, 36).

8.5.4. Koronare Herzkrankheit

Die Behandlung des akuten Koronarsyndroms unterscheidet sich zwischen Dialysepatienten und Nierengesunden nicht. Auch Dialysepatienten profitieren in der Akutsituation von einer adäquaten Blutdruckkontrolle, der Gabe von Thrombozytenaggregationshemmern und Betablockern. Bei Niereninsuffizienz kommt es möglicherweise durch Elektrolytverschiebungen häufiger zu schwerwiegenden ventrikulären Arrhythmien (79), so dass der Einsatz der Betablocker hier besonders vorteilhaft erscheint.

■ Medikation oder Revaskularisation?

Mit der weit gefassten Indikation zur invasiven Koronardiagnostik stellt sich zunehmend die Frage nach der optimalen Therapie der chronischen koronaren Herzkrankheit beim Dialysepatienten. Die Frage, ob bei dieser speziellen Patientengruppe eine Revaskularisierung gegenüber einer optimierten medikamentösen Therapie vorteilhafter ist, wurde nur in einer kleinen randomisierten Studie an 26 diabetischen Dialysepatienten untersucht, deren signifikante KHK beim Transplantationsscreening entdeckt wurde (80). Die Patienten der revaskularisierten Gruppe erlitten wesentlich seltener (2/13 Patienten) ein kardiovaskuläres Ereignis im Verlauf als die medikamentös behandelte Gruppe (10/13 Patienten). Dieses dem klinischen Eindruck und der Intuition entsprechende Studienergebnis erlaubt hingegen nicht die Einschätzung, welche invasive Intervention zu bevorzugen ist.

■ Angioplastie oder Operation?

Bei normaler Nierenfunktion wird für eine besondere Hochrisikogruppe von vornherein eine operative Strategie favorisiert. Es sind dies Patienten mit:

- Stenosen des Hauptstamms der linken Koronararterie

- Dreigefäßerkrankung und verminderter LV-Funktion
- Zweigefäßerkrankung mit proximaler LAD-Beteiligung

Diese Vorgaben sind sicher auch für dialysepflichtige Patienten gültig. Weniger klar ist die Indikationsstellung für die revaskularisierende Maßnahme in allen anderen Fällen.

Die Koronarangioplastie weist beim Dialysepatienten eine mit der Allgemeinbevölkerung nahezu vergleichbare Primärerfolgsrate auf. Neuere Studien sprechen von einer Wiederherstellung des Koronarflusses bzw. Beschwerdefreiheit des Patienten in etwa 90 % der Fälle. Bis vor wenigen Jahren wurde jedoch eine klare Empfehlung ausgesprochen, beim Dialysepatienten die primär chirurgische Revaskularisation zu bevorzugen. Der Grund hierfür war die besorgniserregende Restenoserate zwischen 40 und 80 % innerhalb von 6 Monaten (81). Die Ursachen für dieses Phänomen werden im Umfeld der bereits erwähnten klassischen und nichttraditionellen Risikofaktoren für rasch progrediente Atherosklerose gesucht.

Ein gelegentlich unterschätzter Faktor ist die Tatsache, dass Koronarstenosen besonders beim diabetischen Dialysepatienten häufiger kleine und distale Gefäße betreffen. Ferner werden auch bei proximalen Gefäßen durch den hohen Verkalkungsgrad häufig geringere postinterventionelle Gefäßlumina erreicht. Die Restenoserate nach Koronarintervention hängt jedoch sehr stark vom postinterventionell erreichten Gefäßdurchmesser ab (82). Eine aufwändige Fall-Kontroll-Studie verglich 77 Patienten mit chronischem Nierenversagen mit einer individuell angepassten Kontrollgruppe, in der die Patienten jeweils in Alter, Geschlecht, Vorhandensein eines Diabetes sowie hinsichtlich der betroffenen Koronararterien übereinstimmten. Dennoch zeigte sich, dass in der Gruppe der Dialysepatienten komplexere Läsionen interveniert werden mussten als in der Kontrollgruppe. Bereits die Primärerfolgsrate unterschied sich (89 % vs. 97 % bei den Nierengesunden). Auch in der Folge entwickelten die Dialysepatienten wesentlich häufiger eine angiographisch nachweisbare Restenose, einen Myokardinfarkt oder verstarben aus kardialer Ursache (kombinierter kardiovaskulärer Endpunkt, 46 % bei Dialysepatienten, 31 % bei Nierengesunden) (83).

■ **Stentimplantation**

Das Problem der Restenosierung nach Koronarintervention, insbesondere bei kleinerem postinterventionellem Gefäßdurchmesser, lässt sich zum Teil durch die Stentimplantation beherrschen. So berichten neuere Studien über relativ geringe Unterschiede in der Restenosierung zwischen Dialysepatienten und Nierengesunden. Trotzdem bleibt jedoch in allen Berichten die kardiale Mortalität in der Dialysegruppe höher. Es darf heute damit gerechnet werden, dass nach 2 Jahren noch 2/3 der intervenierten Koronarstenosen beim Dialysepatienten offen sind (84).

Diese neueren Daten lassen an dem Grundsatz zweifeln, den Dialysepatienten großzügig primär operieren zu lassen. Prospektive randomisierte Studien, die zwischen PCI und Bypass-Operation bei Niereninsuffizienz vergleichen, liegen nicht vor. Eine umfangreiche Analyse aus dem US-amerikanischen Dialysepatientenregister (USRDS) vergleicht retrospektiv 7.419 operierte Patienten mit 6.887 interventionell behandelten Dialysepatienten. Die 2-Jahres-Überlebensraten ohne kardiovaskuläres Ereignis waren in der operierten Gruppe mit 62 % vs. 71 % signifikant günstiger, der Vorteil wurde jedoch durch eine deutlich höhere periprozedurale Mortalität erkauft (12,5 % vs. 5,4 %) (85).

8.5.5. Herzklappenerkrankungen

Aufgrund der raschen Progredienz der Herzklappenveränderungen beim Dialysepatienten kommt es nicht selten zu operationspflichtigen Befunden, vor allem an der Aortenklappe. Das Timing eines Klappenersatzes gestaltet sich bei diesen Patienten jedoch oft nicht ganz einfach. Generell wird man sich an den Parametern der Indikationsstellung für nicht niereninsuffiziente Patienten orientieren. Ein Aortenklappenersatz ist bei einer symptomatischen Stenose mit einem invasiv gemessenen Gradienten über 50 mmHg zu erwägen. Es gibt Argumente, beim Dialysepatienten eher frühzeitig die chirurgische Therapie zu suchen. So ist die Volumensteuerung bei hämodynamisch wirksamen Vitien ausgesprochen schwierig. Bereits eine relativ geringe Überwässerung führt zur pulmonalen Stauung, hingegen kommt es bei zu raschem Volumenentzug durch die Dialyse zum Blutdruckabfall. Eine operative Therapie der Mitralklappenveränderungen wird hingegen eher selten erforderlich sein. Die Indikation ist erst nach völligem

Ausschöpfen der konservativen Therapie (Senkung des Sollgewichts, kardiale Rekompensation) zu stellen.

Dialysepatienten mit Herzklappenersatz erreichen heute nahezu die Überlebenswahrscheinlichkeit von Dialysepatienten ohne Klappenerkrankung. Dies wird allerdings nur um den Preis eines erheblich erhöhten Operationsrisikos mit einer perioperativen Mortalität von bis zu 20 % erreicht. Wegen der raschen Verschlechterungstendenz der Aortenklappenstenosen bleibt jedoch in vielen Fällen keine Alternative zum operativen Vorgehen.

Es war lange Zeit umstritten, ob Dialysepatienten mit einem bioprothetischen Aortenklappenersatz oder einer Kunstklappe versorgt werden sollten. Nach Langzeitregisterdaten ist der klinische Verlauf und die Mortalität bei beiden Formen des Klappenersatzes gleich (Abb. 8.22) (86). Während die Bioprothese mit dem Risiko einer erneuten Sklerosierung und damit Destruktion behaftet ist, erfordert die Implantation einer Kunstklappe eine dauerhafte orale Antikoagulation des Dialysepatienten. Die Registerdaten über mehr als 3.400 Patienten sprechen dafür, dass beide Risiken in etwa gleich schwer wiegen und keiner Klappenform mehr eine eindeutige Präferenz gegeben werden kann.

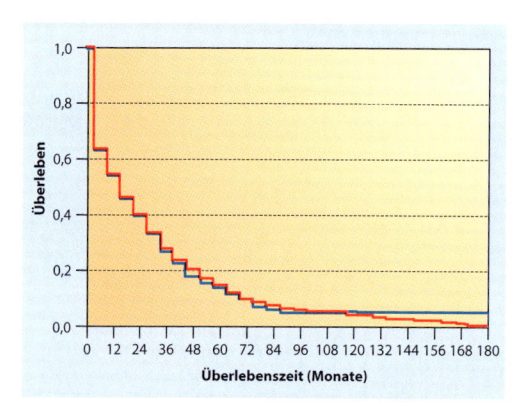

Abb. 8.22: Überlebenszeit nach künstlichem (rot) oder bioprothetischem Herzklappenersatz (blau) bei chronischen Hämodialysepatienten. Nach amerikanischen Registerdaten unterscheidet sich das Langzeitüberleben nicht, auffällig ist jedoch die hohe Frühmortalität (nach [86]).

8.6. Literatur

1. Foley RN, Parfrey PS, Sarnak MJ: Clinical epidemiology of cardiovascular disease in chronic renal disease. Am J Kidney Dis 32:S112-S119, 1998

2. Benetos A, Safar M, Rudnichi A, Smulyan H, Richard JL, Ducimetieere P, Guize L: Pulse pressure: a predictor of long-term cardiovascular mortality in a French male population. Hypertension 30:1410-1415, 1997

3. Franklin SS, Larson MG, Khan SA, Wong ND, Leip EP, Kannel WB, Levy D: Does the relation of blood pressure to coronary heart disease risk change with aging? The Framingham Heart Study. Circulation 103:1245-1249, 2001

4. London GM, Guerin AP, Marchais SJ, Pannier B, Safar ME, Day M, Metivier F: Cardiac and arterial interactions in end-stage renal disease. Kidney Int 50:600-608, 1996

5. Tozawa M, Iseki K, Iseki C, Oshiro S, Yamazato M, Higashiuesato Y, Tomiyama N, Tana T, Ikemiya Y, Takishita S: Evidence for elevated pulse pressure in patients on chronic hemodialysis: a case-control study. Kidney Int 62:2195-2201, 2002

6. Klassen PS, Lowrie EG, Reddan DN, DeLong ER, Coladonato JA, Szczech LA, Lazarus JM, Owen WF, Jr.: Association between pulse pressure and mortality in patients undergoing maintenance hemodialysis. JAMA 287:1548-1555, 2002

7. Foley RN, Herzog CA, Collins AJ: Blood pressure and long-term mortality in United States hemodialysis patients: USRDS Waves 3 and 4 Study. Kidney Int 62:1784-1790, 2002

8. Tyralla K, Amann K: Morphology of the heart and arteries in renal failure. Kidney Int Suppl 84:S80-S83, 2003

9. Tartiere JM, Kesri L, Safar H, Girerd X, Bots M, Safar ME, Blacher J: Association between pulse pressure, carotid intima-media thickness and carotid and/or iliofemoral plaque in hypertensive patients. J Hum Hypertens 18:325-331, 2004

10. Leskinen Y, Lehtimaki T, Loimaala A, Lautamatti V, Kallio T, Huhtala H, Salenius JP, Saha H: Carotid atherosclerosis in chronic renal failure-the central role of increased plaque burden. Atherosclerosis 171:295-302, 2003

11. Demer LL, Tintut Y: Mineral exploration: search for the mechanism of vascular calcification and beyond: the 2003 Jeffrey M. Hoeg Award lecture. Arterioscler Thromb Vasc Biol 23:1739-1743, 2003

12. Goldsmith DJ, Covic A: Coronary artery disease in uremia: Etiology, diagnosis, and therapy. Kidney Int 60:2059-2078, 2001

13. Leskinen Y, Salenius JP, Lehtimaki T, Huhtala H, Saha H: The prevalence of peripheral arterial disease and

medial arterial calcification in patients with chronic renal failure: requirements for diagnostics. Am J Kidney Dis 40:472-479, 2002

14. Trespalacios FC, Taylor AJ, Agodoa LY, Abbott KC: Incident acute coronary syndromes in chronic dialysis patients in the United States. Kidney Int 62:1799-1805, 2002

15. Rajagopalan S, Dellegrottaglie S, Furniss AL, Gillespie BW, Satayathum S, Lameire N, Saito A, Akiba T, Jadoul M, Ginsberg N, Keen M, Port FK, Mukherjee D, Saran R: Peripheral arterial disease in patients with end-stage renal disease: observations from the Dialysis Outcomes and Practice Patterns Study (DOPPS). Circulation 114:1914-1922, 2006

16. Schwarz U, Buzello M, Ritz E, Stein G, Raabe G, Wiest G, Mall G, Amann K: Morphology of coronary atherosclerotic lesions in patients with end-stage renal failure. Nephrol Dial Transplant 15:218-223, 2000

17. Gradaus F, Ivens K, Peters AJ, Heering P, Schoebel FC, Grabensee B, Strauer BE: Angiographic progression of coronary artery disease in patients with end-stage renal disease. Nephrol Dial Transplant 16:1198-1202, 2001

18. Schoebel FC, Gradaus F, Ivens K, Heering P, Jax TW, Grabensee B, Strauer BE, Leschke M: Restenosis after elective coronary balloon angioplasty in patients with end stage renal disease: a case-control study using quantitative coronary angiography. Heart 78:337-342, 1997

19. Longenecker JC, Coresh J, Powe NR, Levey AS, Fink NE, Martin A, Klag MJ: Traditional cardiovascular disease risk factors in dialysis patients compared with the general population: the CHOICE Study. J Am Soc Nephrol 13:1918-1927, 2002

20. Lowrie EG, Lew NL: Death risk in hemodialysis patients: the predictive value of commonly measured variables and an evaluation of death rate differences between facilities. Am J Kidney Dis 15:458-482, 1990

21. Kronenberg F, Utermann G, Dieplinger H: Lipoprotein(a) in renal disease. Am J Kidney Dis 27:1-25, 1996

22. Ridker PM, Cushman M, Stampfer MJ, Tracy RP, Hennekens CH: Inflammation, aspirin, and the risk of cardiovascular disease in apparently healthy men. N Engl J Med 336:973-979, 1997

23. Zimmermann J, Herrlinger S, Pruy A, Metzger T, Wanner C: Inflammation enhances cardiovascular risk and mortality in hemodialysis patients. Kidney Int 55:648-658, 1999

24. Bologa RM, Levine DM, Parker TS, Cheigh JS, Serur D, Stenzel KH, Rubin AL: Interleukin-6 predicts hypoalbuminemia, hypocholesterolemia, and mortality in hemodialysis patients. Am J Kidney Dis 32:107-114, 1998

25. Papagianni A, Kalovoulos M, Kirmizis D, Vainas A, Belechri AM, Alexopoulos E, Memmos D: Carotid atherosclerosis is associated with inflammation and endothelial cell adhesion molecules in chronic haemodialysis patients. Nephrol Dial Transplant 18:113-119, 2003

26. Kato A, Odamaki M, Takita T, Maruyama Y, Kumagai H, Hishida A: Association between interleukin-6 and carotid atherosclerosis in hemodialysis patients. Kidney Int 61:1143-1152, 2002

27. Stenvinkel P, Heimburger O, Jogestrand T: Elevated interleukin-6 predicts progressive carotid artery atherosclerosis in dialysis patients: association with Chlamydia pneumoniae seropositivity. Am J Kidney Dis 39:274-282, 2002

28. Girndt M, Kaul H, Sester U, Ulrich C, Sester M, Georg T, Köhler H: Anti-inflammatory interleukin-10 genotype protects dialysis patients from cardiovascular events. Kidney Int 62:949-955, 2002

29. Goodman WG, Goldin J, Kuizon BD, Yoon C, Gales B, Sider D, Wang Y, Chung J, Emerick A, Greaser L, Elashoff RM, Salusky IB: Coronary-artery calcification in young adults with end-stage renal disease who are undergoing dialysis. N Engl J Med 342:1478-1483, 2000

30. Nakashima A, Yorioka N, Asakimori Y, Ito T, Masaki T, Shigemoto K, Harada S: Different risk factors for the maximum and the mean carotid intima-media thickness in hemodialysis patients. Intern Med 42:1095-1099, 2003

31. Ketteler M, Bongartz P, Westenfeld R, Wildberger JE, Mahnken AH, Bohm R, Metzger T, Wanner C, Jahnen-Dechent W, Floege J: Association of low fetuin-A (AHSG) concentrations in serum with cardiovascular mortality in patients on dialysis: a cross-sectional study. Lancet 361:827-833, 2003

32. The Homocysteine Studies Collaboration: Homocysteine and risk of ischemic heart disease and stroke: a meta-analysis. JAMA 288:2015-2022, 2002

33. Moustapha A, Naso A, Nahlawi M, Gupta A, Arheart KL, Jacobsen DW, Robinson K, Dennis VW: Prospective study of hyperhomocysteinemia as an adverse cardiovascular risk factor in end-stage renal disease. Circulation 97:138-141, 1998

34. Manns BJ, Burgess ED, Hyndman ME, Parsons HG, Schaefer JP, Scott DN: Hyperhomocyst(e)inemia and the prevalence of atherosclerotic vascular disease in patients with end-stage renal disease. Am J Kidney Dis 34:669-677, 1999

35. Wrone EM, Hornberger JM, Zehnder JL, McCann LM, Coplon NS, Fortmann SP: Randomized trial of folic acid for prevention of cardiovascular events in end-stage renal disease. J Am Soc Nephrol 15:420-426, 2004

36. Zoungas S, McGrath BP, Branley P, Kerr PG, Muske C, Wolfe R, Atkins RC, Nicholls K, Fraenkel M, Hutchison BG, Walker R, McNeil JJ: Cardiovascular morbidity and mortality in the Atherosclerosis and Folic Acid

Supplementation Trial (ASFAST) in chronic renal failure: a multicenter, randomized, controlled trial. J Am Coll Cardiol 47:1108-1116, 2006

37. Ward RA, McLeish KR: Polymorphonuclear leukocyte oxidative burst is enhanced in patients with chronic renal insufficiency. J Am Soc Nephrol 5:1697-1702, 1995

38. Himmelfarb J, McMonagle E, McMenamin E: Plasma protein thiol oxidation and carbonyl formation in chronic renal failure. Kidney Int 58:2571-2578, 2000

39. Sakata N, Imanaga Y, Meng J, Tachikawa Y, Takebayashi S, Nagai R, Horiuchi S: Increased advanced glycation end products in atherosclerotic lesions of patients with end-stage renal disease. Atherosclerosis 142:67-77, 1999

40. Drueke T, Witko-Sarsat V, Massy Z, Descamps-Latscha B, Guerin AP, Marchais SJ, Gausson V, London GM: Iron therapy, advanced oxidation protein products, and carotid artery intima-media thickness in end-stage renal disease. Circulation 106:2212-2217, 2002

41. Thuraisingham RC, Yaqoob MM: Oxidative consumption of nitric oxide: a potential mediator of uremic vascular disease. Kidney Int Suppl 84:S29-S32, 2003

42. Zoccali C, Bode-Boger S, Mallamaci F, Benedetto F, Tripepi G, Malatino L, Cataliotti A, Bellanuova I, Fermo I, Frolich J, Boger R: Plasma concentration of asymmetrical dimethylarginine and mortality in patients with end-stage renal disease: a prospective study. Lancet 358:2113-2117, 2001

43. Amann K, Ritz E: Microvascular disease—the Cinderella of uraemic heart disease. Nephrol Dial Transplant 15:1493-1503, 2000

44. Robinson TG, Carr SJ: Cardiovascular autonomic dysfunction in uremia. Kidney Int 62:1921-1932, 2002

45. Converse RL, Jr., Jacobsen TN, Toto RD, Jost CM, Cosentino F, Fouad-Tarazi F, Victor RG: Sympathetic overactivity in patients with chronic renal failure. N Engl J Med 327:1912-1918, 1992

46. Jassal SV, Coulshed SJ, Douglas JF, Stout RW: Autonomic neuropathy predisposing to arrhythmias in hemodialysis patients. Am J Kidney Dis 30:219-223, 1997

47. Straumann E, Meyer B, Misteli M, Blumberg A, Jenzer HR: Aortic and mitral valve disease in patients with end stage renal failure on long-term haemodialysis. Br Heart J 67:236-239, 1992

48. Schönenberger A, Winkelspecht B, Köhler H, Girndt M: High prevalence of aortic valve alterations in haemodialysis patients is associated with signs of chronic inflammation. Nephron Clin Pract 96:C48-C55, 2004

49. Urena P, Malergue MC, Goldfarb B, Prieur P, Guedon-Rapoud C, Petrover M: Evolutive aortic stenosis in hemodialysis patients: analysis of risk factors. Nephrologie 20:217-225, 1999

50. Cirit M, Ozkahya M, Cinar CS, Ok E, Aydin S, Akcicek F, Dorhout Mees EJ: Disappearance of mitral and tricuspid regurgitation in haemodialysis patients after ultrafiltration. Nephrol Dial Transplant 13:389-392, 1998

51. Rostand SG, Gretes JC, Kirk KA, Rutsky EA, Andreoli TE: Ischemic heart disease in patients with uremia undergoing maintenance hemodialysis. Kidney Int 16:600-611, 1979

52. Mockel M, Schindler R, Knorr L, Muller C, Heller G, Jr., Stork TV, Frei U: Prognostic value of cardiac troponin T and I elevations in renal disease patients without acute coronary syndromes: a 9-month outcome analysis. Nephrol Dial Transplant 14:1489-1495, 1999

53. Mallamaci F, Zoccali C, Parlongo S, Tripepi G, Benedetto FA, Cutrupi S, Bonanno G, Fatuzzo P, Rapisarda F, Seminara G, Stancanelli B, Bellanuova I, Cataliotti A, Malatino LS: Diagnostic value of troponin T for alterations in left ventricular mass and function in dialysis patients. Kidney Int 62:1884-1890, 2002

54. deFilippi C, Wasserman S, Rosanio S, Tiblier E, Sperger H, Tocchi M, Christenson R, Uretsky B, Smiley M, Gold J, Muniz H, Badalamenti J, Herzog C, Henrich W: Cardiac troponin T and C-reactive protein for predicting prognosis, coronary atherosclerosis, and cardiomyopathy in patients undergoing long-term hemodialysis. JAMA 290:353-359, 2003

55. Langford EJ, de Belder AJ, Cairns H, Hendry BM, Wainwright RJ: Non-invasive cardiac investigations in patients awaiting renal transplantation. J R Soc Med 90:136-137, 1997

56. Holley JL, Fenton RA, Arthur RS: Thallium stress testing does not predict cardiovascular risk in diabetic patients with end-stage renal disease undergoing cadaveric renal transplantation. Am J Med 90:563-570, 1991

57. Dahan M, Viron BM, Faraggi M, Himbert DL, Lagallicier BJ, Kolta AM, Pessione F, Le Guludec D, Gourgon R, Mignon FE: Diagnostic accuracy and prognostic value of combined dipyridamole-exercise thallium imaging in hemodialysis patients. Kidney Int 54:255-262, 1998

58. Reis G, Marcovitz PA, Leichtman AB, Merion RM, Fay WP, Werns SW, Armstrong WF: Usefulness of dobutamine stress echocardiography in detecting coronary artery disease in end-stage renal disease. Am J Cardiol 75:707-710, 1995

59. Ferguson ER, Hudson SL, Diethelm AG, Pacifico AD, Dean LS, Holman WL: Outcome after myocardial revascularization and renal transplantation: a 25-year single-institution experience. Ann Surg 230:232-241, 1999

60. London GM: Controversy on optimal blood pressure on haemodialysis: lower is not always better. Nephrol Dial Transplant 16:475-478, 2001

61. Agarwal R: Role of home blood pressure monitoring in hemodialysis patients. Am J Kidney Dis 33:682-687, 1999

62. Rahman M, Fu P, Sehgal AR, Smith MC: Interdialytic weight gain, compliance with dialysis regimen, and age are independent predictors of blood pressure in hemodialysis patients. Am J Kidney Dis 35:257-265, 2000

63. Ozkahya M, Toz H, Unsal A, Ozerkan F, Asci G, Gurgun C, Akcicek F, Mees EJ: Treatment of hypertension in dialysis patients by ultrafiltration: role of cardiac dilatation and time factor. Am J Kidney Dis 34:218-221, 1999

64. Foley RN, Herzog CA, Collins AJ: Smoking and cardiovascular outcomes in dialysis patients: the United States Renal Data System Wave 2 study. Kidney Int 63:1462-1467, 2003

65. Wanner C, Krane V, Marz W, Olschewski M, Mann JF, Ruf G, Ritz E: Atorvastatin in patients with type 2 diabetes mellitus undergoing hemodialysis. N Engl J Med 353:238-248, 2005

66. Hirschl MM, Heinz G, Sunder-Plassmann G, Derfler K: Renal replacement therapy in type 2 diabetic patients: 10 years' experience. Am J Kidney Dis 20:564-568, 1992

67. O'Hare AM, Tawney K, Bacchetti P, Johansen KL: Decreased survival among sedentary patients undergoing dialysis: results from the dialysis morbidity and mortality study wave 2. Am J Kidney Dis 41:447-454, 2003

68. Deligiannis A, Kouidi E, Tourkantonis A: Effects of physical training on heart rate variability in patients on hemodialysis. Am J Cardiol 84:197-202, 1999

69. MacLeod A, Daly C, Khan I, Vale L, Campbell M, Wallace S, Cody J, Donaldson C, Grant A: Comparison of cellulose, modified cellulose and synthetic membranes in the haemodialysis of patients with end-stage renal disease. Cochrane Database Syst RevCD003234, 2001

70. Craig RG, Spittle MA, Levin NW: Importance of periodontal disease in the kidney patient. Blood Purif 20:113-119, 2002

71. Wolf SC, Mayer O, Jurgens S, Vonthein R, Schultze G, Risler T, Brehm BR: Chlamydia pneumoniae IgA seropositivity is associated with increased risk for atherosclerotic vascular disease, myocardial infarction and stroke in dialysis patients. Clin Nephrol 59:273-279, 2003

72. O'Connor CM, Dunne MW, Pfeffer MA, Muhlestein JB, Yao L, Gupta S, Benner RJ, Fisher MR, Cook TD: Azithromycin for the secondary prevention of coronary heart disease events: the WIZARD study: a randomized controlled trial. JAMA 290:1459-1466, 2003

73. Kaufman JS, O'Connor TZ, Zhang JH, Cronin RE, Fiore LD, Ganz MB, Goldfarb DS, Peduzzi PN: Randomized controlled trial of clopidogrel plus aspirin to prevent hemodialysis access graft thrombosis. J Am Soc Nephrol 14:2313-2321, 2003

74. Chang JW, Yang WS, Min WK, Lee SK, Park JS, Kim SB: Effects of simvastatin on high-sensitivity C-reactive protein and serum albumin in hemodialysis patients. Am J Kidney Dis 39:1213-1217, 2002

75. Boaz M, Smetana S, Weinstein T, Matas Z, Gafter U, Iaina A, Knecht A, Weissgarten Y, Brunner D, Fainaru M, Green MS: Secondary prevention with antioxidants of cardiovascular disease in endstage renal disease (SPACE): randomised placebo-controlled trial. Lancet 356:1213-1218, 2000

76. Yusuf S, Dagenais G, Pogue J, Bosch J, Sleight P: Vitamin E supplementation and cardiovascular events in high-risk patients. The Heart Outcomes Prevention Evaluation Study Investigators. N Engl J Med 20:154-160, 2000

77. Tepel M, van der Giet M, Statz M, Jankowski J, Zidek W: The antioxidant acetylcysteine reduces cardiovascular events in patients with end-stage renal failure: a randomized, controlled trial. Circulation 107:992-995, 2003

78. Manns B, Hyndman E, Burgess E, Parsons H, Schaefer J, Snyder F, Scott-Douglas N: Oral vitamin B(12) and high-dose folic acid in hemodialysis patients with hyperhomocyst(e)inemia. Kidney Int 59:1103-1109, 2001

79. de Lima JJ, Vieira ML, Lopes HF, Gruppi CJ, Medeiros CJ, Ianhez LE, Krieger EM: Blood pressure and the risk of complex arrhythmia in renal insufficiency, hemodialysis, and renal transplant patients. Am J Hypertens 12:204-208, 1999

80. Manske CL, Wang Y, Rector T, Wilson RF, White CW: Coronary revascularisation in insulin-dependent diabetic patients with chronic renal failure. Lancet 340:998-1002, 1992

81. de-Lemos JA, Hillis LD: Diagnosis and management of coronary artery disease in patients with end-stage renal disease on hemodialysis. J Am Soc Nephrol 7:2044-2054, 1996

82. Schwarz F, Preusler W, Reifart N, Storger H, Baier T, Schlotzer P, Neubauer A, Heinsen S: [Long-term results of coronary angioplasty in relation to vessel size]. Dtsch Med Wochenschr 116:1857-1861, 1991

83. Asinger RW, Henry TD, Herzog CA, Paulsen PR, Kane RL: Clinical outcomes of PTCA in chronic renal failure: a case-control study for comorbid features and evaluation of dialysis dependence. J Invasive Cardiol 13:21-28, 2001

84. Le Feuvre C, Dambrin G, Helft G, Tabet S, Beygui F, Legendre C, Peraldi MN, Vacheron A, Metzger JP: Comparison of clinical outcome following coronary stenting or balloon angioplasty in dialysis versus non-dialysis patients. Am J Cardiol 85:1365-1368, 2000

85. Herzog CA, Ma JZ, Collins AJ: Long-term outcome of dialysis patients in the United States with coronary revascularization procedures. Kidney Int 56:324-332, 1999

86. Herzog CA, Ma JZ, Collins AJ: Long-term survival of dialysis patients in the United States with prosthetic heart valves: should ACC/AHA practice guidelines on valve selection be modified? Circulation 105:1336-1341, 2002

9. Antikoagulation

Die Hämodialysebehandlung führt immer zu einer Aktivierung von Thrombozyten und plasmatischer Gerinnung. Daher besteht generell die Notwendigkeit einer Antikoagulation, um den thrombotischen Verschluss des extrakorporalen Systems zu verhindern. Eine Behandlung völlig ohne Antikoagulation ist nur mit hohem Aufwand und kurzfristig durchführbar. Der Bedarf an Gerinnungshemmung variiert. Tab. 9.1 führt Situationen mit besonders hohem thrombogenen Risiko auf. Der Einfluss des Dialysatortyps auf den Antikoagulationsbedarf ist im Zusammenhang mit der Biokompatibilität der Membranen in Kap. 5. dargestellt. Insgesamt ist die Dialysemembran nur ein Teil des thrombogenen extrakorporalen Kreislaufs, ihre Bedeutung für den Bedarf an Antikoagulation sollte nicht überschätzt werden, die Membranauswahl kann jedoch in Situationen mit hohem Blutungsrisiko (vgl. Kap. 9.2.1.) relevant werden.

- Niedriger Blutfluss
- Hohe Ultrafiltrationsrate
- Hoher Hämatokrit
- Schaumbildung und Turbulenzen in Luftfallen
- Gabe von Erythrozytenkonzentraten während der Behandlung

Tab. 9.1: Risikofaktoren der Systemkoagulation bei der Hämodialyse.

9.1. Antikoagulanzien für die Hämodialyse

9.1.1. Unfraktioniertes Heparin

■ **Indikationen**

Die Verwendung von unfraktioniertem Heparin (UFH) ist die derzeit am häufigsten verwandte Antikoagulationstechnik und gilt als Standardmethode der Wahl zur Antikoagulation bei allen Patienten. Mit Heparin besteht die meiste therapeutische Erfahrung, es ist gut steuerbar, preisgünstig und weist eine relativ kurze Halbwertszeit auf. Die Substanz bindet an Antithrombin III und steigert dessen Wirksamkeit, bei AT-III-Mangel ist Heparin unzureichend wirksam.

■ **Kontraindikationen**

Heparininduzierte Thrombozytopenie Typ II (HIT-II)

■ **Anwendung**

Unterschiedliche Protokolle zur Heparinisierung sind gebräuchlich. Oft wird das extrakorporale System mit 2.500-5.000 E Heparin vorgespült, wovon eine je nach Schlauchmaterial und Dialysator unterschiedliche Menge an den Oberflächen haften bleibt. Ein Heparinzusatz beim Vorspülen des Systems bringt jedoch gegenüber einer exakt dosierten Gabe des Antikoagulans ins Blut keine Vorteile (1). Erfolgt keine Vorspülung des Systems, sollte ein Heparinbolus vor dem ersten Blut-Dialysator-Kontakt systemisch injiziert werden, um rechtzeitig eine ausreichende Wirksamkeit erreichen zu können. Aufgrund der relativ kurzen Halbwertszeit des Heparins ist während der Behandlung eine Dauerinfusion oder die regelmäßige Gabe weiterer Boli erforderlich.

Der individuelle Heparinbedarf ist sehr unterschiedlich und hängt von der Nierenrestfunktion (Variation der Heparinhalbwertszeit zwischen 30 und 120 min) sowie der Beschaffenheit des extrakorporalen Systems ab. Vielfach wird in Dialysezentren mit Erfahrungswerten gearbeitet. Initialdosen liegen dabei in der Größenordnung von 25-40 U/kg, gefolgt von Infusionsraten um 500-1.500 U/h. Die Dosierung lässt sich jedoch unter Zuhilfenahme der ACT (s.u.) individuell für jeden Patienten auch exakt bestimmen (Tab. 9.2). Etwa 30-60 min vor Ende der Dialyse wird die Heparininfusion gestoppt, um einen Überhang der Antikoagulation zu vermeiden.

1. Bestimmung einer Basis-ACT
2. Gabe von 2.500 E Heparin in die arterielle Kanüle
3. 3-5 Minuten warten
4. Erneute ACT-Messung, Ziel: Basis-ACT + 80 %
5. Falls ACT zu hoch, bei nächster Dialyse korr. Dosis verwenden
6. Falls ACT zu niedrig, Heparin bis zur korr. Dosis nachinjizieren
7. Dialyse beginnen
Dosisanpassung
$\text{Korr. Dosis} = \dfrac{2.500\ E^*(\text{Ziel-ACT} - \text{Basis-ACT})}{(\text{Ist-ACT} - \text{Basis-ACT})}$

Tab. 9.2: Festlegung des individuellen Heparinbedarfs eines Patienten.

Die Messung des Heparineffekts erfolgt im Gerinnungslabor über die aktivierte partielle Thromboplastinzeit (aPTT) oder auf der Dialysestation mittels der "activated clotting time" (ACT), die einfach mit automatisierten Systemen im Vollblut zu messen ist (Tab. 9.3). Zielwerte der ACT sind je nach Bestimmungsverfahren unterschiedlich, in der Regel sollen sie während der Behandlung mindestens 80 % und maximal 180 % über dem Normwert ohne Antikoagulation liegen (2). Bei den in Deutschland verbreitetsten Bestimmungsmethoden (ACTester®, Hemochron®) liegen Zielwerte unter Therapie zwischen 130 und 180 s, entsprechend einer aPTT > 60 s. Bei Überdosierung von unfraktioniertem Heparin ist eine Antagonisierung mit Protamin möglich.

Antikoagulation	Überwachungsmethode
Unfraktioniertes Heparin	aPTT, ACT
Niedermolekulares Heparin	Anti-Xa-Aktivität
Hirudin	Ecarin-Zeit, aPTT, ACT
Danaparoid	Anti-Xa-Aktivität
Citrat	Ionisiertes Ca^{2+}
Prostacyclin	Keine
Argatroban	aPTT, ACT

Tab. 9.3: Methoden zur Überwachung der Antikoagulation an der Dialyse.

■ **Nebenwirkungen**

Typische Nebenwirkungen des UFH sind neben der erhöhten Blutungsneigung die (bei Dialysepatienten vergleichsweise seltene) Induktion einer HIT-II, die Osteoporose, Hypertriglyzeridämie, Hyperkaliämieneigung, Haarausfall und Pruritus. Heparin induziert die Osteoklastenfunktion. Bei länger dauernder hochdosierter Gabe ist die Induktion einer Osteoporose gut belegt, die quantitative Bedeutung für den Dialysepatienten lässt sich hingegen schwer ermessen. Eine heparininduzierte Freisetzung von Lipoproteinlipase führt zur Verarmung dieses Enzym und steigert letztlich so die Serum-Triglyzeride. Eine vermehrte Hyperkaliämieneigung wird auf die Suppression des Aldosterons bezogen, welches auch beim anurischen Patienten einen Einfluss auf den Kaliumstoffwechsel hat, in dem es die Ausscheidung des Ions über den Darm fördert. Eine Assoziation mit Haarausfall ist gut dokumentiert, ob der häufige Pruritus des Dialysepatienten tatsächlich wesentlich durch Heparin beeinflusst ist, gilt als unsicher.

9.1.2. Niedermolekulares Heparin

Niedermolekulare Heparine (NMH) weisen eine längere Wirkungsdauer auf als unfraktionierte Heparine. Bei vielen der typischen Heparinnebenwirkungen haben sie Vorteile. Dem stehen jedoch die kompliziertere Dosisüberwachung und vor allem die höheren Kosten gegenüber. Bei nicht-dialysepflichtigen Patienten sind die Blutungsrisiken unter NMH geringer als unter UFH, so dass hier keine routinemäßige Messung des Therapieeffekts empfohlen wird. Wahrscheinlich lässt sich diese Haltung auch auf Dialysepatienten übertragen, wenngleich das Blutungsrisiko bei Dauerantikoagulation Niereninsuffizienter deutlich höher zu veranschlagen ist als beim Nierengesunden (Inzidenz erheblicher Blutungskomplikationen 7,8 % [3]).

■ **Indikationen**

Niedermolekulare Heparine zur Dialyse sind vor allem indiziert bei schwerer Osteoporose, Hypertriglyzeridämie oder Haarausfall, wenn diese auf die Verwendung unfraktionierten Heparins bezogen werden können. Bei Hyperkaliämieneigung kann ein Wechsel auf NMH versucht werden, da diese im Gegensatz zu Standardheparin keine Aldosteronsuppression verursachen (Abb. 9.1) (4).

Die European Best Practice Guidelines zur Dialyse empfehlen sogar die generelle Anwendung von NMH (5). Diese hat sich jedoch aufgrund der etwa 10fach höheren Kosten bisher nicht durchgesetzt. Bislang ist auch nicht in kontrollierten Studien mit harten Endpunkten nachgewiesen, dass die für diese Empfehlung in den Vordergrund gestellten Vorteile hinsichtlich des Lipidmetabolismus klinisch relevant genug sind, um die Mehrkosten zu rechtfertigen. Hier besteht Bedarf an guten und ausreichend großen klinischen Studien.

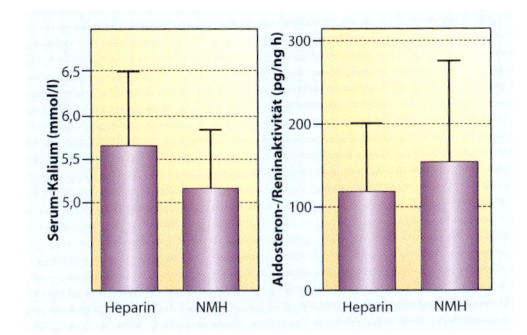

Abb. 9.1: Serum-Kalium und Aldosteron-Renin-Verhältnis bei 12 Patienten, die sequentiell mit unfraktioniertem Heparin oder niedermolekularem Heparin behandelt wurden. Bei konventionellem Heparin lag das Serum-Kalium infolge einer Suppression der Aldosteronproduktion signifikant höher (nach [4]).

Eine neue Untersuchung legt Vorteile der NMH hinsichtlich der Thrombozytenaktivierung durch das Dialyseverfahren nahe (6). Während es bei jeder Dialyse, unabhängig von der verwendeten Membran, zur Thrombozytenaktivierung kommt, scheint diese durch die Verwendung von NMH etwas reduzierbar zu sein (Abb. 9.2). In Hinblick auf den Zusammenhang zwischen Thrombozytenaktivität und kardiovaskulärer Erkrankungsrate könnte sich dieser Vorteil als klinisch bedeutsam erweisen, doch auch hier sind größere Studien abzuwarten. Eine neue Vergleichsstudie stellt Vorteile für NMH gegenüber UFH hinsichtlich Nachblutung aus der Dialysefistel sowie Arbeitsaufwand für das Dialysepersonal heraus (7). Die hohe Beliebtheit des NMH beim Personal ergab sich vor allem aus dem Verzicht auf eine Überwachung der Antikoagulation mittels ACT-Messung. Unter NMH soll es etwas seltener zur Ausbildung einer HIT-II kommen, liegt diese Erkrankung jedoch vor, so reagieren die Antikörper auch gegen die niedermolekularen Heparin kreuz, eine Anwendung ist dann nicht möglich.

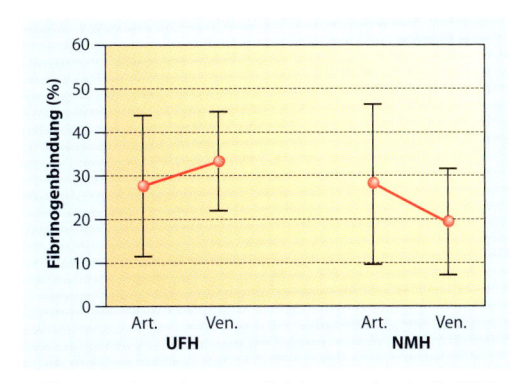

Abb. 9.2: Thrombozytenaktivierung durch die Dialysebehandlung mit unfraktioniertem oder niedermolekularem Heparin (gemessen als Fibrinogenbindung) (nach [6]).

■ **Kontraindikationen**

Heparininduzierte Thrombozytopenie Typ II (HIT-II)

■ **Anwendung**

Die Anwendung erfolgt in der Regel als einmalige Dosis vor Beginn der Dialyse (8), die Dosis liegt mit deutlichen Unterschieden je nach Präparat zwischen 60-100 U/kg Körpergewicht (Angaben der Fachinformation beachten). Eine niedrig dosierte Bolusgabe zusammen mit einer Dauerinfusion während der Dialyse ist möglich, aber wahrscheinlich nicht vorteilhaft. Zur Therapiekontrolle kann eine Messung der Anti-Xa-Aktivität im Blut durchgeführt werden, die während der Behandlung bei 0,4-0,5 IU/ml liegen sollte, die ACT-Messung ist nicht geeignet. Eine Antagonisierung mit Protamin ist nur sehr eingeschränkt möglich.

■ **Nebenwirkungen**

Die Behandlung ist relativ nebenwirkungsarm, neben der Gefahr der überschießenden Antikoagulation (die länger anhält als bei UFH) kann auch durch NMH ein HIT-II ausgelöst werden. In der Regel besteht eine deutlich länger anhaltende Gerinnungshemmung im Intervall zwischen den Dialysebehandlungen, nach 10 Stunden ist noch mit einer Anti-Xa-Aktivität von > 0,4 IU/ml, nach 24 h von > 0,1 IU/ml zu rechnen (9). Die übrigen Heparinnebenwirkungen treten seltener auf, ein eindeutiger Vorteil hinsichtlich Pruritus ist nicht nachgewiesen.

9.1.3. Alternative Antikoagulationsformen

Alle alternativen Formen der Antikoagulation beim Dialysepatienten haben bisher nur sehr begrenzt Eingang in die Routine gefunden. Sie kommen vor allem bei Kontraindikationen zum Heparin bzw. NMH zum Einsatz, hier in erster Linie bei der HIT-II (10). Beim stark blutungsgefährdeten Patienten hat sich zusätzlich die regionale Antikoagulation mit Citrat bewährt.

■ **Hirudin**

Hirudin steht in rekombinanter Form als Lepirudin zur Verfügung. Es eignet sich zur Antikoagulation bei HIT-II und verlängert die aPTT. Dem Einsatz von Hirudin bei chronischer Niereninsuffizienz steht allerdings der nahezu ausschließlich renale Eliminationsweg entgegen. Die Substanz kumuliert bei Dialysepatienten und führt zu einer schwer steuerbaren und nicht antagonisierbaren Dauerantikoagulation, Halbwertszeiten über 300 h und Dosisintervalle von 6-12 Tagen sind beschrieben. Es gibt Berichte über einen erfolgreichen Einsatz zur Dialyse, wegen der hohen Risiken wird sich die Substanz aber wahrscheinlich nicht weiter durchsetzen. Im Notfall gelingt eine Elimination der Substanz durch High-flux-Hämofiltration (11). Für Patienten, bei denen eine Dauerantikoagulation erwünscht ist, kann Hirudin unter sorgfältiger Dosiseinstellung (Ecarin-Gerinnungszeit, aPTT) geeignet sein.

■ **Danaparoid**

In vielen Dialysezentren wurde die Antikoagulation bei HIT-II mit Danaparoid durchgeführt. Eine Zulassung zur Dialyse besteht allerdings nicht, diese erstreckt sich lediglich auf die Prophylaxe oder Behandlung von venösen Thrombosen bei Heparin-Unverträglichkeit. Seitdem Argatroban als Alternative zur Verfügung steht, ist der Einsatz von Danaparoid stark rückläufig. In etwa 10 % der Fälle kommt es bei HIT-II zu einer Kreuzreaktion gegen Danaparoid. Wahrscheinlich wird die Substanz aus der Anwendung im Bereich der Dialyse verschwinden. Danaparoid ist deutlich schwieriger steuerbar als Heparin, im Allgemeinen besteht die Antikoagulation noch bei Beginn der Folgedialyse. Die Wirkung wird durch die Bestimmung des Anti-Xa-Effekts gemessen, ACT und aPTT sprechen nur unzureichend an. Die Gabe erfolgt als Bolus vor Dialysebeginn, spätestens ab der dritten Dialyse muss die Dosis dann anhand der Anti-Xa-Messung vor Behandlung korrigiert werden, um eine gefährliche Kumulation zu vermeiden (2).

■ **Regionale Citratantikoagulation**

Die regionale Antikoagulation eignet sich besonders gut für Patienten mit hohem Blutungsrisiko, da systemisch bei adäquater Therapieführung keine Gerinnungshemmung nachweisbar wird. Das Verfahren ist auch bei HIT-II geeignet. Auf der arteriellen Seite des Dialysesystems wird Citrat ins Blut infundiert. Hierdurch wird Kalzium und Magnesium gebunden und steht nicht mehr für die Gerinnungsaktivierung zur Verfügung. Auf der venösen Seite des Dialysators erfolgt dann eine Rekalzifizierung, durch die die Gerinnbarkeit wieder hergestellt wird.

Die regionale Citratantikoagulation stellt ein sicheres und gut durchführbares Verfahren dar (Tab. 9.4), das jedoch aufgrund der damit verbundenen Risiken bei unzureichender Steuerung (schwere Elektrolytentgleisungen, lebensbedrohliche Arrhythmien) wesentlich überwachungsintensiver ist als andere Verfahren (12).

Regelmäßige Kontrollen des ionisierten Kalziums (spezielle Messgeräte erforderlich!) im Blut und Dialysesytem müssen sicherstellen, dass ein adäquates Verhältnis zwischen Citrat und Kalzium aufrecht erhalten bleibt. Die Bildung von Bicarbonat durch Citratmetabolismus führt zur Alkalosegefahr, der aber leicht durch Absenkung des Dialysat-Bicarbonats entgegengewirkt werden kann. Eine typische Fehlerquelle ist eine fortgesetzte Citratinfusion bei stehender Blutpumpe, da die gebräuchlichen Dialysegeräte keinen Citratmodus anbieten, bei dem die Citratpumpe mit dem Blutfluss gekoppelt ist. Wichtig ist, bei Blutdruckabfall, Muskelkrämpfen, Kopfschmerzen oder anderen, nicht sofort erklärlichen Besonderheiten während der Behandlung sofort das ionisierte Kalzium beim Patienten zu prüfen.

Materialien	
Dialysator	High-flux
Dialyseflüssigkeit	Kalzium- und magnesiumfrei
Dialysatfluss	500 ml/min
Dialysat-Natrium	136 mmol/l
Dialysat-Bicarbonat	6 mmol/l unter der üblichen Einstellung des Patienten
Blutfluss	200 ml/min
Citratlösung	Trinatriumcitrat ACD-A® 113 mmol/l
Kalziumlösung	Kalziumchlorid 500 mmol/l
Behandlung	
Feste Infusionsrate der Citratlösung in den arteriellen Schlauch	8 ml/min = 54 mmol/h
Initiale Infusionsrate der Kalziumlösung in den venösen Schlauch	25 ml/h = 1 mmol/l Blut
Ultrafiltration	Citratvolumen hinzurechnen
Überwachung	
Messung ionisiertes Kalzium: Schlauchsystem	vor Behandlung + alle 15 min, bis Wert stabil
Zielwerte iCa^{2+}	0,25-0,35 mmol/l
Bei Über- oder Unterschreitung	Korrektur der Citratinfusion in Schritten zu 30 ml/h
Messung ionisiertes Kalzium: Patient	vor Behandlung + alle 60-120 min
Zielwerte iCa^{2+}	0,9-1,2 mmol/l
Bei Über- oder Unterschreitung	Korrektur der Kalziuminfusion in Schritten zu 5 ml/h

Tab. 9.4: Durchführung der regionalen Citratantikoagulation bei intermittierender Hämodialyse.

■ Prostacyclin

Auch durch Prostacyclininfusion kann eine ausreichende Antikoagulation für die Hämodialyse erreicht werden. Der Effekt tritt hierbei über eine reversible Thrombozytenhemmung ein, die plasmatische Gerinnung wird nicht direkt inhibiert. Thrombozyten setzen unter Prostacyclineinfluss jedoch auch weniger Aktivatoren der plasmatischen Gerinnung frei. Teilweise wird auch die Kombination mit niedrig dosiertem Heparin empfohlen, ob es jedoch Indikationen für Prostacyclin bei Patienten gibt, denen Heparin appliziert werden kann, ist umstritten. Vor allem Prostaglandin I2 (Prostacyclin, Epoprostenol) wurde in dieser Anwendung untersucht (13). Die Dosierung liegt bei 4-5 ng/kg/min, die Halbwertszeit und Wirkdauer beträgt 3-5 Minuten. Typische Nebenwirkungen sind das Auftreten von Flushsymptomatik, Kopfschmerz sowie Hypotonie, die die Anwendung limitieren kann. Die sehr teure Substanz kann bei Heparinunverträglichkeit erwogen werden.

■ Argatroban

Seit einiger Zeit steht auch der direkte Thrombin-Inhibitor Argatroban als Antikoagulans zur Verfügung, er ist für die Behandlung von Patienten mit HIT-II zugelassen. Die Substanz zeichnet sich durch eine kurze Halbwertszeit (ca. 52 min) und die Überwachung mittels aPTT aus. Die Pharmakokinetik ändert sich bei Niereninsuffizienz kaum, da Argatroban hepatisch metabolisiert wird. Publizierte Dosierungsempfehlungen sehen einen Initialbolus von 0,1 mg/kg sowie eine Dauerinfusion mit 0,1-0,2 mg/kg h während der Dialyse vor (14). Dies entspricht etwa der empfohlenen Dauerinfusionsrate laut Hersteller von 2 µg/kg/min, die bei Leberinsuffizienz auf 0,5 µg/kg/min vermindert werden muss. Nach unserer Erfahrung ist für die meisten Patienten eine Dauerinfusionsrate von 1-1,5 µg/kg/min ausreichend. Argatroban bewährt sich bereits als sichere und gut steuerbare Alternative bei HIT-II, die hier insbesondere gegenüber dem schlechter steuerbaren Danaparoid deutliche Vorteile hat. Auch für die Blutungsneigung oder den AT-III-Mangel könnte die Substanz interessant werden, der Einsatz liegt hier jedoch außerhalb der Zulassung. Limitiert wird die Anwendung sicher durch die sehr hohen Kosten.

9.2. Antikoagulation in besonderen klinischen Situationen

9.2.1. Hohes Blutungsrisiko

Nicht selten muss auch bei deutlich erhöhtem Blutungsrisiko, z.B. postoperativ, dialysiert werden. Hierfür eignen sich Heparin sparende Verfahren oder die regionale Citratantikoagulation. Als ungeeignet hat sich eine regionale Heparinisierung mit Protamininfusion in die venöse Leitung erwiesen, da es hierbei nach 2-4 h zu einer Dissoziation der Heparin-Protamin-Komplexe und somit einer unerwünschten Heparinwirkung kommen kann.

Voraussetzungen für eine Heparin sparende Dialyse sind die Verwendung geeigneter Dialysatoren (Abb. 9.3) sowie die Vermeidung der Schaumbildung in Tropfkammern, die möglichst gut gefüllt sein sollten. Statt Applikation eines systemischen Heparinbolus sollte das extrakorporale System mit Heparin gespült werden (Tab. 9.5). Hierdurch wird Heparin an die Dialysatormembran und den extrakorporalen Kreislauf gebunden. Durch reichlich Kochsalzlösung wird ungebundenes Heparin wieder ausgewaschen, bevor das System mit Patientenblut in Kontakt kommt. Die Dialyse kann dann mit einer sehr geringen Erhaltungsdosis an Heparin (z.B. 250-500 E/h) und einer Ziel-ACT 40 % über dem Basiswert durchgeführt werden. Bei sehr hohem Blutungsrisiko kann nach dem Durchspülen des Systems auf weitere Heparingaben verzichtet werden. Dialysen von 2-3 h können so ohne unvertretbar hohes Risiko eines Systemverschlusses durchgeführt werden. Sind längere Behandlungszeiten unvermeidlich, ist es jedoch empfehlenswert, den Dialysefilter alle 30 min mit Kochsalzlösung durchzuspülen.

Dialysator	Hohe Heparinbindungskapazität
Spüllösung	5.000 IE Heparin in 1.000 ml NaCl 0,9 %
Nachspülen	2.000 ml NaCl 0,9 %
Blutfluss	300-350 ml/min
Dauerheparinisierung	(0)-250-500 IE/h
Besonderheiten	Tropfkammern bis max. erlaubte Füllmenge auffüllen Stündlich auf Koagelbildung im System prüfen Schaumbildung vermeiden

Tab. 9.5: Durchführung der heparinarmen Dialyse bei erhöhtem Blutungsrisiko.

Die Dialysemembranen weisen ein sehr unterschiedliches Oberflächenpotential auf (Abb. 9.3) (15). Heparin als negativ geladenes Molekül bindet kaum an stark negativ geladene Oberflächen, sehr gut hingegen bei nahezu neutralem Oberflächenpotential. Mit der Gerinnungsaktivierung verhält es sich mehr oder weniger umgekehrt: bei stark negativer Membranladung kommt es zur ausgeprägten Kontaktaktivierung der plasmatischen Gerinnung. Die elektrische Ladung ist hierfür jedoch nur ein Faktor unter mehreren. Soll eine heparinfreie Dialyse durchgeführt werden, wählt man eine Membran mit möglichst geringer Aktivierung der plasmatischen Gerinnung (z.B. Polysulfon, Polyamid). Ist eine Heparinspülung möglich, so kann eine Membran mit eher positivem Membranpotential (z.B. Haemophan) vorteilhafter sein. Relativ neu auf dem Markt ist eine Compoundmembran auf der Basis von Polyacrylonitril, deren negatives Oberflächenpotential durch Beschichtung mit Polyethylenimin stark reduziert wurde. Diese stellt eine synthetische High-flux-Alternative für die Heparinvorspülung dar. Während unfraktioniertes Heparin nach dieser Vorbehandlung der Membran in der Folge nur zu 10-20 % wieder ausgewaschen wird, haftet niedermolekulares Heparin weniger gut, es muss mit Auswaschraten (und systemischer Wirksamkeit) von bis zu 100 % der ursprünglich an der Membran haftenden Menge gerechnet werden.

Membranoberflächenladung (zeta-Potential)		Heparinbindung	Gerinnungsaktivierung
+10 mV	Hämophan		++
0 mV	Polysulfon		+
	Polyamid		+
	Cuprophan		+++
	Zellulose-Triacetat		++
	Polymethylmethacrylat		++
-70 mV	Polyacrylonitril		+++

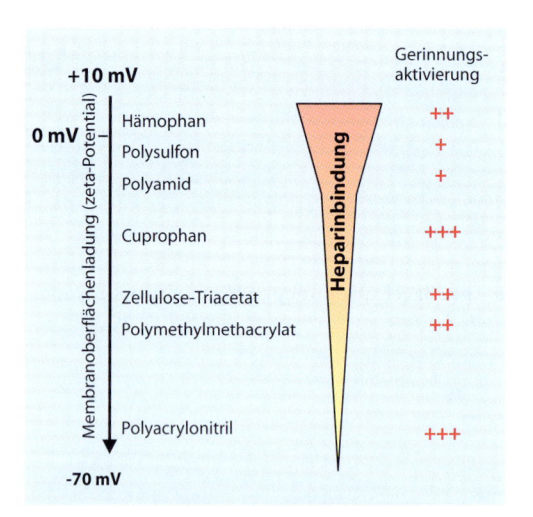

Abb. 9.3: Membranoberflächenpotentiale unterschiedlicher Dialysatortypen sowie grobe Einordnung des Aktivierungspotentials für die plasmatische Gerinnung.

9.2.2. Heparininduzierte Thrombopenie Typ II

Die genannten heparinarmen Verfahren bei Blutungsneigung sind ungeeignet, um Dialysen bei Patienten mit HIT-II durchzuführen. Auch niedermolekulare Heparine verbieten sich hier. Relativ häufig wird Danaparoid eingesetzt, sofern nicht eine Kreuzreaktion der Antikörper gegen diese Substanz besteht (10 % der Fälle). Ist dies der Fall, kann auf Argatroban zurückgegriffen werden, welches sich auch durch eine bessere Steuerbarkeit und kürzere Halbwertszeit auszeichnet. Weitere Möglichkeiten sind Prostacyclin oder Hirudin, die jedoch deutliche Nachteile haben. Eine langfristige Anwendung der Citratantikoagulation wird in einigen Zentren ebenfalls durchgeführt, ist jedoch nicht ausreichend erprobt, um eine generelle Empfehlung aussprechen zu können. Sorgen bereitet hier vor allem die Möglichkeit einer negativen Kalziumbilanz mit ihren Auswirkungen auf den Knochenstoffwechsel und Hyperparathreoidimus. Auch ist der Überwachungsaufwand recht hoch, um die nötige Sicherheit gewährleisten zu können.

9.2.3. Orale Dauerantikoagulation

Obwohl gar nicht selten auch bei Dialysepatienten aus Gründen wie einem Vorhofflimmern oder einer abgelaufenen Thrombose der tiefen Beinvenen eine orale Antikoagulation durchgeführt werden muss, gibt es keine systematischen Untersuchungen über den Einfluss von Vitamin K-Antagonisten auf die Antikoagulation zur Hämodialyse. Die klinische Erfahrung lehrt, dass es in der Regel nicht möglich ist, bei einer INR von 2-3 eine Dialyse ohne zusätzliche Heparingaben durchzuführen.

9.2.4. Präoperative Dialyse

Vor elektiven Operationen wird oftmals eine Hämodialysebehandlung durchgeführt, weil eine Überwässerung oder Hyperkaliämie hierzu zwingen. Gerade die Hyperkaliämie stellt ein häufiges präoperatives Problem dar, auch wenn sie in vielen Fällen vermeidbar wäre (vgl. Kap. 12.). Der Dialysepatient, der vor Operation nüchtern bleiben muss, verlagert aufgrund der ausbleibenden Insulinsekretion Kalium nach extrazellulär. Eine kontinuierliche Glucoseinfusion kann hier entgegen wirken. Muss dennoch dialysiert werden, so sollte, wenn möglich, unfraktioniertes Heparin eingesetzt werden. Niedermolekulares Heparin oder alternative Antikoagulanzien sind aufgrund der langen Wirksamkeit nicht geeignet. Eine regionale Antikoagulation mit Citrat kommt als Alternative in Betracht. Bei Verwendung von unfraktioniertem Heparin wird man im Gegensatz zur Dialyse bei bereits bestehender Blutungsgefahr abhängig von der voraussichtlichen Dialysezeit mit einer normalen oder nur leicht reduzierten Bolusgabe beginnen. Die kontinuierliche Heparininfusion während der Behandlung ist möglichst niedrig zu halten. Etwa 1 Stunde vor Ende der Dialyse kann die Heparinzufuhr dann gestoppt werden. Auf diese Weise kann in der Regel 3-4 h nach Ende der Dialyse eine Operation vorgenommen werden, es empfiehlt sich jedoch, zuvor eine Kontrolle der ACT oder aPTT durchzuführen. Dieses Vorgehen hat sich auch vor Nierentransplantation bewährt.

9.3. Literatur

1. Opatrny K, Jr., Bouda M, Kohoutkova L, Vit L, Sefrna F: A clinical study to assess the effect of heparin in dialyzer rinsing solutions. Int J Artif Organs 20:112-118, 1997

2. Böhler J, Fischer KG: Antikoagulation bei extrakorporalen Therapieverfahren, in Hörl WH, Wanner C (Hrsg.): Dialyseverfahren in Klinik und Praxis, Kap. 21. Stuttgart, New York, 2004, S. 274-284

3. Farooq V, Hegarty J, Chandrasekar T, Lamerton EH, Mitra S, Houghton JB, Kalra PA, Waldek S, O'Donoghue DJ, Wood GN: Serious adverse incidents with the usage of low molecular weight heparins in patients with chronic kidney disease. Am J Kidney Dis 43:531-537, 2004

4. Hottelart C, Achard JM, Moriniere P, Zoghbi F, Dieval J, Fournier A: Heparin-induced hyperkalemia in chronic hemodialysis patients: comparison of low molecular weight and unfractionated heparin. Artif Organs 22:614-617, 1998

5. The EBPG Expert Group on Haemodialysis: European Best Practive Guidelines for Haemodialysis. Nephrol Dial Transplant 17 Suppl. 7:72-87, 2002

6. Aggarwal A, Whitaker DA, Rimmer JM, Solomon RJ, Gennari FJ, Sobel BE, Schneider DJ: Attenuation of platelet reactivity by enoxaparin compared with unfractionated heparin in patients undergoing haemodialysis. Nephrol Dial Transplant 19:1559-1563, 2004

7. Lord H, Jean N, Dumont M, Kassis J, Leblanc M: Comparison between tinzaparin and standard heparin for chronic hemodialysis in a Canadian center. Am J Nephrol 22:58-66, 2002

8. Lai KN, Wang AY, Ho K, Szeto CC, Li M, Wong LK, Yu AW: Use of low-dose low molecular weight heparin in hemodialysis. Am J Kidney Dis 28:721-726, 1996

9. Guillet B, Simon N, Sampol JJ, Lorec-Penet AM, Portugal H, Berland Y, Dussol B, Brunet P: Pharmacokinetics of the low molecular weight heparin enoxaparin during 48 h after bolus administration as an anticoagulant in haemodialysis. Nephrol Dial Transplant 18:2348-2353, 2003

10. O'Shea SI, Ortel TL, Kovalik EC: Alternative methods of anticoagulation for dialysis-dependent patients with heparin-induced thrombocytopenia. Semin Dial 16:61-67, 2003

11. Frank RD, Farber H, Lanzmich R, Floege J, Kierdorf HP: In vitro studies on hirudin elimination by haemofiltration: comparison of three high-flux membranes. Nephrol Dial Transplant 17:1957-1963, 2002

12. Apsner R, Buchmayer H, Lang T, Unver B, Speiser W, Sunder-Plassmann G, Horl WH: Simplified citrate anticoagulation for high-flux hemodialysis. Am J Kidney Dis 38:979-987, 2001

13. Swartz RD, Flamenbaum W, Dubrow A, Hall JC, Crow JW, Cato A: Epoprostenol (PGI2, prostacyclin) during high-risk hemodialysis: preventing further bleeding complications. J Clin Pharmacol 28:818-825, 1988

14. Reddy BV: Argatroban Use in Dialysis Patients. Semin Dial 17:73, 2004

15. Randoux C, Gillery P, Georges N, Lavaud S, Chanard J: Filtration of native and glycated beta2-microglobulin by charged and neutral dialysis membranes. Kidney Int 60:1571-1577, 2001

10. Renale Anämie

10.1. Klinische Bedeutung der renalen Anämie

Die renale Anämie ist multifaktoriell bedingt, zweifelsohne spielt jedoch das Missverhältnis zwischen Erythropoetinbildung und -bedarf eine Hauptrolle in der Pathogenese. Bereits ab einem Serum-Kreatinin von 2,0 mg/dl kann sich in vielen Fällen eine Anämie ausbilden. Patienten mit diabetischer Nephropathie oder interstitiellen Nierenerkrankungen sind stärker betroffen, bei Zystennieren bleibt die Erythropoetinproduktion oft lange erhalten. Vor der Einführung von Erythropoetin zur Substitutionsbehandlung musste bei vielen chronisch niereninsuffizienten Patienten ein Hämoglobinwert unter 10 g/dl toleriert werden. Dies hat die Definition der therapeutischen Zielwerte in der Erythropoetinära genauso beeinflusst wie In-vitro-Daten zur Rheologie, die eine optimale Kapillarperfusion bei einem Hämatokrit von 33 % beschrieben und die Basis für die Hämodilutionsbehandlung bei zerebralen oder Innenohrperfusionsstörungen bildeten. Bis heute ist der optimale Zielwert für das Hämoglobin beim Dialysepatienten umstritten (1).

10.1.1. Mortalität

Zahlreiche große Studien haben belegt, dass Dialysepatienten mit einem Hb unter 11 g/dl bzw. einem Hämatokrit unter 33 % eine deutlich höhere Mortalität aufweisen. Dieser Wert gilt demnach als Untergrenze für eine therapeutische Intervention. Amerikanische Registeranalysen legen darüber hinaus nahe, dass die Mortalität mit weiter steigenden Hb-Werten zusätzlich abnimmt (Abb. 10.1) (2). Bemerkenswert ist, dass in der nephrologischen Literatur überwiegend kein Unterschied zwischen den Geschlechtern gemacht wird, während in den Normwerten beim Gesunden der physiologische Unterschied berücksichtigt ist. Neuere Studien weisen deutlich darauf hin, dass die bisher definierten Zielwerte noch nicht zu einer Minimierung der Mortalität des Dialysepatienten ausreichen. Bisher wird jedoch ein Anheben des Hämoglobinwertes bis in den Normbereich des Gesunden nicht allgemein empfohlen.

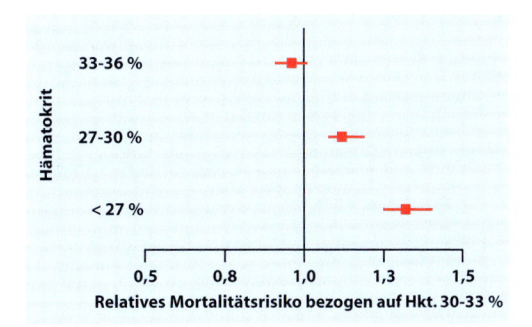

Abb. 10.1: Relatives Mortalitätsrisiko (alle Todesursachen) bei 16.000 chronischen Dialysepatienten bezogen auf den Hämatokrit (nach [2]).

Diese Zurückhaltung gründet neben wirtschaftlichen Erwägungen vor allem auf der "US normal hematocrit study" (3) von Besarab und Mitarbeitern, die in der Interventionsgruppe einen Zielhämatokrit von 42 % anstrebte und mit einem Hämatokrit von 30 % in der Kontrollgruppe verglich. Die Untersuchung an 1.200 herzkranken Dialysepatienten mit linksventrikulärer Hypertrophie wurde vorzeitig beendet, nachdem in der Interventionsgruppe eine (nicht signifikant) höhere Rate an Myokardinfarkten und eine höhere Mortalität beobachtet wurde. Die Schlussfolgerung, den Hämoglobinwert gerade bei diesem Patientenkollektiv nicht über 12 g/dl anzuheben, erscheint jedoch problematisch. In beiden Therapiearmen nahm die Mortalität mit steigenden Hämoglobinwerten ab, was vordergründig im Widerspruch zum oben erwähnten Studienfazit steht. In der Gruppe mit hohem Zielhämoglobin kam es überraschenderweise erst bei einem Hämatokrit über 39 % zu einer verminderten Mortalität. Auffallend ist die hohe Zahl der septischen Krankheitsbilder unter den Todesursachen der Patienten mit hohem Ziel-Hb sowie die Tatsache, dass die Patienten dieser Gruppe wesentlich mehr Eisendextran verabfolgt bekommen hatten. Auf die mögliche Bedeutung des intravenös applizierten Eisens wird im Weiteren noch eingegangen. Während die Besarab-Studie die geltenden Therapieleitlinien (Tab. 10.1) mitgeprägt hat, konnten neue Untersuchungen keinen Nachweis erbringen, dass normnähere Hämoglobinwerte schädlich seien könnten. Vielmehr sank das Risiko für Mortalität und Hospitalisation für Patienten mit Hb zwischen 12 und 13 g/dl gegenüber solchen mit niedrigerem Hb signifikant ab (4).

Behandlungsbeginn	Mehrfach Hb<11 g/dl (Hkt < 33 %)
Zielwert unter Therapie	>12,0 g/dl
Obergrenze unter Therapie	14 g/dl
Zielwert Patienten mit schweren kardiovaskulären Erkrankungen	11,0-12,0 g/dl
Zielwert Patienten mit Diabetes mellitus/ pAVK	11,0-12,0 g/dl
Dosis bei Behandlungsbeginn	50-150 U/kg
Folgedosis nach 4 Wochen falls Hb-Anstieg < 0,7 g/dl	Steigern um 50 %
Folgedosis nach 4 Wochen falls Hb-Anstieg > 2,5 g/dl	Reduzieren um 25-50 %

Tab. 10.1: Empfehlungen zur Erythropoetintherapie bei chronischer Niereninsuffizienz (nach European Best Practice-Guidelines, 1999 und 2004).

10.1.2. Linksventrikuläre Hypertrophie

Die Anämie ist ein wichtiger pathogenetischer Faktor für die Entwicklung einer linksventrikulären Hypertrophie beim Dialysepatienten (Abb. 10.2). Letztere findet sich bei nahezu ¾ aller terminal niereninsuffizienten Patienten bereits bei Dialyseeinleitung und ist mit einer deutlich erhöhten Mortalität assoziiert. Der verminderte Hämatokrit reduziert die Blutviskosität. Dies führt zu einer Abnahme des peripheren Gefäßwiderstands und in der Folge zu einer Hyperzirkulation mit erhöhter Herzleistung. Hinzu kommt die verminderte Sauerstofftransportkapazität, die in der Peripherie zur Ischämie führt. Der Organismus reagiert mit einer Sympathikusaktivierung und Steigerung von Herzzeitvolumen sowie Herzfrequenz. Chronisch stellt das verminderte periphere Sauerstoffangebot einen Angiogenesestimulus dar, wodurch es wiederum zur Verminderung des peripheren Widerstands kommt. Somit trägt die Anämie zu einer ausgeprägten Volumenbelastung des Herzens bei und stimuliert die Hypertrophie des Herzmuskels.

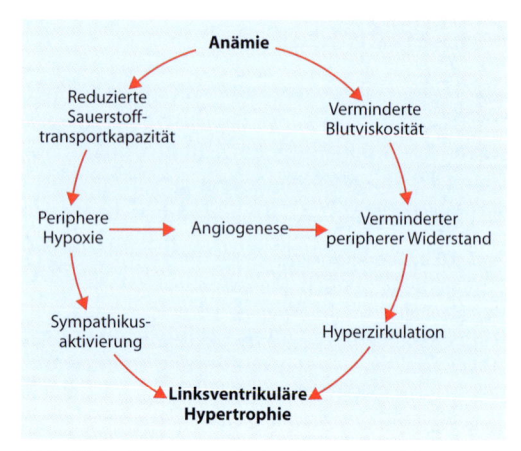

Abb. 10.2: Pathogenetische Zusammenhänge zwischen Anämie und linksventrikulärer Hypertrophie bei Dialysepatienten.

Zahlreiche klinische Studien konnten überzeugend belegen, dass die Anämietherapie bei chronischer Niereninsuffizienz zum Rückgang der linksventrikulären Hypertrophie führt. Dieser Effekt greift bereits bei kompensierter Nierenfunktionseinschränkung und führt zur partiellen Regression der Hypertrophie unabhängig von einer Beeinflussung des Blutdrucks (5).

Wahrscheinlich reicht auch der Zusammenhang zwischen dem Effekt der Anämietherapie und der Regression der linksventrikulären Hypertrophie über die gegenwärtigen Zielwerte hinaus.

10.1.3. Lebensqualität

Bei aller Konzentration auf die Mortalität als Endpunkt der Studien sollte nicht übersehen werden, welche Bedeutung die Anämiekorrektur für die Lebensqualität des Dialysepatienten hat. Ein höherer Hb-Wert ist mit weniger Einschränkungen durch physikalische Symptome, Müdigkeit und körperliche Schwäche assoziiert. Sowohl eine Besserung der kognitiven Funktionen als auch eine Verminderung von Depression und Frustration durch Anhebung des Hb-Wertes lassen sich nachweisen (Abb. 10.3) (6).

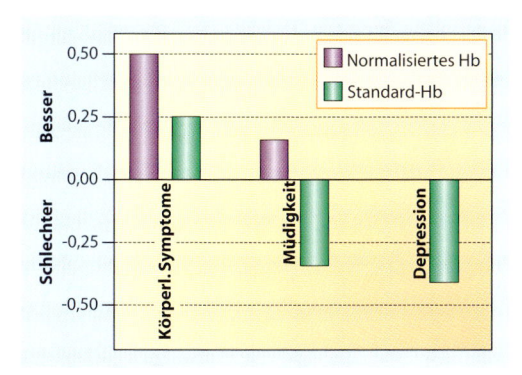

Abb. 10.3: Veränderung von Parametern der Lebensqualität bei chronisch Niereninsuffizienten nach 48 Wochen bei normalisiertem Hb (13,5-16 g/dl) vs. Standardbehandlung (Hb 9,0-12,0 g/dl) (nach [6]).

Eine Anhebung des Hb auf 14 g/dl im Vergleich zu 12 g/dl scheint zu einer weiteren Verbesserung der körperlichen Leistungsfähigkeit sowie der Sauerstoffaufnahme unter Belastung zu führen (7), wenngleich nicht alle Studien zu diesem Schluss kamen. Während zwischen Hb-Wert und Mortalität ein annähernd kontinuierlicher Zusammenhang besteht, scheint eine Verbesserung der Lebensqualität erst ab einem Anstieg über 10 bis 11 g/dl spürbar zu werden.

10.1.4. Transfusionsbedarf

Mehr als 20 % der chronischen Dialysepatienten benötigten vor der Erythropoetinära regelmäßig Bluttransfusionen. Entsprechend häufig traten die transfusionsassoziierten Komplikationen auf, insbesondere virale Infektionen (Hepatitis B und C), eine Eisenüberladung oder die Bildung von antilymphozytären Antikörpern. Heute sind Bluttransfusionen bei chronischer Niereninsuffizienz ausgesprochen selten geworden (8).

10.1.5. Immunfunktion

Erythropoetin beeinflusst nicht nur die Bildung von Erythrozyten, sondern wirkt sich auch auf die Leukozytenfunktion aus. Mit der Einführung der Erythropoetinsubstitution erreichte man auch eine Verbesserung des ausgeprägten zellulären Immundefekts der Dialysepatienten. Ob dieser Effekt allerdings klinisch bedeutsam ist, lässt sich schwer bestimmen. Arbeiten, die eine Verbesserung der Impfantwort nach Hepatitis B-Impfung belegen wollten (9), konnten nicht differenzieren, ob Erythropoetin tatsächlich die Immunantwort steigert oder ob lediglich der immunsuppressive Effekt regelmäßiger Bluttransfusionen entfällt. Eine neuere Untersuchung verglich zahlreiche Immunparameter prospektiv randomisiert unter normalem (14 g/dl) und niedrigerem Hämoglobin (10 g/dl) und fand in der Gruppe mit dem höheren Hb eine verbesserte lymphozytäre Funktion in Form einer gesteigerten Reaktion bei Epikutantestung (10).

10.1.6. Kosten-Nutzen-Verhältnis

Die Erythropoetinbehandlung ist teuer. Wäre dies nicht der Fall, würde man wohl auf der Basis der jetzt bereits bestehenden Evidenz eine Normalisierung des Hb-Wertes (13-14 g/dl) zumindest bei Patienten ohne schwere Herzkrankheit empfehlen. Zusätzlich würde man diese Zielwerte auch auf noch nicht dialysepflichtige Patienten ausweiten, um die Entwicklung der anämiebedingten Folgen zu verhindern. Allerdings steigen die Kosten überproportional an, je höher das Ziel gesteckt wird. Eine ausführliche Kalkulation aus den USA wählte als Bezugswert das so genannte lebensqualitätsbezogene Überleben (quality adjusted life years, QALY). Bei Steigerung des Ziel-Hb ausgehend von 9,5-10,5 g/dl auf 11-12 g/dl betragen die zusätzlichen Kosten pro gewonnenem QALY ca. 50.000 US-Dollar. Da der angenommene Gewinn an Lebensqualität und Überlebenszeit pro weiterer Steigerung des Hb-Wertes geringer ist und gleichzeitig der Erythropoetinbedarf pro erreichtem Hb-Anstieg immer weiter zunimmt, liegen die Kosten pro gewonnenem Lebensjahr oberhalb eines Zielhämoglobins von 12 g/dl bereits 10-mal so hoch. Die Autoren schlussfolgern, dass bei der gegenwärtigen Datenlage ein Ziel-Hb oberhalb von 12 g/dl nicht als kosteneffektiv angesehen werden kann (11).

10.2. Zielwerte der Anämiebehandlung nach Leitlinien

Aktuelle Empfehlungen (European Best Practice-Guidelines, Revision 2004 [12]) für die Grenzwerte zur Indikationsstellung der Erythropoetintherapie sowie die Zielwerte einer solchen Behandlung sind in Tab. 10.1 wiedergegeben. Für die Indikationsstellung zur Substitution ist neben den erwähnten Grenzwerten Voraussetzung, dass andere Anämieursachen inklusive eines relevanten Eisenmangels zuvor ausgeschlossen wurden.

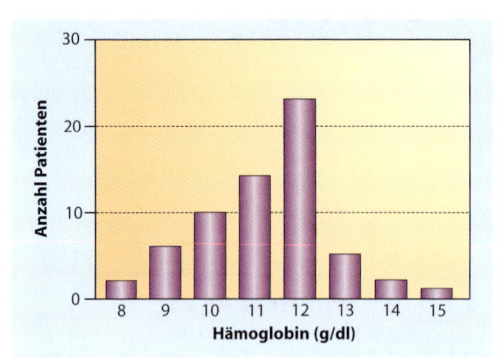

Abb. 10.4: Verteilung der Hämoglobinwerte bei 63 stabilen, chronischen Hämodialysepatienten, die nach den European Best Practice-Guidelines behandelt werden (Mittelwert aus drei Messungen pro Patient im Abstand von 4 Wochen).

Für Patienten mit kardiovaskulären Erkrankungen und Diabetes mellitus sowie pAVK werden niedrigere Zielwerte des Hb angegeben. Dies erscheint auf den ersten Blick schwer nachvollziehbar und beruht vor allem auf den oben zitierten Ergebnissen der "US normal hematocrit study" (3). Die European Best Practice-Guidelines formulieren diese Empfehlung sehr vorsichtig und unter dem Vorbehalt einer Überprüfung in weiteren Studien (12, 13). Die amerikanischen Richtlinien (14) treffen keine derartige Unterscheidung hinsichtlich der Comorbidität, allerdings wird hier generell für alle Patienten ein Ziel-Hämoglobin von 11-12 g/dl angegeben. In der Praxis gelingt es nicht, alle Patienten längerfristig exakt in ihren Zielbereich einzustellen. Vielmehr findet sich eine typische asymmetrische Verteilung der Hb-Werte in einer Patientenpopulation, bei der immer einige Patienten das Ziel unter- einige aber auch überschreiten (Abb. 10.4).

10.3. Erythropoetinsubstitution

10.3.1. Präparate und Applikation

Drei verschiedene Erythropoetinderivate sind derzeit in Deutschland für die Therapie zugelassen: Epoetin alfa (Eprex®, Erypo®, Janssen-Cilag), Epoetin beta (NeoRecormon®, Hoffmann La Roche) und Darbepoetin alfa (Aranesp®, AMGEN). Die Epoetinpräparate unterschieden sich nur gering im Glykosylierungsmuster und in der Halbwertszeit, sie werden nach Aktivität (Units) dosiert. Darbepoetin alfa unterscheidet sich vor allem durch die deutlich längere Halbwertszeit des Glykoproteins und wird nach Substanzmenge dosiert. Ein Mikrogramm Darbepoetin alfa entspricht dabei etwa 200 U Epoetin.

Ein Erythropoetinmangel beginnt bei chronischer Niereninsuffizienz oft schon bei Serum-Kreatininwerten um 2,0 mg/dl. Die Messung des Erythropoetinserumspiegels ist nicht sinnvoll, vielmehr wird bei Auftreten einer Anämie nach Ausschluss anderer Ursachen und Überprüfung des Eisenstatus direkt mit der Behandlung begonnen. Auch liegt nicht bei allen Patienten und in allen Krankheitsstadien ein absoluter Erythropoetinmangel vor, gelegentlich führt lediglich das Unvermögen, die Sekretion bedarfsgerecht zu steigern, zur Anämie.

Für Epoetin alfa und beta führt eine subkutane Gabe im Vergleich zur intravenösen Applikation zu einer Dosiseinsparung, die bei manchen Patienten 20-30 % betragen kann. Derartige Unterschiede werden bei Darbepoetin alfa nicht beobachtet, hier sind die Dosierungen bei beiden Applikationswegen gleich. Bei subkutaner Gabe kann das Dosierungsintervall der Epoetinpräparate auf 1 Woche erhöht werden, bei intravenöser Gabe ist dies nicht zu empfehlen. Für Darbepoetin alfa hingegen ist aufgrund der deutlich längeren Halbwertszeit sowohl intravenös als auch subkutan die einmal wöchentliche bis zu einmal monatliche Verabreichung möglich.

10.3.2. Nebenwirkungen

Zu den wichtigsten und häufigsten Nebenwirkungen gehört der Blutdruckanstieg, besonders bei vorbestehender Hypertonie. Man erklärt ihn vor allem durch indirekte Effekte, so einen Rückgang der hypoxiebedingten Vasodilatation bei steigendem Hämoglobin und einen Anstieg der Blutviskosität. Hinzu kommen wahrscheinlich direkte Wirkungen des Erythropoetin auf den Prostaglandinstoffwechsels sowie eine vermehrte Endothelinfreisetzung. Kalziumantagonisten werden als besonders vorteilhaft bei der Behandlung der erythropoetinbedingten Blutdruckanstiege beschrieben.

Seit Beginn der Erythropoetinsubstitution wird immer wieder das Risiko einer Thrombose der Dialysefistel diskutiert. Zumindest bei Hämatokritwerten zwischen 33-36 % tritt diese Komplika-

10.4. Eisenhaushalt

Neben der Erythropoetinsubstitution ist der Eisenhaushalt des Patienten mit chronischer Niereninsuffizienz zu beachten. Über den regelmäßigen Eisenbedarf eines Gesunden (1 mg/Tag) hinaus benötigt der Dialysepatient mindestens 100 mg Eisen pro Monat zusätzlich, sofern sich der Hämoglobingehalt des Blutes nicht ändert. Steigt jedoch infolge einer neu begonnenen Erythropoetintherapie der Hämoglobinwert innerhalb von 4 Wochen um 1 g/dl an, so benötigt der Organismus hierfür zusätzlich weitere 200 mg Eisen. Somit muss eine Erythropoetinbehandlung initial in vielen Fällen von einer Eisensubstitution begleitet werden, weil sich sonst auch bei gut gefüllten Eisenspeichern rasch ein Eisenmangel entwickeln kann.

10.4.1. Parameter des Eisenhaushalts

Eine zuverlässige absolute Beurteilung des Eisenhaushalts ist mittels einfacher Labormethoden nicht möglich. Als beste Näherung hat sich jedoch die Messung von Ferritin (Eisenspeicher), der Transferrinsättigung (Transporteisen) sowie des Anteils hypochromer Erythrozyten (Eisenverfügbarkeit) etabliert. Tab. 10.2 zeigt die Grenzwerte für eine Eisensubstitution. Bei stabilem Hämoglobinwert sowie konstanter Erythropoetindosis wird eine Überprüfung des Eisenhaushalts alle 3-6 Monate empfohlen.

10.4.2. Eisensubstitution

Eine orale Eisensubstitution wird beim Hämodialysepatienten kaum jemals ausreichen. Die ohnehin recht geringe Bioverfügbarkeit des oral applizierten Eisens scheint beim Dialysepatienten noch weiter eingeschränkt zu sein. Auch ist die schlechte Verträglichkeit der oralen Eisenpräparate einer dauerhaften Therapietreue nicht zuträglich. Der Dialysepatient kann in den meisten Fällen angesichts der ohnehin umfangreichen Medikation kaum jemals die zur Substitution seines Eisenbedarfs ausreichenden Mengen zuführen. Eine tägliche orale Einnahme von 200 mg Eisen (handelsübliche Kapseln enthalten max. je 100 mg) reicht bei fast allen Patienten nicht aus, die in Tab. 10.2 aufgeführten Mindestwerte für eine erfolgreiche Erythropoetintherapie zuverlässig zu erreichen und zu halten.

Somit besteht sehr häufig eine Indikation, Eisen intravenös zu substituieren. Im Gegensatz zu den USA, wo überwiegend Eisendextran verwendet wird, sind in Europa Eisengluconate oder Eisen-Sucrose-Komplexe gebräuchlicher. Alle Präparate und Dosierungsschemata weisen Vor- und Nachteile auf, eine eindeutig vorteilhafte Art der Eisensubstitution ist nicht bekannt. Die gefürchtete anaphylaktische Reaktion auf intravenös appliziertes Eisen betrifft überwiegend die Dextrane und tritt nur sehr selten auf. Bei der Erstgabe von Eisendextran wird daher die Gabe einer Testdosis unter Überwachung empfohlen.

Gegen eine generelle intravenöse Eisengabe an alle Patienten sind verschiedentlich Bedenken formuliert worden. Sie begründen sich auf zwei in zahlreichen Studien dokumentierte Effekte, deren klinische Bedeutung allerdings noch immer unklar ist. So kann *in vitro* sehr gut dokumentiert werden, dass eine Eisenüberladung mit vermehrtem Bakterienwachstum, gesteigerter Virulenz bestimmter Erreger, einer beeinträchtigten Komplementwirkung sowie einer Hemmung der Makrophagenfunktion einhergeht. Escherichia coli, Yersinien und Mykobakterien wachsen eisenabhängig. Es ist allerdings sehr fraglich, ob sucrosegebundenes oder auch transferringebundenes Eisen *in vivo* an diese Keime abgegeben werden kann. Klinische

	Eisenmangel, Substitution erforderlich	Optimale Werte	Obergrenze für Substitution
Ferritin	< 100 mg/l	200-500 mg/l	800 mg/l
Transferrinsättigung	< 20 %	30-40 %	50 %
Hypochrome Erythrozyten	> 10 %	2,5-10 %	< 2,5 %

Tab. 10.2: Empfehlungen zur Eisensubstitution bei chronischer Niereninsuffizienz (nach European Best Practice-Guidelines [13]).

Studien belegten eine erhöhte Bakteriämierate bei Dialysepatienten mit einem Serum-Ferritin über 1.000 µg/l, in einigen Untersuchungen stieg das Risiko bereits ab 500-800 µg/l. Problematisch ist bei der Beurteilung allerdings, dass Ferritin im Rahmen der Akut-Phase-Reaktion, also auch bei akuter Infektion, ansteigt. Ein generell erhöhtes Infektionsrisiko unter intravenöser Eisentherapie innerhalb der empfohlenen Grenzen (Tab. 10.2) ist nicht nachgewiesen.

Ebenfalls *in vitro* fand sich eine Steigerung des oxidativen Stress durch Eiseninfusionen. Bei der Oxidation von Fe^{3+} nach Fe^{2+} können Sauerstoffradikale entstehen, die die bei Niereninsuffizienz ohnehin belasteten antioxidativen Mechanismen weiter beanspruchen. *In vivo* erscheint es sehr fraglich, ob freie Fe^{3+}-Ionen nach Infusion von Eisenkomplexen entstehen. Dennoch wurde kürzlich nachgewiesen, dass die Menge an oxidativ veränderten Proteinen (AOPP, vgl. Kap. 8.) positiv mit der kumulativen intravenösen Eisendosis der Patienten assoziiert waren. Ebenso bestand zwischen der Intima-Media-Dicke der A. carotis und der jährlichen Eisendosis der Patienten ein Zusammenhang (15).

In der klinischen Praxis wird man daher sowohl die Unter- als auch die Obergrenzen für die Substitutionsempfehlungen sorgfältig beachten, letztlich dürften dann quantitativ die vorteilhaften Effekte einer adäquaten Anämiekorrektur die potenziellen Risiken der intravenösen Eisengabe überwiegen.

10.5. Erythropoetinresistenz

Von Erythropoetinresistenz spricht man, wenn ein Zielhämoglobin von 12,0 g/dl unter Einsatz von mindestens 15.000 U/Woche Erythropoetin nicht erreicht werden kann. Eine Reihe von Ursachen für dieses Therapieversagen sind bekannt, die bei weitem häufigste Ursache ist jedoch der absolute oder relative Eisenmangel.

10.5.1. Eisenmangel

Sollte sich der Therapieerfolg unter Erythropoetin nicht im gewünschten Maße einstellen, ist zunächst immer der Eisenhaushalt zu überprüfen (s.o.). Nur etwa 4 % der Patienten mit ausreichender Eisenversorgung sprechen nicht auf Erythropoetin an, so dass nach weiteren Ursachen gesucht werden muss. Es ist immer zu bedenken, dass auch bei gefüllten Eisenspeichern durch die Einleitung einer Erythropoetintherapie leicht ein Eisenmangel entstehen kann. Die reduzierte Eisenresorption aus der Nahrung, Blutverluste bei der Dialyse, okkulte Blutverluste und eine Blockade des retikuloendothelialen Systems können ebenfalls bedeutsam sein.

10.5.2. Inflammation

Unabhängig von Niereninsuffizienz und Dialysebehandlung ist die infektionsassoziierte Anämie ein bekanntes Phänomen. Es lag daher nahe, einen Zusammenhang zwischen der chronischen systemischen Inflammation des Niereninsuffizienten und der Ausprägung der renalen Anämie zu vermuten. Abb. 10.5 zeigt den Zusammenhang zwischen der Produktion des proinflammatorischen Zytokins TNF-alpha und dem wöchentlichen Erythropoetinbedarf. Es scheint bestimmte Zytokinkonstellationen zu geben (hohes TNF-alpha, hohes IL-6, niedriges IL-12), die mit einem sehr hohen Erythropoetinbedarf assoziiert sind (16). Dies stimmt gut mit In-vitro-Befunden überein, wonach Interleukin-1 die stimulierende Wirkung von Erythropoetin auf Erythroblasten hemmt, während IL-12 sie steigert. Hingegen scheint nicht global jede Zytokinerhöhung direkt mit einer eingeschränkten Blutbildung parallel zu gehen, einige Untersuchungen fanden auch keinen Zusammenhang ihrer Inflammationsmarker mit Blutbildungsparametern.

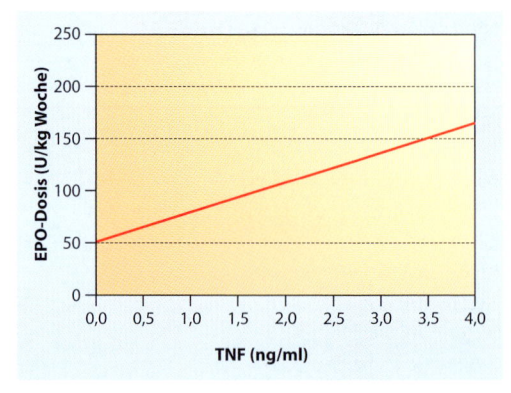

Abb. 10.5: Der Bedarf an Erythropoetin steigt mit der Höhe bestimmter Inflammationsparameter wie hier dem von Leukozyten sezernierten TNF-alpha (nach [16]).

Patienten mit inflammationsbedingter Erythropoetinresistenz weisen gut gefüllte Eisenspeicher auf, das Eisen kann aber offenbar nicht adäquat zur Erythropoese genutzt werden. Dies hängt wohl zumindest zum Teil mit der Funktion von Ferritin als Akut-Phase-Protein zusammen: inflammationsbedingt erhöhtes Ferritin bei niedrigem Transferrin führt zur Umlagerung des Eisens in das retikuloendotheliale System, von wo es nicht zur Blutbildung zur Verfügung steht. Auch die Eisenaufnahme aus dem Darm wird durch Inflammation gehemmt (17).

Leider gibt es bisher keine Studien, die eine therapeutische Intervention bei dieser Form der Erythropoetinresistenz untersucht hätten. Findet sich bei einem Patienten die Konstellation eines überhöhten Erythropoetinbedarfs (z.B. > 100 U/kg wöchentlich) mit gut gefüllten Eisenspeichern (hohes Ferritin) und niedriger Transferrinsättigung sowie erhöhten Inflammationsmarkern (z.B. CRP), so sollte nach Möglichkeiten gesucht werden, die Inflammation zu vermindern. Diese Möglichkeiten werden ausführlich in den Kap. 5. und 8. diskutiert. Sie umfassen die Verbesserung der Biokompatibilität der Dialyse (Membranauswahl, sterile Dialyseflüssigkeit), die Suche nach chronischen Entzündungsherden (Zähne, HNO-Bereich, Hautulzera etc.). Einige Autoren empfehlen auch, antioxidative Substanzen wie Vitamin E oder Acetylcystein einzusetzen (18). Diese Interventionen sind jedoch bisher nicht durch klinische Studien abgesichert.

10.5.3. Dialysequalität

Die unzureichende Dialysequalität spielt eine nachgewiesene Rolle für die Erythropoetinresistenz. Findet sich keine andere Ursache, so sollte versucht werden, die Intensität der Nierenersatzbehandlung zu steigern. Im Vergleich mit anderen Faktoren der renalen Anämie darf man die Dialysequalität jedoch auch nicht überschätzen, es sei denn, es besteht eine eindeutige Untertherapie. Einige Autoren zeigten eine Verbesserung der Hb-Werte und ein Absinken des Erythropoetinbedarfs unter Online-Hämodiafiltration (19). Doch die Evidenz für diesen Ansatz ist weiterhin wenig belastbar. Locatelli und Mitarbeiter wiesen in einem aktuellen Übersichtsartikel darauf hin, dass der Nachweis einer Überlegenheit der HDF gegenüber einer modernen Hämodialyse mit ausreichenden Blutflüssen und Behandlungszeiten noch aussteht (20).

10.5.4. Hyperparathyreoidismus

Oft unterschätzt wird der Einfluss des sekundären Hyperparathyreoidismus auf die renale Anämie (Übersicht in [21]). Die Urämie reduziert die Erythrozytenüberlebenszeit im Vergleich zum Gesunden. Wie dies pathogenetisch zustande kommt, ist nicht völlig geklärt. Sicher spielt hierbei der sekundäre Hyperparathyreoidismus eine bedeutende Rolle. Parathormon induziert eine erhöhte osmotische Fragilität der Erythrozyten. Im Tierversuch konnte nachgewiesen werden, dass das Vorhandensein eines Hyperparathyreoidismus bei nephrektomierten Hunden die Erythrozytenüberlebenszeit um 28 % reduziert, während die Niereninsuffizienz selbst bei normalem Parathormon nicht zur Einschränkung des Erythrozytenüberlebens führte (22).

Vielleicht noch wichtiger ist die Wirkung des Hyperparathyreoidismus auf das Knochenmark: parallel zum Anstieg des Parathormons kommt es hier zur Abnahme der Zahl der erythrozytären Vorläuferzellen, ein schwerer Hyperparathyreoidismus kann sogar zur Markfibrose führen. Es ist gut belegt, dass eine Parathyreoidektomie bei entsprechenden Patienten zur deutlichen Verbesserung der Erythropoetinwirksamkeit führt. Außerdem scheint Vitamin D die Blutbildung günstig zu beeinflussen. Kann nach Parathyreoidektomie somit eine Vitamin D-Substitution optimiert werden, so wirkt sich dies ebenfalls positiv auf die Anämiebehandlung aus.

10.5.5. Aluminiumüberladung

Die Toxizität des Aluminiums spielt heute in der Klinik keine wesentliche Rolle mehr, seit der Einsatz aluminiumhaltiger Phosphatbinder seltener und gezielter erfolgt. Aluminium verursacht typischerweise eine mikrozytäre Anämie und kann auf diese Weise mit der Erythropoetinwirkung interagieren. Bedenkenswert ist, dass ein Eisenmangel die Aluminiumresorption im Darm steigert.

10.5.6. Vitamin B12, Folsäure

Der Mangel an Vitamin B12 und Folsäure führt zu einer typischerweise makrozytären Anämie. Findet sich vor Aufnahme einer Erythropoetintherapie eine Makrozytose, so sollten die Vitaminspiegel gemessen und bei Bedarf substituiert werden. Eine routinemäßige Substitution von Vitamin B12 und Folsäure zur Anämiebehandlung ist hingegen nicht indiziert. Nach Einleitung einer Erythropoetintherapie bildet sich fast regelhaft für einige Zeit eine Makrozytose aus, die nicht Zeichen eines Vitaminmangels ist und nicht damit verwechselt werden sollte.

10.5.7. Pure red cell aplasia

Zu dieser schwerwiegenden Komplikation der Substitutionstherapie kommt es durch Ausbildung von Antikörpern gegen Erythropoetin. Es handelt sich um ein sehr seltenes Ereignis, bis Ende 2002 waren etwa 142 Fälle beschrieben. Die Antikörper neutralisieren exogen zugeführtes Erythropoetin mit Kreuzreaktion zu allen verfügbaren Präparaten und führen zur schwersten hypoplastischen Anämie mit dauerhafter Transfusionspflicht (23). Eine Dosissteigerung der Erythropoetinsubstitution ist unwirksam und kontraindiziert, die Antikörper weisen eine sehr hohe Neutralisationskapazität auf. Körpereigenes Erythropoetin wird hingegen nicht gebunden. Somit kann die Aplasie durch Nierentransplantation wesentlich gebessert oder geheilt werden.

Die Komplikation begleitet die Erythropoetintherapie von Anbeginn an, erregte jedoch erst Aufmerksamkeit, als es zu einer Häufung von Beschreibungen nach subkutan verabreichtem Epoetin alfa kam. Eine zeitliche Koinzidenz mit der Umstellung der Rezeptur von Hilfsstoffen im Epoetin alfa-Präparat führte zur Hypothese, dass sich besonders immunogene Erythropoetinaggregate gebildet haben könnten. Zeitweise bestand daher für Epoetin alfa eine ausschließliche Zulassung für die intravenöse Therapie, da die Rezeptur jedoch wieder verändert und Sicherheitsbedenken ausgeräumt wurden, konnte die Zulassung kürzlich wieder auf die subkutane Gabe erweitert werden.

10.6. Literatur

1. Eckardt KU: Target hemoglobin in patients with renal failure. Nephron 89:135-143, 2001

2. Ma JZ, Ebben J, Xia H, Collins AJ: Hematocrit level and associated mortality in hemodialysis patients. J Am Soc Nephrol 10:610-619, 1999

3. Besarab A, Bolton WK, Browne JK, Egrie JC, Nissenson AR, Okamoto DM, Schwab SJ, Goodkin DA: The effects of normal as compared with low hematocrit values in patients with cardiac disease who are receiving hemodialysis and epoetin. N Engl J Med 339:584-590, 1998

4. Ofsthun N, Labrecque J, Lacson E, Keen M, Lazarus JM: The effects of higher hemoglobin levels on mortality and hospitalization in hemodialysis patients. Kidney Int 63:1908-1914, 2003

5. Portoles J, Torralbo A, Martin P, Rodrigo J, Herrero JA, Barrientos A: Cardiovascular effects of recombinant human erythropoietin in predialysis patients. Am J Kidney Dis 29:541-548, 1997

6. Furuland H, Linde T, Ahlmen J, Christensson A, Strombom U, Danielson BG: A randomized controlled trial of haemoglobin normalization with epoetin alfa in pre-dialysis and dialysis patients. Nephrol Dial Transplant 18:353-361, 2003

7. McMahon LP, McKenna MJ, Sangkabutra T, Mason K, Sostaric S, Skinner SL, Burge C, Murphy B, Crankshaw D: Physical performance and associated electrolyte changes after haemoglobin normalization: a comparative study in haemodialysis patients. Nephrol Dial Transplant 14:1182-1187, 1999

8. Eschbach JW, Abdulhadi MH, Browne JK, Delano BG, Downing MR, Egrie JC, Evans RW, Friedman EA, Graber SE, Haley NR,.: Recombinant human erythropoietin in anemic patients with end-stage renal disease. Results of a phase III multicenter clinical trial. Ann Intern Med 111:992-1000, 1989

9. Sennesael JJ, van der Niepen P, Verbeelen DL: Treatment with recombinant human erythropoietin increases antibody titers after hepatitis B vaccination in dialysis patients. Kidney Int 40:121-128, 1991

10. Roman RM, Lobo PI, Taylor RP, Goodkin DA, Labrecque J, Powers KL, Bolton WK: Prospective study of the immune effects of normalizing the hemoglobin concentration in hemodialysis patients who receive recombinant human erythropoietin. J Am Soc Nephrol 15:1339-1346, 2004

11. Tonelli M, Winkelmayer WC, Jindal KK, Owen WF, Manns BJ: The cost-effectiveness of maintaining higher hemoglobin targets with erythropoietin in hemodialysis patients. Kidney Int 64:295-304, 2003

12. Locatelli F, Aljama P, Barany P, Canaud B, Carrera F, Eckardt KU, Horl WH, Macdougal IC, MacLeod A, Wie-

cek A, Cameron S: Revised European best practice guidelines for the management of anaemia in patients with chronic renal failure. Nephrol Dial Transplant 19 Suppl 2:ii1-47, 2004

13. The EBPG Expert Group on Haemodialysis: The European Best Practice Guidelines for Anemia Management in Chronic Renal Failure. Nephrol Dial Transplant 14 Suppl. 5:1-50, 1999

14. National Kidney Foundation: NKF-K/DOQI Clinical Practice Guidelines for Anemia of Chronic Kidney Disease: update 2000. Am J Kidney Dis 37:S182-S238, 2001

15. Drueke T, Witko-Sarsat V, Massy Z, Descamps-Latscha B, Guerin AP, Marchais SJ, Gausson V, London GM: Iron therapy, advanced oxidation protein products, and carotid artery intima-media thickness in end-stage renal disease. Circulation 106:2212-2217, 2002

16. Goicoechea M, Martin J, de-Sequera P, Quiroga JA, Ortiz A, Carreno V, Caramelo C: Role of cytokines in the response to erythropoietin in hemodialysis patients. Kidney Int 54:1337-1343, 1998

17. Kooistra MP, Niemantsverdriet EC, van Es A, Mol-Beermann NM, Struyvenberg A, Marx JJ: Iron absorption in erythropoietin-treated haemodialysis patients: effects of iron availability, inflammation and aluminium. Nephrol Dial Transplant 13:82-88, 1998

18. Usberti M, Gerardi G, Micheli A, Tira P, Bufano G, Gaggia P, Movilli E, Cancarini GC, De Marinis S, D'Avolio G, Broccoli R, Manganoni A, Albertin A, Di Lorenzo D: Effects of a vitamin E-bonded membrane and of glutathione on anemia and erythropoietin requirements in hemodialysis patients. J Nephrol 15:558-564, 2002

19. Vaslaki L, Major L, Berta K, Karatson A, Misz M, Pethoe F, Ladanyi E, Fodor B, Stein G, Pischetsrieder M, Zima T, Wojke R, Gauly A, Passlick-Deetjen J: On-line haemodiafiltration versus haemodialysis: stable haematocrit with less erythropoietin and improvement of other relevant blood parameters. Blood Purif 24:163-173, 2006

20. Locatelli F, Del Vecchio L: Dialysis adequacy and response to erythropoietic agents: what is the evidence base? Nephrol Dial Transplant 18 Suppl 8:viii29-viii35, 2003

21. Drueke TB, Eckardt KU: Role of secondary hyperparathyroidism in erythropoietin resistance of chronic renal failure patients. Nephrol Dial Transplant 17 Suppl 5:28-31, 2002

22. Akmal M, Telfer N, Ansari AN, Massry SG: Erythrocyte survival in chronic renal failure. Role of secondary hyperparathyroidism. J Clin Invest 76:1695-1698, 1985

23. Casadevall N: Pure red cell aplasia and anti-erythropoietin antibodies in patients treated with epoetin. Nephrol Dial Transplant 18 Suppl 8:viii37-viii41, 2003

11. Management der Hyperphosphatämie

Die deutlich erhöhte Mortalitätsrate chronischer Dialysepatienten ist in erster Linie auf die hohe Inzidenz und beschleunigte Progression kardiovaskulärer Erkrankungen zurückzuführen (siehe Kap. 8. - Kardiovaskuläre Komplikationen beim Dialysepatienten). Myokardinfarkte und Schlaganfälle sind die führenden Todesursachen (Abb. 11.1). Neben den klassischen Risikofaktoren Rauchen, Dyslipoproteinämie, arterielle Hypertonie und Diabetes mellitus spielt der gestörte Kalzium-Phosphat-Stoffwechsel beim Dialysepatienten pathophysiologisch eine wichtige Rolle bei Entstehung und Progression der Arteriosklerose.

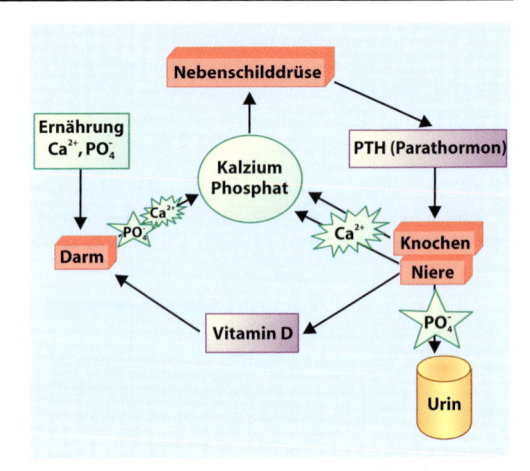

Abb. 11.2a: Regulation des Kalzium-Phosphat-Haushalts beim Gesunden.

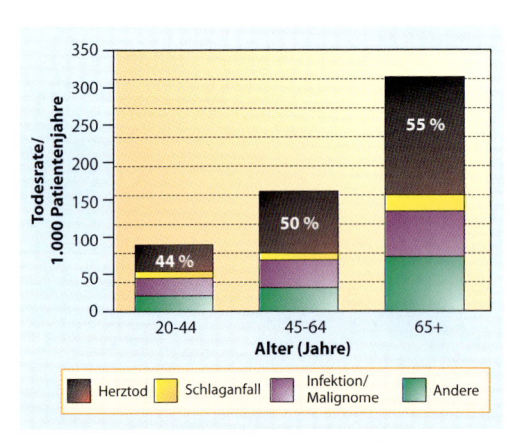

Abb. 11.1: Todesursachen bei Dialysepatienten (USRDS Annual Data Report 1999).

Beim Gesunden wird der Kalzium-Phosphat-Haushalt durch eine komplexe Interaktion von Nebenschilddrüse, Niere, Darm und Knochen in engen Grenzen reguliert, wobei Parathormon und Vitamin D die bedeutendsten Mediatoren sind (Abb. 11.2a). Diese Balance ist bei fortgeschrittener Niereninsuffizienz und besonders bei Dialysepflichtigkeit stark eingeschränkt. Durch das Fehlen der Nierenfunktion kommt es zur Phosphatretention und einer verminderten Aktivierung von Vitamin D mit der Folge einer verminderten gastrointestinalen Kalziumabsorption und der Entwicklung von Hypokalzämie, Hyperphosphatämie, Nebenschilddrüsenhyperplasie und sekundärem Hyperparathyreoidismus (Abb. 11.2b).

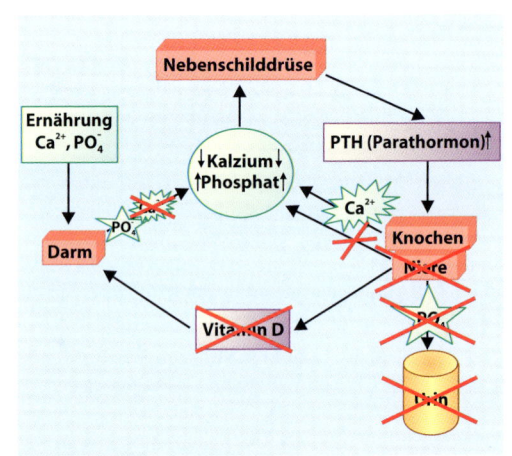

Abb. 11.2b: Regulation des Kalzium-Phosphat-Haushalts bei Niereninsuffizienz.

Die eindrucksvolle Bedeutung der Hyperphosphatämie als Risikofaktor für die Mortalität wurde 1998 von Block et al. dokumentiert (1). Diese Arbeitsgruppe konnte anhand eines Kollektives von über 6.000 Dialysepatienten nachweisen, dass das relative Mortalitätsrisiko in Abhängigkeit von den prädialytischen Serum-Phosphatspiegeln ansteigt. Verglichen mit Phosphatwerten zwischen 4,6 und 5,5 mg/dl (1,49-1,78 mmol/l) steigt das relative Mortalitätsrisiko bei Werten zwischen 6,6 und 7,8 mg/dl (2,13-2,52 mmol/l) um 18 % und bei Werten > 7,8 mg/dl (> 2,55 mmol/l) sogar um 39 % an (Abb. 11.3).

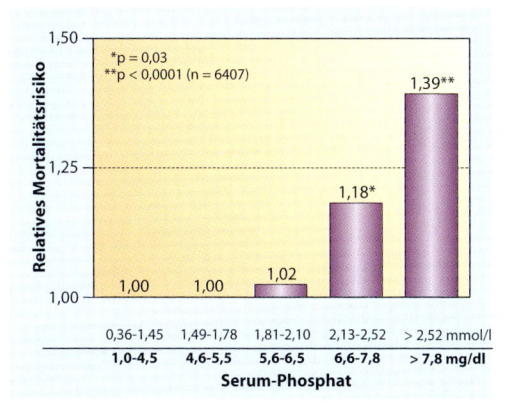

Abb. 11.3: Bedeutung der Hyperphosphatämie als Mortalitätsrisikofaktor (modifiziert nach [1]).

Die fatale Wirkung einer chronischen Hyperphosphatämie wird durch ein erhöhtes Kalzium-Phosphat-Produkt (CaxP) erklärt. Aufgrund der unterschiedlichen Ladung der beiden Mineralien besteht sowohl *in vitro* als auch *in vivo* die Tendenz zur Kristallisation. So entstandene Kalzium-Phosphat-Verbindungen lagern sich bevorzugt in Gefäßen, Herzklappen und Weichteilgeweben ab, was sich klinisch als Kalzifikation darstellt. Die Tendenz zur Kalzium-Phosphat-Kristallisation drückt sich laborchemisch durch das CaxP-Produkt aus (Abb. 11.4), welches direkt mit dem Mortalitätsrisiko assoziiert ist. Verglichen mit den Referenzwerten von 43-52 mg^2/dl^2 (3,47-4,20 $mmol^2/l^2$) steigt das Mortalitätsrisiko bei Werten zwischen 61-72 mg^2/dl^2 (4,9-5,8 $mmol^2/l^2$) um 13 % und bei Werten > 72 mg^2/dl^2 (>5,8 $mmol^2/l^2$) sogar um 34 % an (Abb. 11.5). Somit ist das Mortalitätsrisiko bereits bei einem CaxP-Produkt erhöht, welches unterhalb des bislang verfolgten Zielwertes von 70 mg^2/dl^2 liegt. Eine direkte Beziehung zwischen Mortalitätsrisiko und Serum-Kalziumkonzentration ließ sich in dieser Arbeit nicht herstellen (1).

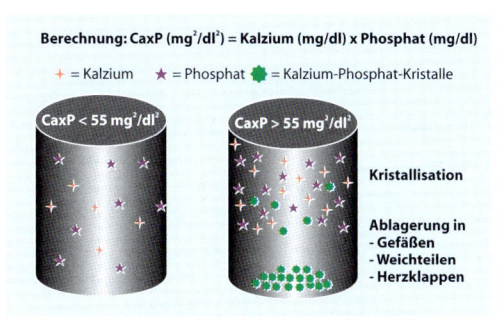

Abb. 11.4: Kalzium-Phosphat-Produkt (CaxP).

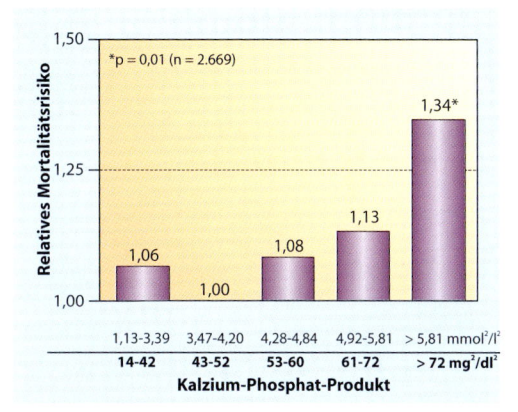

Abb. 11.5: Beziehung zwischen CaxP-Produkt und relativem Mortalitätsrisiko (modifiziert nach [1]).

Die Hyperphosphatämie selber ist ein wichtiger direkter und indirekter pathogenetischer Faktor bei der Entstehung des sekundären Hyperparathyreoidismus (sHPT). Die direkte Wirkung auf die Nebenschilddrüse wird durch Stimulation der Synthese und Sekretion von Parathormon sowie der Nebenschilddrüsenhyperplasie verursacht. Indirekt trägt die Hyperphosphatämie durch Abfall der Calcitriolspiegel und der Serum-Kalziumkonzentration sowie durch Auslösen einer ossären PTH-Resistenz bereits in frühen Stadien der Niereninsuffizienz zur Entstehung und Aufrechterhaltung des sHPT bei (Abb. 11.6). Die klinischen Konsequenzen der gestörten Kalzium-Phosphat-Haushaltes und insbesondere einer Hyperphosphatämie umfassen neben dem erhöhten kardiovaskulären Mortalitätsrisiko auch die Entwicklung von renaler Osteopathie und ektopen extraossären Verkalkungen in Weichgeweben, Gefäßen, Lungen, Nieren und Gelenken (2).

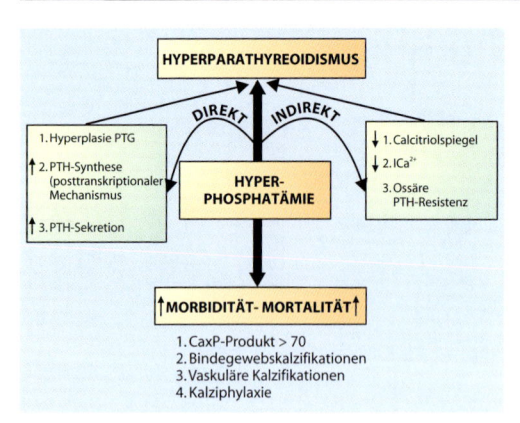

Abb. 11.6: Direkte und indirekte Konsequenzen einer Hyperphosphatämie.

11.1. In-vitro-Effekte der Hyperphosphatämie

In neuen Untersuchungen konnten direkte Effekte von Phosphat auf die Kalzifizierungsrate vaskulärer Endothelzellen nachgewiesen werden. Die Ergebnisse dieser Studien widersprechen der klassischen Sichtweise, dass es sich bei der Arteriosklerose lediglich um einen passiven, degenerativen Prozess handelt. Es wird zunehmend klar, dass die vaskuläre Kalzifikation ein aktiv regulierter Prozess ist, der Ähnlichkeiten mit der Knochenmineralisierung aufweist.

In vitro konnte eine Kalziumanreicherung in humanen Gefäßmuskelzellen der Aorta nachgewiesen werden, wenn die Phosphatkonzentration des Kulturmediums auf 6,2 mg/dl angehoben wurde. Diese Kalzifikation trat innerhalb von 24 Stunden auf. Elektronenmikroskopisch konnte die Ablagerung von Hydroxyapatit wie im Knochen nachgewiesen werden (3).

Interessanterweise kommt es unter hyperphosphatämischen Bedingungen *in vitro* zu einer phänotypischen Veränderung vom vaskulären zu einem osteogenen Zelltyp. Die Veränderung des Phänotyps ist Folge einer Aktivierung spezifischer Gene für Osteocalcin, Osteopontin und Typ I-Kollagen. Diese Gene werden durch den Transkriptionsfaktor Cbfa-1 (core-binding-factor-1) reguliert, dessen Expression ebenso gesteigert ist. Grundvoraussetzung für die Aktivierung von Cbfa-1 ist die zelluläre Anreicherung von Phosphat, die wiederum energieabhängig durch den natriumabhängigen Phosphattransporter erfolgt.

Die Bedeutung des aktiven Phosphattransports wird durch Daten belegt, die zeigen, dass die Hemmung dieses Transporters mit einer verminderten Aktivierung knochenspezifischer Gene einhergeht. Zellen vom osteogenen Phänotyp zeigen eine gesteigerte Freisetzung von Kalzium bindenden Proteinen, alkalischer Phosphatase und kollagenreicher extrazellulärer Matrix und kalzifizieren leichter (Abb. 11.7) (4).

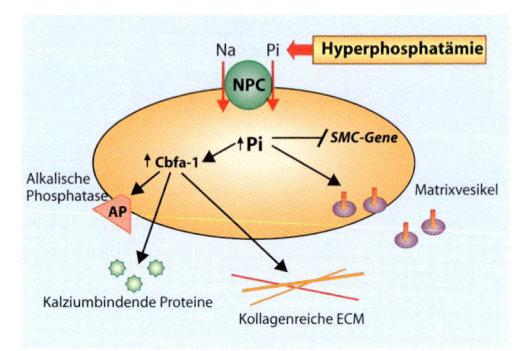

Abb. 11.7: Pathophysiologie der Transformation vaskulärer glatter Muskelzellen in einen osteogenen Zelltyp (modifiziert nach [4]). NPC = Na^+-abhängiger Phosphat-Carrier, ECM = Extrazellulärmatrix, SMC = smooth muscle cell, Pi = intrazelluläre Phosphatkonzentration.

11.2. Phosphatbilanz bei Dialysepatienten

Bei Gesunden sind Phosphataufnahme und Phosphatausscheidung neutral bilanziert, wobei die diätetische Phosphataufnahme komplett durch die renale Phosphatelimination kompensiert wird. Abb. 11.8 stellt ein Modell der Phosphat-Massenbilanz beim Dialysepatienten dar. Eine ausgeglichene Phosphatbilanz ist beim Dialysepatienten nur zu erzielen, wenn sich Phosphatgenerationsrate (G_{ip}) und Phosphatelimination (J_{ip}) die Waage halten, wobei die renale Phosphatelimination durch Dialyse (Jd_{ip}) und Hemmung der gastrointestinalen Phosphatabsorption (Jb_{ip}) ersetzt werden muss.

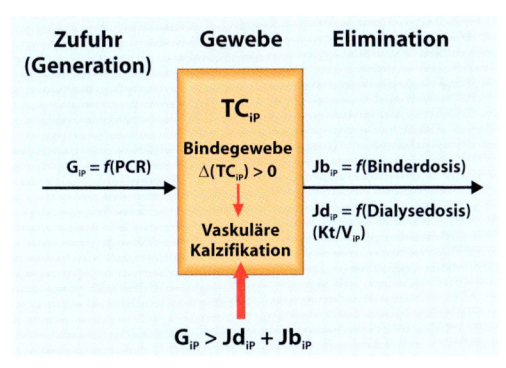

Abb. 11.8: Modell der Phosphat-Massenbilanz. G_{iP} = f(PCR): Die Phosphatgenerationsrate ist eine Funktion der Eiweißzufuhr (gemessen anhand der Protein Catabolic Rate, PCR). TC_{iP} = Gewebe-Phosphat-Gehalt, Jb_{iP} = Elimination durch Phosphatbinder, Jd_{iP} = Elimination durch Dialyse.

Eine positive Phosphatbilanz ergibt sich bei G_{iP} > J_{iP} und geht mit Hyperphosphatämie, Steigerung der Phosphat-Gewebe-Konzentration und einem gesteigerten Risiko für die Entwicklung extraossärer Kalzifikationen einher. Die Phosphatgenerationsrate ergibt sich meist allein aus der diätetischen Phosphatzufuhr, bei schwerem Hyperparathyreoidismus jedoch zusätzlich durch aus dem Knochen freigesetztes Phosphat, so dass G_{iP} dann größer ist als die diätetische Phosphatzufuhr. Die Prävalenz einer Hyperphosphatämie ist bei Dialysepatienten weiterhin sehr hoch und wird international mit Werten zwischen 40-70 % angegeben.

Das Phosphatmanagement basiert derzeit auf drei Säulen:

- Der Phosphatelimination während der Dialyse
- Der diätetischen Phosphatrestriktion
- Der Verordnung von Phosphatbindern

Ein neues und viel versprechendes therapeutisches Konzept sind Kalzimimetika, als erster Vertreter dieser Klasse steht Cinacalcet zur Verfügung. Die Substanz erhöht die Sensitivität des Kalziumsensors der Nebenschilddrüsen. Dadurch kann die Parathormonsekretion unterdrückt werden, ohne die Nebenwirkung der Hyperkalzämie in Kauf nehmen zu müssen, die häufig bei Suppression der Nebenschilddrüsen mit Vitamin D auftritt. Eine Reduktion des Parathormons führt konsekutiv zur Verminderung sowohl der Phosphatfreisetzung aus dem Knochen als auch der Phosphatresorption über den Darm. Erste Studien lassen eine erhebliche Verbesserung für das Management des Kalzium-Phosphat-Stoffwechsels erhoffen (24), wenngleich zur Langzeitwirksamkeit noch keine Aussagen möglich sind.

11.3. Phosphatelimination während der Dialyse

Die Kinetik der Phosphatelimination während der Dialyse unterscheidet sich deutlich von der klassischen Harnstoffkinetik (siehe Kap. 4. - Dialysedosis). Während die Serum-Harnstoffkonzentration während einer Dialysebehandlung kontinuierlich in einer umgekehrt exponentiellen Kurve abfällt und im interdialytischen Intervall langsam wieder auf den Ausgangswert ansteigt, fällt die Serum-Phosphatkonzentration zwar nach Dialysebeginn ebenso rasch ab, erreicht jedoch nach 2,0 bis 2,5 Stunden ein Plateau, über das hinaus die Serumkonzentration trotz fortgesetzter Dialyse nicht weiter sinkt. Dies wurde erstmals 1993 von DeSoi et al. (5) gezeigt und von Gotch et al. (6) kürzlich bestätigt (Abb. 11.9).

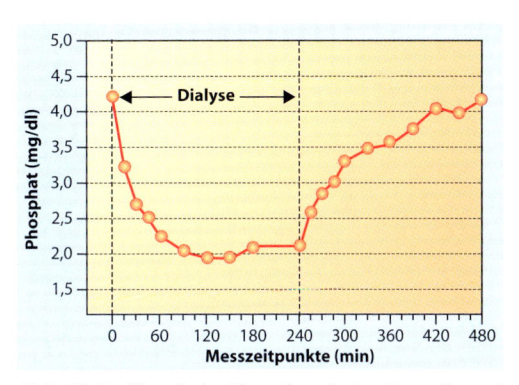

Abb. 11.9: Kinetik der Phosphatelimination während der Dialyse (nach [5]).

Die Phosphatspiegel fallen im Mittel auf die Hälfte der Ausgangskonzentration ab bevor eine Stabilisierung eintritt. Während einer typischen Dialysebehandlung von 4 Stunden werden zwischen 700-900 mg Phosphat eliminiert. Die Gesamtmenge eliminierten Phosphats hängt dabei von der prädialytischen Serum-Phosphatkonzentration ab, je höher die Phosphatspiegel vor Dialyse, desto größer ist auch die Phosphatelimination. Nach Dialyse können die Phosphatspiegel bereits innerhalb weniger Stunden wieder den prädialytischen Ausgangswert erreichen.

Die ungewöhnliche zweiphasige Phosphatkinetik ist nicht auf einen Rückgang der Phosphatclearance während der Dialyse zurückzuführen, sondern lässt sich durch eine zunehmende Mobilisierung von Phosphat aus verschiedenen Kompartimenten erklären, die den weiteren Abfall der Phosphatspiegel kompensiert (7). Es ist bislang nicht klar, aus welchen Kompartimenten diese Mengen an Phosphat so rasch freigesetzt werden.

Anhand der Phosphatverteilung im Körper (Tab. 11.1) lassen sich allerdings Vermutungen anstellen. Fünfundachtzig Prozent des Ganzkörperphosphats sind im Knochen lokalisiert, 14 % in Weichteilgeweben. Die Mobilisierung von Phosphat erfolgt am wahrscheinlichsten aus dem so genannten "rapid exchangeable phosphate pool", welcher sich an der ossären Mineralisierungsfront befindet. Es besteht die Hypothese, das auch intrazelluläre Phosphatspeicher zur Mobilisierung herangezogen werden. Dies könnte bei anhaltender Mobilisierung zu einer eventuell gefährlichen zellulären ATP-Depletion führen (7). Der genaue Anteil der verschiedenen Pools an der Phosphatmobilisierung ist bislang nicht bekannt. Der nach Dialyse anhaltende Phosphatflux aus diesen Pools wird auch für den raschen postdialytischen Phosphatrebound verantwortlich gemacht.

	Phosphat (mmol)	Gesamt (%)
Knochen	19.000	85,00
Weichteilgewebe	3.200	14,00
Zähne	100	0,50
Interstitium	10	0,05
Plasma	3,5	0,02
Erythrozyten	6,5	0,03

Tab. 11.1: Phosphatverteilung im Körper.

11.4. Einflussfaktoren auf die Phosphatelimination während der Dialyse

11.4.1. Dialysezeit

Eine Verlängerung der Dialysezeit führt zu einer Erhöhung der Phosphatelimination, selbst wenn die verabreichte Dialysedosis (Kt/V) nicht gesteigert wird. Dies konnten Vaithilingam et al. in einer Studie an 9 Dialysepatienten demonstrieren. Sie steigerten die wöchentliche Dialysezeit von 12 (3x 4) auf 15 (3x 5) Stunden, wobei die Harnstoff-Kt/V durch Reduktion der Blutflussrate stabil gehalten wurde. Die Verlängerung der Dialysezeit resultierte in einer Steigerung der eliminierten Phosphatmasse um 13 Prozent (Abb. 11.10) (8). Erklären lässt sich dieser Befund anhand des intradialytischen Plateaus der Serum-Phosphatspiegel, der letztlich dazu führt, dass im weiteren Verlauf der Dialyse ein konstanter Diffusionsgradient zwischen Blut und Dialysat bestehen bleibt, Im Gegensatz dazu sinkt der Diffusionsgradient für Harnstoff kontinuierlich ab, was zu einer immer weniger effektiven Harnstoffelimination über die Dauer der Dialyse führt.

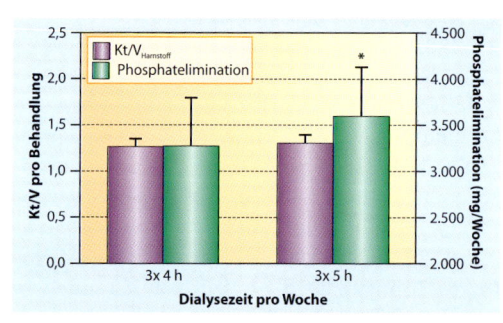

Abb. 11.10: Einfluss der Dialysezeit auf die Phosphatelimination während der HD (nach [8]). * = p < 0,05 vs. 3x 4h.

11.4.2. Blutfluss

Es ist zu erwarten, dass eine Steigerung der Blutflussrate Q_b mit einer Steigerung der Eliminationsrate von Urämietoxinen einhergeht. Dies ist für Harnstoff und Kalium der Fall, nicht jedoch für Phosphat. Eine signifikante Steigerung der Phosphatelimination von 28,1±1,3 auf 31,4±1,4 mmol wurde nach Steigerung von Q_b von 200 auf 250 ml/min beobachtet (n = 13 Patienten). Ein Q_b von 300 ml/min ging jedoch nicht mit einer weiteren Steigerung der Phosphatelimination einher (31,2±1,5 mmol) (Abb. 11.11) (9).

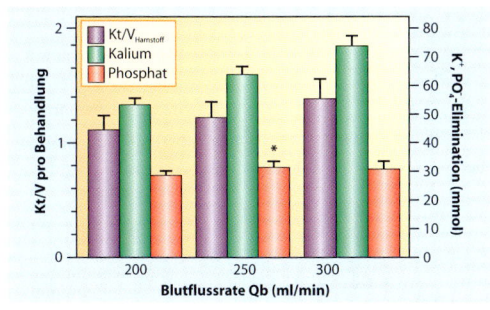

Abb. 11.11: Einfluss der Blutflussrate Qb auf die intradialytische Elimination von Harnstoff, Kalium und Phosphat (nach [9]). * = p < 0,05 vs. Qb 200 ml/min.

11.4.3. Dialysatfluss

Für eine Erhöhung der Dialysatflussrate von 300 auf 500 ml/min wurde eine Steigerung der Harnstoff-, Kreatinin- und Phosphatclearance berichtet (Abb. 11.12), nicht jedoch der β2-Mikroglobulinclearance. Inwieweit eine weitere Steigerung des Dialysatflusses auf 800 ml/min die Phosphatclearance steigert, wurde noch nicht untersucht (10).

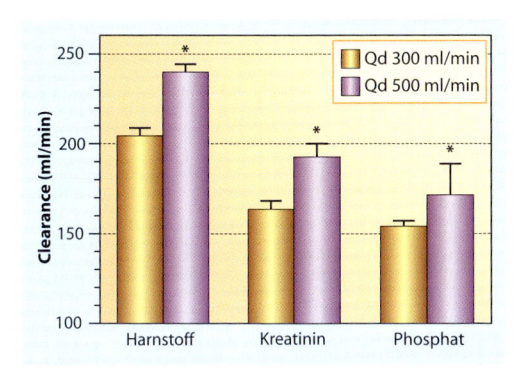

Abb. 11.12: Einfluss der Dialysatflussrate Qd auf Harnstoff-, Kreatinin- und Phosphatclearance (FX60-Dialysator, 1,4 m^2) (nach [10]). * = p < 0,05 vs. Qd 300 ml/min.

11.4.4. Hämatokrit

Die Clearance eines jeden Stoffes ist unter anderem abhängig vom effektiven Verteilungsvolumen im Blutstrom, der den Dialysator durchfließt. Für Harnstoff ist dies das gesamte Blutwasservolumen, für Kreatinin das Plasmawasservolumen und 61 % des Erythrozytenvolumens und für Phosphat allein das Plasmawasservolumen. Das bedeutet, dass die Phosphatclearance mit steigendem Hämatokrit und somit kleiner werdendem Plasmavolumen abnimmt (11).

11.4.5. Körperliche Aktivität während der Dialyse

Bereits vor längerer Zeit wurde gezeigt, dass Muskeltätigkeit während der Dialyse zu einer Steigerung der Harnstoff-Kt/V führt. Dies wird durch eine bessere Perfusion der Muskulatur und somit bessere Harnstoffmobilisierung aus diesem größten Harnstoffkompartiment erklärt. Dies gilt auch für Phosphat, so konnte in einer Studie an 9 Dialysepatienten gezeigt werden, dass verglichen mit konventioneller Dialyse die Phosphatelimination durch prädialytische Muskeltätigkeit um 6 % und durch intradialytische Muskelaktivität um 9 % gesteigert werden kann (Abb. 11.13) (8).

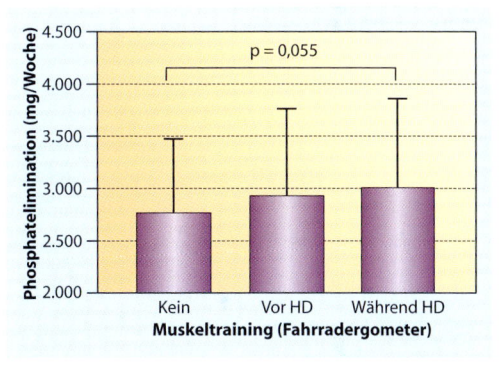

Abb. 11.13: Einfluss von Muskeltraining auf die Phosphatelimination während HD (nach [8]).

11.4.6. Dialysatoroberfläche

Die Phosphatclearance lässt sich durch Wechsel auf einen Dialysator mit größerer Oberfläche steigern. Eine Steigerung der effektiven Dialysatoroberfläche von 1,6 auf 2,4 m^2 geht mit einer Steigerung der Phosphatclearance um 20 % einher (Abb. 11.14) (12).

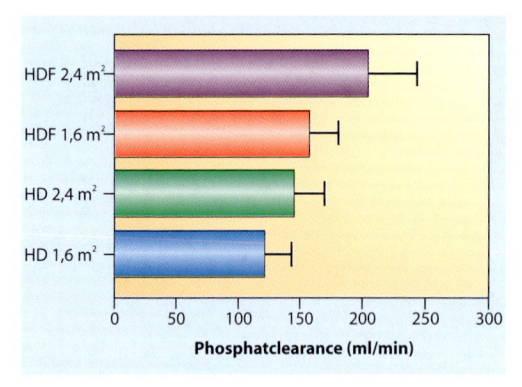

Abb. 11.14: Einfluss von Dialysatoroberfläche und Hämodiafiltration auf Phosphatclearance (nach [12]).

11.4.7. Hämodiafiltration

Mittels Hämodiafiltration kann der konvektive Anteil an der Gesamtclearance gesteigert werden. Dies ist besonders für Urämietoxine vom mittleren und hohen Molekulargewicht bedeutsam, wohingegen es für kleinmolekulare Stoffe nur eine geringe Rolle spielt. Bisher erhobene Daten klinischer Studien sprechen dafür, dass die Phosphatelimination durch Hämodiafiltration gesteigert werden kann. So konnten Minutolo et al. für Postdilutions-HDF eine Steigerung der Clearance von 800 auf 1.170 mg nachweisen (13). Allerdings wurden in den Kontrollbehandlungen Low-flux-Filter eingesetzt, so dass ein genauer Vergleich mit Highflux-Filtern aussteht. Vergleichbare Ergebnisse wurden von Zehender et al. publiziert (12), die ebenso für HDF im Postdilutionsmodus eine Steigerung der Phosphatclearance um 32 bis 41 % verglichen mit konventioneller Hämodialyse zeigten (Abb. 11.14).

Eine höhere Phosphatelimination geht allerdings mit einem stärkeren postdialytischen Reboundeffekt einher, der sich durch die beschriebene zweiphasige Phosphatkinetik und die damit verbundene intradialytische Phosphatmobilisierung erklären lässt. Die Daten von Minutolo zeigen allerdings auch, dass unter HDF langfristig mit einem stetigen Abfall der prädialytischen Phosphatspiegel gerechnet werden kann (Abb. 11.15) (13).

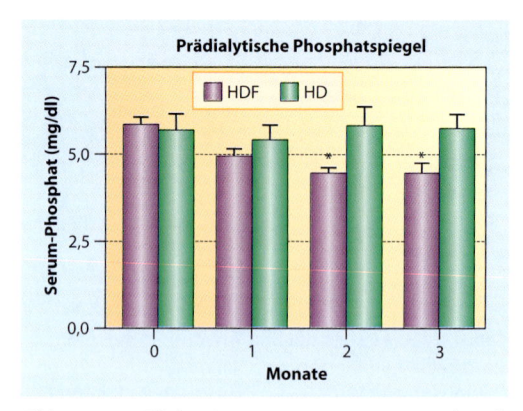

Abb. 11.15: Effekt einer 3-monatigen HDF-Behandlung (Postdilution) auf prädialytische Serum-Phosphatspiegel (nach [13]). * = signifikanter Unterschied zum Ausgangswert (0 Monate).

11.4.8. Steigerung der Dialysefrequenz

■ **Lange täglich nächtliche Hämodialyse**

Es gibt einzelne kleinere Studien, die den Effekt einer täglichen Dialysebehandlung auf die Phosphatspiegel untersuchten. So konnten Pierratos et al. zeigen, dass es bei täglich nächtlicher Dialyse zu einer deutlichen Steigerung der Phosphatelimination kommt, wobei dieser Unterschied nicht auf eine gesteigerte Dialysedosis, sondern allein auf die Dialysefrequenz zurückgeführt werden konnte, da die Harnstoffclearance trotz der Verdoppelung der Dialysefrequenz nicht gesteigert wurde (Abb. 11.16) (14). Um die Harnstoffelimination stabil zu halten wurde in dieser Studie bei der nächtlichen HD der Dialysatfluss auf 100 ml/min reduziert. Dennoch konnten bei allen Patienten trotz einer nachweislich gesteigerte Protein- und Phosphatzufuhr die Phosphatbinder komplett abgesetzt werden.

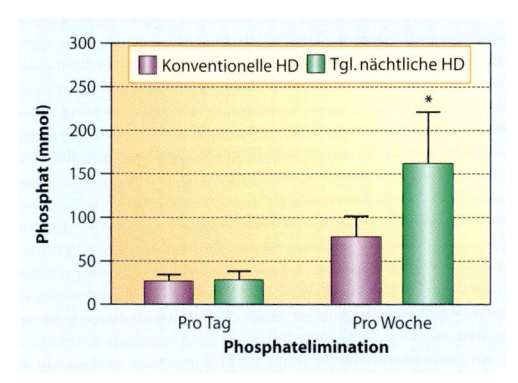

Abb. 11.16: Vergleich der Phosphatelimination bei konventioneller HD und täglich nächtlicher HD (nach [14]). * = p < 0,05 vs. konventionelle HD.

Eine täglich nächtliche Dialyse mit normaler Dialysatflussrate führt zu einer weitaus effektiveren Phosphatelimination (15), welche die diätetische Phosphatzufuhr übersteigen kann. In diesem Fall sind Phosphatzusätze zum Dialysat notwendig.

■ Kurze tägliche Hämodialyse

Eine Steigerung der Dialysefrequenz von 3 auf 6 Behandlungen pro Woche bei gleichzeitiger Reduktion der einzelnen Behandlungsdauer auf 2-3 Stunden ist eine attraktive Alternative, die mit einer Steigerung der Lebensqualität einhergehen kann (15). Allerdings reicht diese Behandlungsvariante nicht aus, die tägliche Phosphatzufuhr von ca. 1.000 mg zu kompensieren. In den bislang vorliegenden Studien war unter diesem Behandlungsregime stets die zusätzliche Einnahme von Phosphatbindern notwendig.

Ein Überblick über die theoretischen Effekte einer Steigerung der wöchentlichen Dialysedosis auf die Phosphatelimination ist in Abb. 11.17 dargestellt. Die wöchentliche Dialysedosis wird hierbei durch die Standard-Kt/V ausgedrückt (siehe Kap. 4. - Dialysedosis) (16). Eine Steigerung der Standard-Kt/V kann durch alle bislang beschriebenen Maßnahmen erfolgen, so durch Erhöhung von Blut- oder Dialysatfluss, Verlängerung der Dialysezeit oder durch eine Veränderung der Dialysefrequenz. Mit dem konventionellen Dialyseregime von 3/Woche und einer stdKt/V von 2,0/Woche werden in der Regel 700-900 mg Phosphat pro Behandlung oder umgerechnet ca. 300-400 mg Phosphat pro Tag entfernt.

In Abb. 11.17 wird die tägliche Phosphatelimination für den hypothetischen Fall einer Steigerung der stdKt/V von 2,0/Woche (konventionelle HD) auf 3,5/Woche oder 5,5/Woche dargestellt. Die Steigerung der stdKt/V wird hierbei durch eine Erhöhung der Dialysefrequenz auf 3,5 bis 6 Dialysen pro Woche erreicht, wobei die Dialysezeit je nach Frequenz variiert. Da eine fixe stdKt/V von 3,5/Woche angestrebt wird, kann mit steigender Dialysefrequenz die Dauer einer einzelnen Dialysebehandlung reduziert werden.

Es wird bei Betrachtung der Graphik deutlich, dass eine Reduktion der Dialysezeit gleichzeitig mit einer Reduktion der Phosphatelimination einhergeht, obwohl die Dialysefrequenz gesteigert wird. Bei kurzer täglicher Dialyse (5 oder 6/Woche) beträgt die Phosphatelimination ca. 420 mg/Tag, während sie bei 3,5 Dialysen pro Woche (jeden zweiten Tag) bei 650 mg liegt. Dies unterstreicht noch einmal die Bedeutung der Dialysezeit für die Phosphatelimination.

In einer kontrollierten Studie verglichen Ayus et al. kürzlich ein konventionelles Dialyseregime (CHD, 3 x 4 h) mit kurzer täglicher HD (SDHD, 6 x 3 h). Nach 12 Monaten war SDHD mit einem Abfall der Phosphatwerte von $6{,}3 \pm 2{,}6$ auf $4{,}0 \pm 1{,}2$ mg/dl bei gleichzeitigem Absetzen der Phosphatbinder bei 73 % der Patienten verbunden (17),

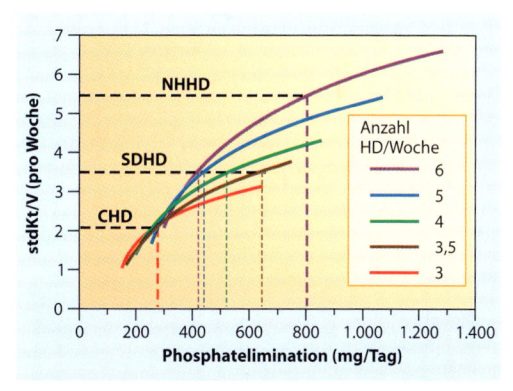

Abb. 11.17: Phosphatelimination bei verschiedenen Dialyseregimen. NHHD = täglich nächtliche Heim-HD, SDHD = kurze tägliche HD, CHD = konventionelle HD.

Eine weitere Steigerung der stdKt/V ist im Rahmen einer täglich nächtlichen (Heim-)HD mit Dialysezeiten von ca. 6 Stunden pro Behandlung zu erzielen. Dieses Verfahren ermöglicht bei einer stdKt/V von 5,5/Woche die Elimination von ca. 800 mg/Tag, was im Bereich der täglichen Phosphatzufuhr liegt. Eine weitere Steigerung der stdKt/V auf

> 7,0/Woche ist bei diesem Verfahren allerdings mit dem Risiko einer Phosphatdepletion verbunden.

11.5. Diätetische Phosphatrestriktion

Die diätetische Phosphatzufuhr erfolgt hauptsächlich über drei Quellen, nämlich den natürlichen Phosphatgehalt der Lebensmittel, über Nahrungsmitteln zugesetzte Phosphate und gelegentlich auch über phosphathaltige Zusatznahrung oder Nahrungsergänzungsstoffe. Bei Gesunden wird die durchschnittliche tägliche diätetische Phosphatzufuhr mit ca. 1.600 mg für Männer und mit ca. 1.000 mg für Frauen angegeben. Diese Angaben basieren nicht auf aktuellen Ernährungsempfehlungen, sondern repräsentieren die tatsächliche tägliche Phosphatzufuhr. Der relativ große Geschlechtsunterschied liegt am ehesten in der unterschiedlichen Eiweißzufuhr. Der natürliche Phosphatgehalt von Nahrungsmitteln ist eng mit deren Eiweißgehalt verbunden, weshalb anhand der Eiweißzufuhr grob auf die Phosphataufnahme geschlossen werden kann.

Für Dialysepatienten wird international eine tägliche Eiweißzufuhr von 1,0-1,2 g/kg Körpergewicht/Tag empfohlen. Somit kann die mittlere tägliche Phosphatzufuhr auf mindestens 1.000 mg geschätzt werden (Tab. 11.2). Allerdings wird nicht das gesamte zugeführte Phosphat gastrointestinal absorbiert, sondern lediglich 60-70 Prozent. Eine zusätzliche Vitamin D-Therapie steigert sowohl die Kalzium- als auch Phosphatabsorbtion. Bei einer durchschnittlichen Phosphatzufuhr von 1.000 mg/Tag kann man also von einer täglichen Absorption von ca. 600 mg oder von mindestens 4.200 mg pro Woche ausgehen.

Protein Zufuhr (g/kg/Tag)	Phosphatgehalt (mg)	Proteinzufuhr, Empfehlung: 1,0-1,2 g/kg/Tag
> 1,2	1353±253	
1,0-1,2	1052±219	Mit Reduktion der Proteinzufuhr steigt das Risiko der Mangelernährung
0,8-1,0	936±217	
0,6-0,8	831±142	

Tab. 11.2: Zusammenhang zwischen diätetischer Eiweiß- und Phosphatzufuhr.

Typische eiweißreiche und somit auch phosphathaltige Nahrungsmittel sind Fleisch, Wurst, Fisch, Milch, Eier und Käse sowie Nüsse und Getreideprodukte (Müsli). Auch Getränke wie Bier und Cola enthalten Phosphat. Phosphatzusätze zu Nahrungsmitteln werden hauptsächlich zu Konservierungszwecken benötigt und finden sich in tiefgefrorenen Lebensmitteln, Schmelzkäse, Backwaren und Fleischaufbereitungen wie Chicken Nuggets und Hot-Dogs. Abhängig von den Ernährungsgewohnheiten kann die Phosphatzufuhr alleine aus Phosphatzusätzen bis zu 1.000 mg/Tag betragen (18). Dies ist eine wenig beachtete Tatsache, die bei der Beratung von Patienten berücksichtigt werden sollte.

Aufgrund des engen Zusammenhangs zwischen Eiweiß- und Phosphatgehalt geht eine Empfehlung zur diätetischen Phosphatrestriktion auf weniger als 1.000 mg/Tag notwendigerweise meist

Diätetische Zufuhr			
	1.000 mg/Tag x7	=	7.000 mg/Woche
Gastrointestinale Absorption (60 %)			
	7.000 mg/Woche x0,6	=	4.200 mg/Woche
Elimination durch Dialyse (700-900 mg/HD)			
	800 mg/HD x3	=	2.400 mg/Woche
	Phosphatbilanz	=	+1.800 mg/Woche
Phosphatüberschuss			
	1.800 mg : 7 Tage	=	250 mg/Tag
	Phosphatbinderkapazität	=	ca. 25 mg/Tablette

Tab. 11.3: Phosphatbilanz bei Hämodialysepatienten.

mit einer Reduktion der Eiweißzufuhr einher. In einzelnen Fällen können jedoch phosphatreiche Nahrungsmittel durch phosphatarme ersetzt werden, wie zum Beispiel Milch durch ein Wasser-Sahne-Gemisch. Generell ist es für den Patienten jedoch schwierig, eine phosphatarme Diät einzuhalten, ohne gleichzeitig die Eiweißzufuhr drastisch zu reduzieren. Eine Phosphatrestriktion auf Kosten der Proteinzufuhr geht mit dem Risiko der Entwicklung einer Mangelernährung einher, die ihrerseits ein gesteigertes Morbiditäts- und Mortalitätsrisiko nach sich zieht.

Die Phosphatbilanz eines Dialysepatienten, der dreimal wöchentlich dialysiert wird, ist unter den gegenwärtigen Umständen also notwendigerweise positiv (Tab. 11.3). Einer Absorption von 4.200 mg Phosphat pro Woche steht lediglich eine Elimination von etwa 3x 800 mg, also 2.400 mg, gegenüber. Dies entspricht einer positiven Bilanz von 1.800 mg pro Woche oder von 250 mg/Tag. Dies ist also die geschätzte Menge an Phosphat, deren Absorption durch Phosphatbinder verhindert werden muss.

Da eine strikte Phosphatrestriktion nicht empfehlenswert ist, muss die diätetische Behandlung der Hyperphosphatämie immer im Zusammenhang mit der Verordnung von Phosphatbindern betrachtet werden.

11.6. Phosphatbinder und diätetische Phosphatzufuhr

Generell stehen aluminiumhaltige, kalziumhaltige und kalziumfreie Phosphatbinder zur Verfügung (Tab. 11.4). Aluminiumhydroxid und Aluminiumchlorid sind die potentesten Phosphatbinder, haben jedoch den Nachteil der Aluminiumbelastung, was langfristig zur Aluminium-Enzephalopathie führen kann. Daher wird die Gabe von aluminiumhaltigen Phosphatbindern in den aktuellen Guidelines lediglich bei schwer zu kontrollierender Hyperphosphatämie und dann nur über einen begrenzten Zeitraum von wenigen Wochen empfohlen (19).

Aluminiumhaltige Phosphatbinder
• Aluminiumhydroxid
• Aluminiumchlorid
Kalziumhaltige Phosphatbinder
• Kalziumcarbonat
• Kalziumacetat
• Kalziumcitrat
• Kalzium-Magnesium-Kombination
Kalzium- und mineralfreie Phosphatbinder
• Sevelamer-Hydrochlorid
• Lanthan-Carbonat

Tab. 11.4: Liste verschiedener Phosphatbinder.

Von den kalziumhaltigen Phosphatbindern sind lediglich Kalziumcarbonat und Kalziumacetat im Handel, Kalziumcitrat wird wegen eines hohen Hyperkalzämierisikos und der Stimulation der intestinalen Aluminiumabsorption nicht mehr eingesetzt. Kalziumcarbonat wird im sauren Milieu (Magensaft) in Kalziumchlorid umgewandelt und sollte somit vor der Mahlzeit eingenommen werden. Kalziumacetat ist besser löslich als Kalziumcarbonat und kann während der Mahlzeiten eingenommen werden (20).

Die Bindungskapazität eines jeden Phosphatbinders hängt von der Löslichkeit der Tabletten, der Dissoziationsgeschwindigkeit der Austauschionen von der Trägersubstanz und der Bindungsaktivität mit Phosphor ab. Dissoziierte Kalziumionen werden gastrointestinal absorbiert, wenn sie nicht an Phosphor gebunden sind. Die Kalziumbelastung des Organismus ist unter Kalziumacetat geringer als unter Kalziumcarbonat. Während von Kalziumacetat nur 16 % des zugeführten Kalzium absorbiert werden, sind es bei Kalziumcarbonat bis zu 21 Prozent. Mit der geringeren Kalziumabsorption bei Kalziumacetat geht entsprechend eine höhere Phosphatbindung durch Kalziumacetat einher (21).

Durch kalziumhaltige Phosphatbinder wird die Kalziumzufuhr für Dialysepatienten langfristig gesteigert. Viele neuere Untersuchungen deuten darauf hin, dass eine chronische Kalziumzufuhr durch kalziumhaltige Phosphatbinder das Risiko der Gefäßverkalkung steigert. Dies konnte eindrucksvoll von Goodman et al. dokumentiert werden, der zeigte, dass der kardiale Kalziumgehalt selbst bei jungen langjährigen Dialysepatienten deutlich gesteigert war. Abb. 11.18 zeigt das Ausmaß kardialer Kalzifikationen bei langjährigen Dialysepatienten, die bereits im Kindesalter dialysepflichtig wurden. Diese Patienten waren zwischenzeitlich zum Teil wiederholt transplantiert worden. Mittels EBCT (Electron Beam Computer Tomography) konnte bei Patienten, die das 20. Lebensjahr überschritten hatten eine deutliche Zunahme kardialer Verkalkungen nachgewiesen werden, die bei einer Follow-up-Untersuchung 1 Jahr später weiter fortgeschritten war. Als einer unter mehreren Risikofaktoren für die Entwicklung dieser Kalzifikationen konnte die langjährige Einnahme kalziumhaltiger Phosphatbinder identifiziert werden (22).

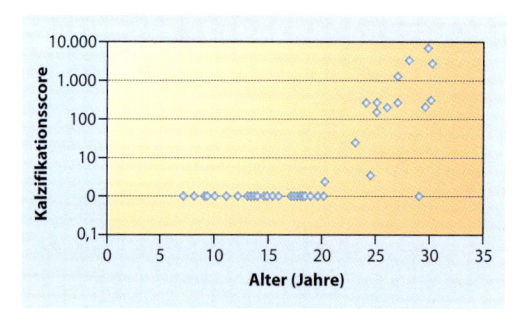

Abb. 11.18: Prävalenz kardialer Kalzifikationen bei jungen Dialysepatienten (modifiziert nach [22]).

Seit der Entwicklung kalziumfreier Phosphatbinder besteht die Möglichkeit, die Kalziumbelastung der Patienten deutlich zu vermindern. In einer randomisierten Studie konnte gezeigt werden, dass die Gabe eines kalziumfreien Phosphatbinders (Sevelamer) die Progression der kardialen Verkalkung verlangsamen kann (23). Ob der kardiale Kalziumgehalt jedoch mit der kardiovaskulären Mortalität von Dialysepatienten korreliert, ist noch offen. Kalziumfreie Phosphatbinder sind Sevelamer und Lanthan-Carbon (24). Mehrere andere Präparate befinden sich derzeit in klinischen Testphasen (25).

Leider ist die Phosphatbindungskapazität der einzelnen Präparate nicht genau bekannt und schwer zu messen. Um eine Abschätzung des Bedarfs zu ermöglichen, kann man von einer Phosphatbindung von 25 mg pro Einzeldosis eines Binders ausgehen. Entsprechend müsste ein Patient pro Tag an die 10 Tabletten einnehmen, um die Entwicklung einer positiven Phosphatbilanz zu verhindern.

Da ein Phosphatbinder eine begrenzte Bindungskapazität aufweist, ist es unumgänglich, dass die Dosierung von Phosphatbindern möglichst genau an den Phosphatgehalt der Mahlzeiten angepasst werden sollte. Dies wird in der Regel jedoch nicht praktiziert, da der Patient den Phosphatgehalt einzelner Mahlzeiten nur schwer bestimmen kann. Daher wird in der Praxis eine fixe Phosphatbinderdosierung verordnet (z.B. 2-3-3) und gleichzeitig empfohlen, die Dosis bei ungewöhnlich großen Mahlzeiten zu steigern. Dass diese Verordnungspraxis nicht erfolgreich ist, zeigt die hohe Prävalenz von Hyperphosphatämien.

Zu der Korrelation zwischen Phosphatgehalt von Mahlzeiten und der Phosphatbinderdosis gibt es wenig Informationen. Wir haben dies kürzlich untersucht. Dabei zeigte es sich, dass sowohl der Phosphatgehalt der Mahlzeiten als auch die Dosis der Phosphatbinder stark differieren und nur unzureichend miteinander korreliert sind.

Mittels Diättagebüchern wurde bei 10 chronischen HD-Patienten die Phosphatzufuhr während einzelner Mahlzeiten und die damit verbundene Phosphatbinderdosis erhoben. Der mittlere Phosphatgehalt einzelner Mahlzeiten ist in Abb. 11.19 dargestellt. Zwischenmahlzeiten hatten den niedrigsten Phosphatgehalt, gefolgt von Frühstück, Abendessen und Mittagessen. Der Unterschied zwischen Mittag- und Abendessen war nur gering. Auffällig ist die starke Schwankungsbreite des Phosphatgehaltes. In einzelnen Fällen betrug die Phosphatzufuhr zum Frühstück bereits bis 700 mg und bei Mittag- und Abendessen bis 900 mg. Selbst unter den Zwischenmahlzeiten fanden sich Höchstwerte um 400 mg. Eine derart hohe Phosphatzufuhr im Rahmen einzelner Mahlzeiten spricht für eine unzureichende Aufklärung der Patienten. Kompensiert werden könnte eine hohe Phosphatzufuhr durch eine gesteigerte Einnahme von Phosphatbindern. Dies war in der Regel jedoch nicht der Fall.

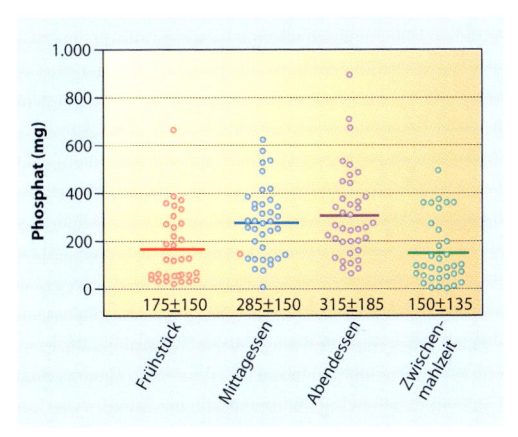

Abb. 11.19: Phosphatgehalt einzelner Mahlzeiten in einem Kollektiv von 10 chronischen HD-Patienten. Die Patienten notierten über je 3 Tage Zusammensetzung und Menge aller Mahlzeiten sowie Zeitpunkt der Einnahme und Anzahl von Phosphatbindern.

In unserem Patientenkollektiv fand sich zwar eine Beziehung zwischen mittlerem Phosphatgehalt der Mahlzeiten und der Anzahl eingenommener Phosphatbinder, allerdings gab es auch hier eine große Schwankungsbreite (Abb. 11.20). Als adäquate Phosphatbinderdosis definierten wir die Einnahme einer Tablette eines beliebigen Phosphatbinders für jede 150 mg Phosphatgehalt einer Mahlzeit. Nach dieser Definition war lediglich ein Drittel aller Mahlzeiten adäquat abgedeckt, unabhängig davon, ob kein, 1 oder 2 Phosphatbinder eingenommen wurden.

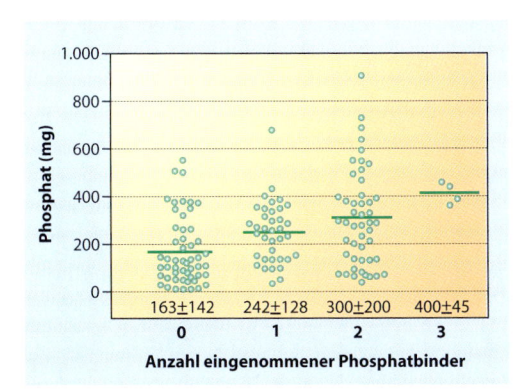

Abb. 11.20: Beziehung zwischen diätetischer Phosphatzufuhr und Anzahl der eingenommenen Phosphatbindertabletten.

Nicht nur eine Unterdosierung sollte vermieden werden, sondern auch eine Überdosierung von Phosphatbindern, da diese entweder mit einer unnötigen Kalzium-, Lanthan- oder Aluminiumbelastung einhergeht oder, im Falle kalzium- und aluminiumfreier Phosphatbinder, ökonomisch belastend ist. Diese Betrachtungen zeigen, dass es dringend notwendig ist, die Phosphatbinderdosis an den tatsächlichen Phosphatgehalt der Mahlzeiten anzupassen.

In dieser Hinsicht stellt das von Kuhlmann, Landthaler und Höchst kürzlich entwickelte **PHOSPHAT-EINHEITEN (PE)-Konzept** einen innovativen Ansatz dar. In einem strukturierten Schulungsprogramm (PEP - Phosphat-Einheiten-Programm) wird dem Patienten auf einfache Weise spielerisch die Fähigkeit vermittelt, den Phosphatgehalt ganzer Mahlzeiten durch Blick auf den Teller rasch und ausreichend akkurat abzuschätzen. Der Phosphatgehalt von Lebensmitteln wird anhand neu definierter PHOSPHAT-EINHEITEN (PE) angegeben und nicht mehr nach Milligramm oder Prozent der empfohlenen Tageszufuhr. Dies ermöglicht die Einteilung von Lebensmitteln in Gruppen mit gleichem PE-Gehalt (z.B. 150 g Fisch = 4 PE; 150 g Fleisch = 3 PE).

Mit dem PHOSPHAT-EINHEITEN-Konzept wird erstmals auch eine direkte Beziehung zwischen der Dosis von Phosphatbindern (PB) und dem Phosphatgehalt einzelner Mahlzeiten (PE-Gehalt) hergestellt. Die Einnahme der Phosphatbinder erfolgt nicht mehr nach einem fixen Schema (z.B. 2-2-2), sondern individualisiert anhand eines für jeden Patienten vom Arzt ermittelten PB/PE-Verhältnisses (z.B. 1PB pro 2 PE). Unterlagen und Schulungsmaterial für PEP sind kostenlos anzufordern über die Web-site ‚www.pepernaehrungsprogramm.de'

Kürzlich abgeschlossene Studien zeigen, dass sich mit diesem Konzept Phosphatzielwerte besser erreichen lassen.

In den aktuellen K/DOQI-Guidelines zur Knochenerkrankung bei chronischer Niereninsuffizienz (18) wurden Empfehlungen zur Behandlung der Hyperphosphatämie mit Phosphatbindern aufgestellt. Die wichtigsten Guidelines sind hier abschließend noch einmal zusammengefasst.

1. Sowohl kalziumhaltige als auch andere kalzium-, aluminium- und magnesiumfreie Phosphatbinder sind dazu geeignet die Serum-Phosphatspiegel effektiv zu senken (EVIDENZ) und jedes dieser Präparate kann als Initialtherapie verordnet werden (MEINUNG).

2. Bei Dialysepatienten, die trotz der Verwendung von entweder kalziumhaltigen oder kalzium-, aluminium- und magnesiumfreien Phosphatbindern hyperphosphatämisch bleiben (Serum-Phosphat > 1,78 mmol/l) kann eine Kombination dieser Präparate verordnet werden (MEINUNG).

3. Die Gesamtdosis des durch kalziumhaltige Phosphatbinder zugeführten Kalziums sollte eine Tagesdosis von 1.500 mg nicht überschreiten (MEINUNG). Die Gesamtzufuhr an elementarem Kalzium sollte inklusive der Ernährung eine Tagesdosis von 2.000 mg nicht überschreiten (MEINUNG).

4. Kalziumhaltige Phosphatbinder sollten bei Dialysepatienten mit Hyperkalzämie (korrigiertes Serum-Kalzium > 2,54 mmol/l) oder mit wiederholt (zweimal) nachgewiesenen PTH-Spiegeln < 16,5 pmol/l nicht verordnet werden (EVIDENZ).

5. Kalziumhaltige Phosphatbinder sollten bei Patienten mit schweren vaskulären oder extraossären Kalzifikationen nicht verwendet werden (MEINUNG).

6. Bei Patienten mit Hyperphosphatämie > 2,26 mmol/l können aluminiumhaltige Phosphatbinder einmalig und über einen kurzen, begrenzten Zeitraum (bis zu 4 Wochen) verordnet werden. Danach sollten sie durch aluminiumfreie Phosphatbinder ersetzt werden (MEINUNG). Bei diesen Patienten sollte auch eine Steigerung der Dialysefrequenz in Betracht gezogen werden (EVIDENZ).

11.7. Literatur

1. Block GA, Hulbert-Shearon TE, Levin NW, Port FK: Association of serum phosphorus and calcium x phosphate product with mortality risk in chronic hemodialysis patients: A national study. Am J Kidney Dis 31:607-617,1998

2. Block GA, Port FK: Re-evaluation of risks associated with hyperphosphatemia and hyperparathyroidism in dialysis patients: Recommendations for a change in management. Am J Kidney Dis 35:1226-1237,2000

3. Jono S, McKeeMD, Mury CE: Posphate regulation of vascular smooth muscle cell calcification. Circ Res 87:E10-E17,2000

4. Giachelli CM: Vascular calcification: in vitro evidence for the role of inorganic phosphate. J Am Soc Nephrol 14 (Suppl 4):S300-S304,2003

5. DeSoi CA, Umans JG: Phosphate kinetics during high-flux hemodialysis.
J Am Soc Nephrol 4:1214-1218,1993

6. Gotch FA, Panlilio F, Sergeyeva O, Rosales L, Folden T, Kaysen G, Levin NW. A kinetic model of inorganic phosphorus mass balance in Hemodialysis therapy. Blood Purif 21:51-57,2003

7. Spalding EM, Chamney PW, Farrington K: Phosphate kinetics during hemodialysis: Evidence for biphasic regulation. Kidney Int 61:655-67,2002

8. Vaithilingam I, Polkinghorne KR, Atkins RC, Kerr PG: Time and exercise improve phosphate removal in hemodialysis patients. Am J Kidney Dis 43:85-89,2004

9. Gutzwiller JP, Schneditz D, Huber AR, Schindler C, Garbani E, Zehnder CE: Increasing blood flow increases Kt/V(urea) and potassium removal but fails to improve phosphate removal. Clin Nephrol 59:130-136, 2003)

10. Mandolfo S, Malberti F, Imbasciati E, Cogliati P, Gauly A: Impact of blood and dialysate flow and surface on performance of new polysulfone hemodialysis dialyzers. Int J Artif Organs 26:113-120,2003

11. Gotch FA, Panlilio F, Sergeyeva O, Rosales L, Folden T, Kaysen G, Levin NW: Effective diffusion volume flow rates (Qe) for urea, creatinine, and inorganic phosphorous (Qeu, Qecr, QeiP) during hemodialysis. Semin Dial 16:474-476,2003

12. Zehnder C, Gutzwiller JP, Renggli K: Hemodiafiltration - a new treatment option for hyperphosphatemia in hemodialysis patients. Clin Nephrol 52:152-159,1999

13. Minutolo R, Bellizzi V, Cioffi M, Iodice C, Giannattasio P, Andreucci M, Terracciano V, Di Iorio BR, Conte G, De Nicola L: Postdialytic rebound of serum phosphorus: pathogenetic and clinical insights. J Am Soc Nephrol 13:1046-1054,2002

14. Pierratos A, Ouwendyk M, Francoeur R, Vas S, Raj DS, Ecclestone AM, Langos V, Uldall R: Nocturnal hemodialysis: three-year experience. J Am Soc Nephrol 9:859-868,1998

15. Lindsay RM, Alhejaili F, Nesrallah G, Leitch R, Clement L, Heidenheim AP, Kortas C. Calcium and phosphate balance with quotidian hemodialysis. Am J Kidney Dis 42(1 Suppl):24-29,2003

16. Gotch FA, Levin NW. Daily Dialysis: The long and the short of it. Blood Purif 21:271-281,2003

17. Ayus JC, Mizani MR, Achinger JG et al. Effects of short daily versus conventional hemodialysis on left ventricular hypertrophy and inflammatory markers: A prospective controlled study. J Am Soc Nephrol 16:2778-2788, 2005

18. Uribarri J, Calvo MS: Hidden sources of phosphorus in the typical American diet: does it matter in nephrology? Semin Dial 16:186-188,2003

19. National Kidney Foundation. K/DOQI Clinical practice guidelines for bone metabolism and disease in chronic kidney disease. Am J Kidney Dis 42 (Suppl 3):S1-S202,2003

20. Schiller LR, Santa Ana CA, Sheikh MS, Emmett M, Fordtran JS. Effect of the time of administration of calcium acetate on phosphorus binding. N Engl J Med 320: 1110-1113,1989

21. Sheikh MS, Maguire JA, Emmett M, Santa Ana CA, Nicar MJ, Schiller LR, Fordtran JS. Reduction of dietary phosphorus absorption by phosphorus binders. A theoretical, in vitro, and in vivo study. J Clin Invest 83:66-73,1989

22. Goodman WG, Goldin J, Kuizon BD, Yoon C, Gales B, Sider D, Wang Y, Chung J, Emerick A, Greaser L, Elashoff RM, Salusky IB. Coronary-artery calcification in young adults with end-stage renal disease who are undergoing dialysis. N Engl J Med 342:1478-1483,2000

23. Chertow GM, Burke SK, Raggi P; Treat to Goal Working Group. Sevelamer attenuates the progression of coronary and aortic calcification in hemodialysis patients. Kidney Int 62:245-252,2002

24. Joy MS, Finn WF; LAM-302 Study Group. Randomized, double-blind, placebo-controlled, dose-titration, phase III study assessing the efficacy and tolerability of lanthanum carbonate: a new phosphate binder for the treatment of hyperphosphatemia. Am J Kidney Dis 42: 96-107,2003

25. Bellasi A, Kooienga L, Block GA. Phosphate binders: new products and challenges. Hemodial int 10:225-234, 2006

26. Block GA, Martin KJ, de Francisco AL, Turner SA, Avram MM, Suranyi MG, Hercz G, Cunningham J, Abu-Alfa AK, Messa P, Coyne DW, Locatelli F, Cohen RM, Evenepoel P, Moe SM, Fournier A, Braun J, McCary LC, Zani VJ, Olson KA, Drueke TB, Goodman WG: Cinacalcet for secondary hyperparathyroidism in patients receiving hemodialysis. N Engl J Med 350:1516-1525, 2004

12. Häufige klinische Probleme

12.1. Hyperkaliämie

Eine der häufigsten Komplikationen beim Dialysepatienten ist die Hyperkaliämie. Etwa ein Viertel der Notfalldialysen müssen wegen einer bedrohlichen Überhöhung des Kaliums durchgeführt werden. Überwiegend werden hierfür Diätfehler des Patienten angeschuldigt, und dies wird in vielen Fällen auch der Grund sein. Dennoch gibt es eine Reihe weiterer Ursachen der Hyperkaliämie, die nicht außer Acht gelassen werden sollten (1).

12.1.1. Regulation des Kaliumhaushalts

Von klinischer Bedeutung ist hauptsächlich das extrazelluläre Kalium, welches nur etwa 2 % des Gesamtkörperkaliums ausmacht, jedoch zur Aufrechterhaltung der elektrochemischen Gradienten vor allem der Herzmuskelzellen aber auch der Skelettmuskulatur in sehr engen Grenzen reguliert werden muss. Dieser Kaliumpool ist eine Bilanzgröße aus Kaliumzufuhr über den Darm, Kaliumausscheidung über Nieren und Darm sowie der Kaliumverteilung nach intrazellulär (Abb. 12.1).

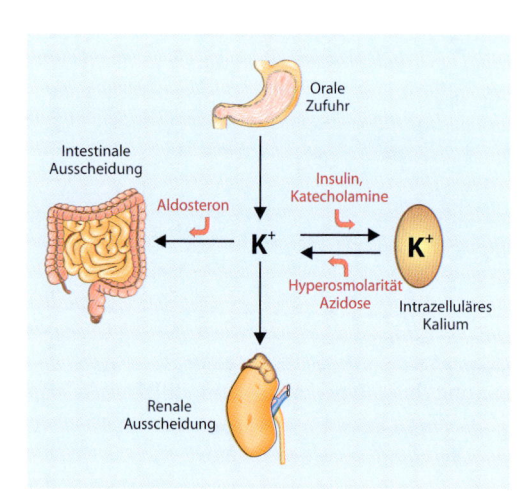

Abb. 12.1: Schema der extra- und intrazellulären Kaliumdistribution.

Die mengenmäßig bedeutsamste Kaliumausscheidung erfolgt über die Nieren. Bei terminaler Niereninsuffizienz kann jedoch die Kaliumexkretion über den Darm auf das 2-3fache gesteigert werden. Diese Steigerung ist zum überwiegenden Teil ein Aldosteroneffekt an der Darmmukosa (2).

Die Verlagerung des Kaliums nach intrazellulär erfolgt durch einen ATP-abhängigen Na-K-Transporter, der durch Insulin und Katecholamine stimuliert wird. Es gibt jedoch noch eine weitere Regulationsebene. Insulin und Katecholamine steigern die Transportfunktion der auf der Zellmembran exprimierten Na-K-ATPasen innerhalb weniger Minuten. Dagegen wird die Expressionsdichte der Transporter durch körperliches Training sowie Thyroxin erhöht, was über einen längeren Zeitraum zu einer gesteigerten Transportkapazität nach intrazellulär führt. Umgekehrt lässt die Dichte der Na-K-ATPasen bei Inaktivität und Hypothyreose nach.

12.1.2. Ursachen der akuten und chronischen Hyperkaliämie

Aus den Regulationsmechanismen ergeben sich die potentiellen Ursachen einer Hyperkaliämie beim Dialysepatienten (Tab. 12.1). Akut liegen häufig Diätfehler zugrunde oder es kommt zu einer Störung der Kaliumbilanz über die Zellmembran. Ein oft nicht ausreichend beachtetes Phänomen ist der Abfall des Plasma-Insulins bei Patienten, die vor Eingriffen einige Stunden nüchtern bleiben müssen. Das Problem betrifft ausschließlich Diabetiker. Infolge fehlender Insulinwirkung vermindert sich die Kaliumaufnahme in die Zellen. Viele außerplanmäßige Dialysen z.B. vor Operationen, wären durch eine niedrigdosierte Glucoseinfusion (z.B. 500 ml Glucose 5 % pro 12 h) vermeidbar. Vorsicht ist jedoch bei Diabetikern geboten, eine Hyperglykämie ist streng zu vermeiden, da ein Osmolaritätsanstieg ebenfalls zu einer starken Kaliumverlagerung nach extrazellulär führt.

Akut
• Diätfehler
• Fasten, z.B. Nüchternheit vor Eingriffen
• Hyperglykämie (Hyperosmolarität)
• Azidose
• Gewebsuntergang
• Hämolyse

Chronisch
• Positive diätetische Kaliumbilanz
• Obstipation
• Mangel an körperlicher Aktivität
• Schilddrüsenunterfunktion
• Medikamente
- Unselektive Betablocker
- Hochdosierte selektive Betablocker
- Spironolacton
- Angiotensinhemmer
• Hyperparathyreoidismus
• Ineffektive Dialyse (Gefäßzugang!)

Tab. 12.1: Ursachen der Hyperkaliämie beim Dialysepatienten.

Die Kaliumaufnahme in die Zelle wird wesentlich auch durch Katecholamine beeinflusst. Hierbei kommt es auf einen β2-mimetischen Effekt an. Unselektive Betablocker vermindern diese Wirkung und können zur Hyperkaliämie beitragen. Sie sollten bei Dialysepatienten nicht eingesetzt werden. In hohen Dosen wirken jedoch auch β1-selektive Blocker wie Metoprolol nicht mehr völlig selektiv und können eine Hyperkaliämie begünstigen. Eine Aldosteronhemmung durch Spironolacton vermindert die intestinale Kaliumausscheidung und sollte vermieden werden, wenn eine Hyperkaliämieneigung besteht. Die verminderte Aldosteronbildung erklärt auch den Effekt von Angiotensinhemmern, die selbst bei anurischen Patienten gelegentlich eine Hyperkaliämieneigung unterstützen können. In gleicher Weise soll unfraktioniertes Heparin über eine Hemmwirkung auf die Aldosteronbildung mehr zur Hyperkaliämie prädestinieren als niedermolekulares Heparin (3). Bei ausgeprägter Neigung zur Kaliumüberhöhung wurde die regelmäßige Applikation von Fludrocortison 0,1-0,3 mg/d vorgeschlagen, die das Serum-Kalium dauerhaft um etwa 0,7 mmol/l senken kann (4). Auch die bei Dialysepatienten sehr häufige Obstipation interagiert mit dem Kaliumhaushalt, weil hierdurch die kompensatorische Exkretion über den Darm eingeschränkt wird. Durch Laxanzien, die die Kaliumsekretion stimulieren, lässt sich die Hyperkaliämie günstig beeinflussen (Abb. 12.2) (5).

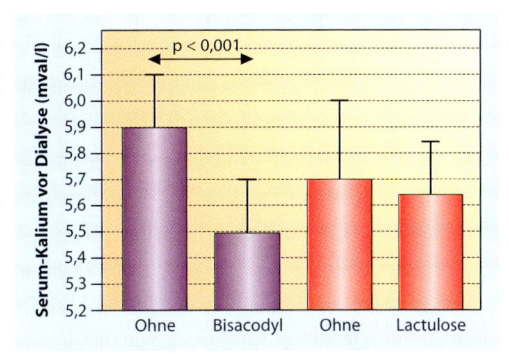

Abb. 12.2: Einfluss von Abführmitteln auf die durchschnittliche Serum-Kaliumkonzentration vor Dialyse. Bei vergleichbarer Stuhlfrequenz führt Bisacodyl zu niedrigerem Serum-Kalium (nach [5]).

Neben allen metabolischen Einflussfaktoren muss immer bedacht werden, dass die überwiegende Kaliumelimination (ca. 1,5 mmol/kg Körpergewicht pro Behandlung) durch die Dialyse erfolgt. Probleme mit dem Gefäßzugang und Shuntrezirkulation sind wichtige Gründe für eine chronische Hyperkaliämieneigung.

12.1.3. Notfallbehandlung

Die Gefährlichkeit einer schweren Hyperkaliämie liegt vor allem in der Auslösung einer kardialen Rhythmusstörung. Die oft gehörte Hypothese, dass Dialysepatienten mit häufig erhöhten Serum-Kaliumwerten an diesen Umstand adaptiert und somit weniger gefährdet als andere Patienten seien, entbehrt jeglicher Beweise. Dennoch gibt es Begleitfaktoren, die das Risiko einer Herzrhythmusstörung bei Hyperkaliämie modifizieren (Tab. 12.2). Ungeachtet dieser Umstände ist eine Hyperkaliämie oberhalb von 6,5 mmol/l mit und ohne EKG-Veränderungen sowie typische EKG-Veränderungen bei einem Kalium unter 6,5 mmol/l als lebensbedrohlicher Notfall einzuschätzen, der einer Akuttherapie bedarf.

Sehr hohe Gefahr bei Hyperkaliämie
• Hyponatriämie
• Hypokalzämie
• Azidose
• Schneller Kaliumanstieg
Geringere Gefahr bei Hyperkaliämie
• Hypernatriämie
• Hyperkalzämie
• Alkalose
• Langsamer Kaliumanstieg

Tab. 12.2: Risikomodifikation der Hyperkaliämie durch Begleitumstände.

Mögliche Therapeutika bei Hyperkaliämie sind in Tab. 12.3 aufgeführt. Sie unterscheiden sich vor allem in der Zeit bis zum Wirkungseintritt und in ihrer Effektivität. Tab. 12.4 gibt Behandlungsempfehlungen beim hyperkaliämischen Notfall wieder. In der Regel werden alle aufgeführten Maßnahmen durchzuführen sein. Bei Patienten mit manifesten Herzrhythmusstörungen wird zusätzlich Kalziumgluconat infundiert, welches zwar nicht das Serum-Kalium senkt, jedoch zur Stabilisierung des Membranpotentials an der Herzmuskelzelle beiträgt. Die Dialyse gegen niedriges Dialysat-Kalium ist sehr effizient in der Absenkung des Serum-Kaliums, sie wurde jedoch auch mit einer höheren Rate an gefährlichen Arrhythmien in Verbindung gebracht (6). Eine zu rasche Korrektur sollte vermieden werden. Durch Verwendung eines Kaliumprofils (höheres Dialysat-Kalium zu Beginn und Absenkung nach 1-2 h) lässt sich die Sicherheit wahrscheinlich steigern.

Insulin/Glucose-Infusion
• *Bei Normoglykämie:* Infusion von 10 IE Altinsulin und 50 g Glucose (z.B. 500 ml 10 %ige Lösung) über 2-4 h
• *Bei Hyperglykämie > 300 mg/dl:* 10 IE Altinsulin ohne zusätzliche Glucosezufuhr
β2-Agonisten
• Salbutamol inhalativ 2 Sprühstöße à 0,1 mg, ggf. nach 15-30 min wiederholen
• Adrenalin 0,05 µg/kg min i.v.
Ionentauscherharz
Poly(styrol,divinylbenzol)sulfonsäure als Natriumsalz (z.B. Resonium A®) oder als Kalziumsalz (z.B. CPS-Pulver®, Sorbisterit®) 30-40 g in 150 ml Glucose 5 % rektal
Kalzium
• 10 ml einer 10 %igen Kalziumgluconatlösung i.v.
• Bei manifesten Herzrhythmusstörungen
• Nicht bei Digitalis (-überdosierung)
Dialyse
• Behandlung für 3 h
• Hoher Blutfluss
• Große Membranoberfläche
• Niedriges Dialysat-Natrium (138 mmol/l)
• Evtl. profiliertes Dialysat-Kalium (für 1,5 h 3 mval/l, dann für 1,5 h 2 mval/l)

Tab. 12.4: Notfalltherapie der Hyperkaliämie.

Intervention	Latenz bis Wirkung	Senkung Serum-K^+	
Insulin/Glucose	15-60 min	0,5-1,5 mmol/l	Einmalig
Bicarbonat	30-60 min	0,2-0,5 mmol/l	Nur bei Azidose
β-Mimetika inhalativ	60-90 min	0,5-1,5 mmol/l	Einmalig
β-Mimetika i.v.	30-60 min	0,5-1,5 mmol/l	Einmalig
Ionentauscherharz - Einlauf	1-2 h	0,5-1,0 mmol/l	Pro Einlauf
Hämodialyse	15-30 min	1,5-2,0 mmol/l	Pro Stunde
CVVHD	30-60 min	0,5-1,0 mmol/l	Pro Stunde

Tab. 12.3: Interventionsmöglichkeiten bei Hyperkaliämie.

12.2. Pruritus

Juckreiz ist ein häufiges und subjektiv mitunter extrem belastendes Symptom beim Dialysepatienten. Häufigkeitsangaben reichen bis zu 70-80 % der Patienten, die mehr oder weniger ausgeprägten Juckreiz verspüren (7). Eine Assoziation besteht weder für Lebensalter noch Geschlecht oder Ursache der Niereninsuffizienz. Peritonealdialysepatienten scheinen etwas seltener unter der Problematik zu leiden. Beunruhigenderweise scheint ausgeprägter Juckreiz ein Marker für eine ungünstige Gesamtprognose des Patienten zu sein.

12.2.1. Ursachen

Die Symptomatik tritt häufig bei chronischer aber nahezu nie bei akuter Urämie auf. In der Mehrzahl der Fälle verschwindet sie nach Nierentransplantation. Aufgrund dieser Charakteristik vermutet man, dass die Retention juckreizauslösender Stoffe eine Rolle in der Pathogenese spielt. Trotz zahlreicher in diesem Zusammenhang vorgeschlagener Substanzen und Mediatoren (Tab. 12.5, Überblick in [8]) konnte jedoch bislang nicht geklärt werden, wie es zum Juckreiz der Dialysepatienten kommt. Es scheint keine universell bei allen Patienten vergleichbare Pathogenese zu geben, möglicherweise verbergen sich hinter dem gemeinsamen Symptom tatsächlich sehr unterschiedliche Auslöser. In den meisten Fällen konnte die Bedeutung der für die Pathogenese angeschuldigten Faktoren nicht durch den Erfolg einer entsprechenden Intervention bestätigt werden. Eine neuere Hypothese besagt, dass der Juckreiz lediglich Ausdruck einer systemischen Immundeviation, nicht aber eine Hauterkrankung per se sei. Als Argument hierfür wird angeführt, dass die T-Lymphozytendifferenzierung bei chronischer Niereninsuffizienz zum TH1-Zytokinmuster hin verschoben ist (9), eine Deviation, die sich durch UVB-Bestrahlung, Thalidomid oder Tacrolimus reduzieren lässt. All diese Therapeutika können in gewissem Ausmaß den Juckreiz bessern. Die Bestrahlung führt bei vielen Dialysepatienten zur Besserung des Juckreizes am ganzen Körper, auch wenn keine Ganzkörperbestrahlung vorgenommen wird, selbst eine unmittelbare Bestrahlung der vom Juckreiz betroffenen Areale scheint nicht zwingend. Diese Beobachtung spricht für einen systemischen Effekt der UVB-Bestrahlung.

- Vitamin A-Ablagerungen in der Haut
- Vermehrung von Mastzellen in der Haut
- Höhere Sensitivität gegenüber Histamin
- Hyperparathyreoidismus
- Unfraktioniertes Heparin
- Hohes Serum-Magnesium
- Niedriges Serum-Transferrin
- Niedriges Serum-Albumin
- Aluminiumüberladung
- Endogenes β-Endorphin
- Unbalancierte systemische T-Zelldifferenzierung (TH1-Shift)

Tab. 12.5: Pathogenetische Faktoren, die mit der Auslösung von Juckreiz beim Dialysepatienten in Zusammenhang gebracht worden sind.

Die augenscheinlich sehr trockene Haut des Dialysepatienten täuscht in den meisten Fällen. Während der Gesamtwassergehalt der Haut nicht vermindert ist, entsteht das schuppige Aussehen durch eine verminderte Haftung von Zellen des Stratum corneum. Es erscheint zumindest zweifelhaft, dass dies ursächlich mit der Auslösung von Juckreiz zusammenhängt. Möglicherweise ist die Symptomatik auch als Manifestationsform einer Polyneuropathie zu verstehen.

12.2.2. Behandlung

Der trockene Aspekt der urämischen Haut legt eine Behandlung mit rückfettenden Salben nahe, was jedoch nur selten eine längerfristige Linderung des Juckreizes bringt. Ebenso sind Antihistaminika, die sehr häufig verordnet werden, kaum wirksam, teilweise wirkt sich lediglich der sedierende Effekt hilfreich aus. Tab. 12.6 führt Therapieansätze auf, für die hilfreiche Effekte beschrieben sind und die man zur Linderung der belastenden Symptomatik erproben kann (10). Capsaicin scheint recht wirksam, kann jedoch nur bei lokalisiertem Juckreiz angewandt werden (Abb. 12.3, [11]). Auch für eine Salbenbehandlung mit Tacrolimus sind günstige Effekte berichtet worden (12). Die UVB-Bestrahlung erscheint wegen der Gefahr der Tumorgenese problematisch, ist wohl aber in schweren Fällen eine Option. UVA hingegen wäre zwar sicherer, ist jedoch beim Dialysepatienten unwirksam. Medizinische Kohle oder Cholestyramin scheinen einen günstigen Effekt zu haben, möglicherweise durch die Elimination unbekannter Juckreizmediatoren. Allerdings ist die erforderliche Dosierung über längere Zeiträume nicht tolerabel. Die Rolle des Heparins bei der Auslösung von Juckreiz ist unklar. In Einzelfällen kommt es durch Wechsel auf niedermolekulares Heparin zu einer Verbesserung, mitunter hilft jedoch bereits der Präparatewechsel des unfraktionierten Heparins.

Rückfettende Salben	
Capsaicin-Creme	0,025 % bei lokalisiertem Juckreiz
Tacrolimus-Salbe	0,03 % 2x täglich
UVB-Bestrahlung	3x wöchentlich
Medizinische Kohle	6 g täglich oral
Cholestyramin	5 g 2x täglich oral
Fischöl	6 g täglich oral
Wechsel des Heparinpräparats oder niedermolekulares Heparin	
Ondansetron	4 mg 3x täglich
Thalidomid	100 mg täglich
Nicergolin	30 mg täglich
Naltrexon	50 mg täglich
Intensive Dialyse	(kt/V > 1,2)
Nierentransplantation	

Tab. 12.6: Therapieansätze des urämischen Juckreiz, für die positive Effekte beschrieben sind.

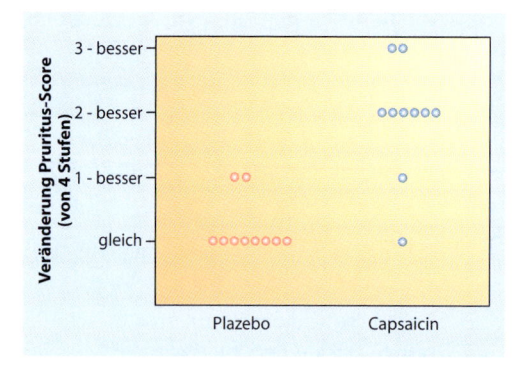

Abb. 12.3: Beeinflussung des lokalisierten urämischen Pruritus durch Capsaicin-Creme. Capsaicin wurde als 0,025 %ige Creme aufgetragen. Die Punkte geben die Veränderung auf einer vierstufigen Pruritus-Skala an (nach [11]).

Mit systemisch medikamentösen Ansätzen ließen sich in den letzten Jahren nur mäßige Erfolge verzeichnen. Es gibt insbesondere kein Therapeutikum, welches bei der Mehrzahl der Patienten Linderung bringt. Man wird daher mitunter verschiedene Wirkprinzipien testen, um für den individuellen Patienten eine geeignete Therapie zu finden. Möglicherweise sind tatsächlich individuell unterschiedliche Therapieansätze nötig, falls die Pathogenese wie vermutet uneinheitlich ist. Bemerkenswert ist, dass in den kontrollierten Studien meist bereits das Plazebo zu einer gewissen Symptomminderung führte. Vor diesem Hintergrund ist der Effekt der einzelnen Wirksubstanzen schwer nachzuweisen.

Zumindest kurzfristig relativ gute Erfolge wurden mit dem Serotoninantagonisten Ondansetron erzielt, die Nebenwirkungen waren minimal. Eine plazebokontrollierte doppelblinde Studie konnte den Vorteil jedoch nicht bestätigen (13). Auch Thalidomid, angewandt für 1 Woche, hatte einen günstigen Effekt, die Substanz ist allerdings für die Therapie nicht verfügbar. Der therapeutische Effekt des Opioidantagonisten Naltrexon, der sich über 1 Woche bei sehr schwer Betroffenen gezeigt hatte, ließ sich in einer plazebokontrollierten Studie in leichteren Fällen über 4 Wochen nicht bestätigen, jedoch besserte sich in dieser Untersuchung die Symptomatik auch in der Plazebogruppe deutlich (14). Die Anwendung wird allerdings durch ein recht breites Nebenwirkungsspektrum limitiert. Der Juckreiz des Dialysepatienten bleibt somit ein therapeutisches Dilemma, aus dem der Ausweg noch nicht gefunden ist. Nicht einmal die Symptomlinderung durch Steigerung von Dialysedosis und -dauer ließ sich für alle Patienten belegen. Der Wechsel des Dialyseverfahrens wird gelegentlich empfohlen, so kann ein Therapieversuch mit HDF, eventuell sogar ein Wechsel auf die Peritonealdialyse gerechtfertigt sein. Praktisch bleibt somit das individuelle Testen möglicher Behandlungskonzepte, teilweise auch in Kombination, um die äußerst belastende Symptomatik zu lindern.

12.3. Polyneuropathie/Restless leg-Syndrom

Die urämische Polyneuropathie ist häufig, sie betrifft in unterschiedlicher Ausprägung sicherlich

12.3. Polyneuropathie/Restless leg-Syndrom

10-20 % der chronisch niereninsuffizienten Patienten, wobei hier die diabetisch bedingten Polyneuropathien noch hinzuzuzählen sind. Klinisch stehen sensible Störungen im Vordergrund, das Verteilungsmuster ähnelt den diabetischen Veränderungen mit strumpf- und handschuhförmiger Anordnung. Ebenfalls mit dem Diabetes vergleichbar ist, dass sich frühzeitig eine Verminderung des Vibrationsempfindens (Stimmgabeltest) dokumentieren lässt. Bei Voranschreiten der Erkrankung kommt es zum Taubheitsgefühl, mitunter auch zu brennenden Schmerzen. Motorische Störungen werden oft erst spät diagnostiziert, da sie unter die eingeschränkte körperliche Leistungsfähigkeit dieser Patienten subsumiert werden. Abgeschwächte Muskeleigenreflexe sollten jedoch an die Polyneuropathie denken lassen.

Das Restless leg-Syndrom ist nicht spezifisch für die chronische Niereninsuffizienz, tritt hier jedoch gehäuft auf. Die pathogenetischen Beziehungen zur urämischen Polyneuropathie sind nicht klar. Klinisch kommt es besonders in der Nacht zu heftigen periodischen Beinbewegungen, die ein erhebliches Schlafdefizit und eine Tagesmüdigkeit bedingen können. Sowohl für die Polyneuropathie als auch für das Restless leg-Syndrom ist die Pathogenese nicht geklärt, spezielle urämische Toxine, die diese Symptomatik verursachen, konnten bisher nicht identifiziert werden. Dennoch geht man von einer toxischen Induktion aus, zumal sich die in diesem Zusammenhang diskutierten Faktoren wie Anämie, Eisenstoffwechsel und Aluminium nicht bestätigt haben. Eine Untersuchung fand einen Zusammenhang des Restless leg-Syndroms mit besonders niedrigen Parathormonwerten.

Therapie

Die Behandlung beider Symptomenkomplexe gelingt überzeugend nur durch die Nierentransplantation. Diese ist in der Lage, in vielen Fällen eine nachhaltige Besserung der polyneuropathischen Symptome zu erreichen. Allerdings benötigt die Regeneration der peripheren Nerven viel Zeit, es kann Monate bis Jahre dauern, bis eine Veränderung eintritt. Unter der Vorstellung, dass schlecht eliminierbare Toxine für die Symptomatik verantwortlich sind, wird als Primärmaßnahme bei Manifestwerden einer Polyneuropathie oder eines Restless leg-Syndroms beim Dialysepatienten eine Optimierung der extrakorporalen Therapie empfohlen. Dies umfasst die Verwendung großflächiger High-flux-Dialysatoren sowie eine kt/V von über 1,5 und eine lange Dialysezeit.

Medikamentöse Behandlungsansätze sind in Tab. 12.7 aufgeführt. Gerade brennende und schmerzhafte Extremitäten ("Burning feet-Syndrom") sprechen oft gut auf Thiaminsubstitution und die Gabe wasserlöslicher Vitamine an. Insgesamt ist die Behandlung der neuropathischen Veränderungen jedoch schwierig und oft muss das geeignete Behandlungsschema für den individuellen Patienten empirisch ermittelt werden. Für die Heterogenität der Pathogenese sprechen klinische Beobachtungen, wonach sowohl der Wechsel des Peritonealdialysepatienten auf die Hämodialyse als auch umgekehrt in Einzelfällen gelegentlich zur dramatischen Besserung des Beschwerdebildes führen kann. Eine eindeutige Überlegenheit eines der Dialyseverfahren hinsichtlich der Inzidenz polyneuropathischer Beschwerden besteht jedenfalls nicht.

Symptomatik	Therapie
Sensomotorische Polyneuropathie	• Chininsulfat 260 mg/Aminophyllin 195 mg (Limptar®) 1x täglich • Biotin 5-10 mg/Woche • Thiamin 5-15 mg/d
Polyneuropathische Schmerzen	• Trizyklische Antidepressiva (z.B. Amitriptylin 10-25 mg/d zur Nacht, ggf. im Verlauf höher dosiert) • Gabapentin 100-300 mg/d • Carbamazepin 200-400 mg/d • Phenytoin 100-600 mg/d • α-Liponsäure 600-1.200 mg nach jeder Dialyse
Restless leg-Syndrom	• L-Dopa 100-600 mg/d mit Decarboxylasehemmern • Tilidin 50 mg zur Nacht • Gabapentin 100 mg/d • Valproinsäure einschleichend bis 15-20 mg/kg • Carbamazepin 200-400 mg/d

Tab. 12.7: Medikamentöse Therapieoptionen bei urämischer Polyneuropathie und Restless leg-Syndrom.

12.4. Blutdruckabfall und Muskelkrämpfe

12.4.1. Ursachen

Blutdruckabfälle während der Dialyse entstehen überwiegend durch intravaskuläre Volumenkontraktion, die durch ein Missverhältnis zwischen der Ultrafiltrationsrate der Dialyse und dem Flüssigkeitsnachstrom vom Interstitium nach intravasal bedingt wird. Es gibt Patientengruppen, die besonders empfindlich auf eine kurzzeitig eintretende überhöhte Filtrationsrate reagieren. Dies sind besonders Diabetiker, die aufgrund der autonomen Neuropathie unzureichend gegenregulieren können, sowie Patienten, die aufgrund kardialer Veränderungen nicht auf intravasale Volumenschwankungen reagieren können (Tab. 12.8). Gewebsischämie infolge atherosklerotischer Veränderungen z.B. im Splanchnikusgebiet können über eine Freisetzung von Adenosin die reflektorische Vasokonstriktion vermindern.

- Diabetiker
- Verminderte kardiale Auswurfleistung
- Aortenklappenstenose, Mitralklappeninsuffizienz
- Diastolische Relaxationsstörung des linken Ventrikels
- Hochdosierte Betablockertherapie
- Amyloidose
- Überhöhte Dialysattemperatur, Fieber
- Hämatokrit < 25 %
- Gewebsischämie

Tab. 12.8: Patienten mit erhöhtem Risiko eines Blutdruckabfalls bei hohen Ultrafiltrationsraten.

Muskelkrämpfe beim Dialysepatienten können durch zwei Mechanismen ausgelöst werden: Hypokalzämie/Hypomagnesiämie oder Hypoxie. Die akut während der Dialyse auftretenden Krämpfe werden mehrheitlich durch eine Sauerstoffminderversorgung der Muskulatur bedingt. Hierfür kann sowohl eine Hypotonie mit reaktiver Vasokonstriktion, z.B. bei zu starkem Flüssigkeitsentzug als auch eine rasch auftretende Hypoosmolarität verantwortlich sein, die zum Flüssigkeitseinstrom in die Muskulatur, zur Zellschwellung und damit Kompression der versorgenden Kapillaren führt.

12.4.2. Prävention und Behandlung

Die klinischen Probleme Hypotonie und Muskelkrämpfe treten oft gemeinsam auf und kennzeichnen besonders den Patienten mit hoher interdialytischer Flüssigkeitszufuhr. Je umfangreicher die Flüssigkeitsverschiebungen während der Dialyse ausfallen, desto größer ist das Risiko einer Kreislaufinstabilität oder einer unerwünschten Verschiebung der Plasmaosmolarität.

Bei Patienten, die zur Kreislaufinstabilität neigen, sollten antihypertensive Medikamente am Dialysetag pausiert werden. Es sollte eine regelmäßige Überprüfung des Sollgewichts erfolgen. Einige Patienten reagieren mit Kreislaufinstabilität auf die durch Nahrungsaufnahme bedingte Splanchnikus-Vasodilatation, so dass sie während der Dialyse auf das Essen verzichten sollten. Eine Absenkung der Dialysattemperatur führt zu einer Sympathikusaktivierung, die sich in der Regel kreislaufstabilisierend auswirkt. Dies ist aber wahrscheinlich nicht der einzige relevante Effekt. Abb. 12.4 zeigt die Entwicklung der Körpertemperatur bei unterschiedlichen Behandlungsmodalitäten. Bei Verwendung einer Dialysattemperatur von 37,5°C kommt es zu einer positiven Wärmeenergiebilanz des Organismus und über den Anstieg der Körperkerntemperatur zur Vasodilatation. Erst bei einer Dialysattemperatur von 35,5°C entsteht eine Energiebilanz wie bei der reinen Hämofiltration. Möglicherweise ist dies auch der eigentliche Grund für die häufig diskutierte bessere hämodynamische Stabilität unter der Hämofiltration (15). Ein Dialysat mit niedrigem Kalziumgehalt ist bei Neigung zur Kreislaufinstabilität zu vermeiden (relevant v.a. bei Citratantikoagulation, vgl. Kap. 9.). Die Auswahl der Dialysemembran hat bei gleicher Ultrafiltrationsrate hingegen keinen Einfluss auf die Häufigkeit von Blutdruckabfällen.

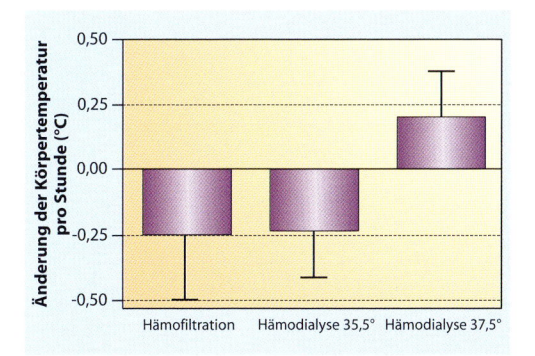

Abb. 12.4: Entwicklung der Körperkerntemperatur pro Stunde bei Hämofiltration oder Hämodialyse mit einer Dialysattemperatur von 37,5°C bzw. 35,5°C (nach [15]).

Der Flüssigkeitsentzug pro Dialysezeit muss bei Patienten, die zur Hypotonie neigen, limitiert werden. Ist eine hohe interdialytische Flüssigkeitsaufnahme zu korrigieren, so muss die Behandlungszeit entsprechend verlängert werden. Häufig erreicht man mit sequentieller Ultrafiltration und isovolämischer Dialyse einen höheren Flüssigkeitsentzug bei besserer Kreislaufstabilität. Um derartige Probleme zu vermeiden, wäre eine strikte Trinkmengenbegrenzung wünschenswert, sie ist jedoch gerade bei diesen Patienten oftmals nicht erreichbar. Das starke Durstgefühl lässt sich jedoch durch eine kontrollierte Natriumbilanzierung etwas beeinflussen (s.u.).

Die akute Hypotension wird durch 3 Sofortmaßnahmen behandelt:

- Umlagerung des Patienten in die Schocklagerung
- Aussetzen der Ultrafiltration
- Infusion von physiologischer Kochsalzlösung bis zur Stabilisierung

Eine Reduktion des Blutflusses ist nicht erforderlich und hypertone Infusionslösungen (NaCl 10 %, Humanalbumin 20 %, Plasmaexpander) werden nur benötigt, wenn der Patient auf die primären Maßnahmen nicht adäquat anspricht.

Muskelkrämpfe lassen sich hingegen oft nicht ausreichend durch die Stabilisierung des Blutdrucks, z.B. mittels isotoner Kochsalzlösung, behandeln, weil oftmals nicht nur die Ischämie, sondern auch ein osmotischer Gradient auslösend ist. Hier hilft dann die Gabe von hypertonen Lösungen, vorzugsweise Glucose 40 % 20-50 ml (außer beim Diabetiker, hier ggf. auch gleiche Mengen NaCl 10 % oder Humanalbumin 20 %).

Bei Patienten mit Neigung zu Blutdruckabfall und Muskelkrämpfen unter Volumenentzug sowie Flüssigkeitsüberladung zwischen den Dialysen bietet sich die Durchführung einer Natriumprofildialyse an (16). Hierbei beginnt man die Behandlung mit einem Dialysat-Natrium 5 mmol/l oberhalb des Serum-Natriums und einer relativ hohen Ultrafiltrationsrate. Die gute hämodynamische Stabilität in dieser Phase wird durch eine positive Natriumbilanz erkauft, die zu einer Verstärkung des Durstgefühls führen würde. Um dies zu vermeiden, senkt man im Verlauf der Dialyse das Dialysat-Natrium wieder auf das Ausgangsserum-Natrium ab und reduziert parallel die Ultrafiltration. Eine schleichende Natriumakkumulation durch eine schlecht bilanzierte Profildialyse ist jedoch strikt zu vermeiden, da sie mit einer höheren Mortalität assoziiert ist.

Bei häufigen Muskelkrämpfen, die nicht unmittelbar durch Volumenentzug, Osmolaritätsänderung oder Blutdruckabfall erklärlich sind, wird die Substitution von Carnitin 20 mg/kg i.v. an Dialyse oder die Gabe einer Kombination aus Vitamin E und C (400+250 mg/d) empfohlen, die Wirksamkeit dieser Option kann jedoch nicht als gut abgesichert gelten.

12.5. Literatur

1. Ahmed J, Weisberg LS: Hyperkalemia in dialysis patients. Semin Dial 14:348-356, 2001

2. McCabe RD, Smith MJ, Jr., Dwyer TM: Faecal dry weight and potassium are related to faecal sodium and plasma aldosterone in rats chronically fed on varying amounts of sodium or potassium chlorides. Br J Nutr 72:325-337, 1994

3. Hottelart C, Achard JM, Moriniere P, Zoghbi F, Dieval J, Fournier A: Heparin-induced hyperkalemia in chronic hemodialysis patients: comparison of low molecular weight and unfractionated heparin. Artif Organs 22:614-617, 1998

4. Imbriano LJ, Durham JH, Maesaka JK: Treating interdialytic hyperkalemia with fludrocortisone. Semin Dial 16:5-7, 2003

5. Mathialahan T, Sandle GI: Dietary potassium and laxatives as regulators of colonic potassium secretion in end-stage renal disease. Nephrol Dial Transplant 18:341-347, 2003

6. Karnik JA, Young BS, Lew NL, Herget M, Dubinsky C, Lazarus JM, Chertow GM: Cardiac arrest and sudden death in dialysis units. Kidney Int 60:350-357, 2001

7. Subach RA, Marx MA: Evaluation of uremic pruritus at an outpatient hemodialysis unit. Ren Fail 24:609-614, 2002

8. Murphy M, Carmichael AJ: Renal itch. Clin Exp Dermatol 25:103-106, 2000

9. Sester U, Sester M, Hauk M, Kaul H, Köhler H, Girndt M: T-cell activation follows Th1 rather than Th2 pattern in haemodialysis patients. Nephrol Dial Transplant 15:1217-1223, 2000

10. Schwartz IF, Iaina A: Management of uremic pruritus. Semin Dial 13:177-180, 2000

11. Cho YL, Liu HN, Huang TP, Tarng DC: Uremic pruritus: roles of parathyroid hormone and substance P. J Am Acad Dermatol 36:538-543, 1997

12. Mettang T, Pauli-Magnus C, Alscher DM: Uraemic pruritus - new perspectives and insights from recent trials. Nephrol Dial Transplant 17:1558-1563, 2002

13. Ashmore SD, Jones CH, Newstead CG, Daly MJ, Chrystyn H: Ondansetron therapy for uremic pruritus in hemodialysis patients. Am J Kidney Dis 35:827-831, 2000

14. Pauli-Magnus C, Mikus G, Alscher DM, Kirschner T, Nagel W, Gugeler N, Risler T, Berger ED, Kuhlmann U, Mettang T: Naltrexone does not relieve uremic pruritus: results of a randomized, double-blind, placebo-controlled crossover study. J Am Soc Nephrol 11:514-519, 2000

15. Keijman JM, van der Sande FM, Kooman JP, Leunissen KM: Thermal energy balance and body temperature: comparison between isolated ultrafiltration and haemodialysis at different dialysate temperatures. Nephrol Dial Transplant 14:2196-2200, 1999

16. Stiller S, Bonnie-Schorn E, Grassmann A, Uhlenbusch-Korwer I, Mann H: A critical review of sodium profiling for hemodialysis. Semin Dial 14:337-347, 2001

Index

A

Activated clotting time (ACT) 136
Advanced glycation end-products (AGE) 30, 69, 119
Aktivität, körperliche..53, 126, 157
Albumin 23, 89
Aluminium 149
Amyloidose 68, 72
Anthropometrie..90
Antikoagulanzien..135
Antikoagulation..135
    Alternative Formen..138
    bei hohem Blutungsrisiko 139
    Orale 141
    Präoperative Dialyse 141
    Überwachung..136
Antioxidanzien..128
Argatroban..139
Arteriosklerose..110
    Pathophysiologie..111
    Risikofaktoren..112
    Ursachen..113
ASS..127
Atherosklerose..113
    Aktivierte Monozyten..117
    Homocystein..118
    Inflammation..115
    Interleukin-10-Genotyp..116
    Kalzium-Phosphat-Metabolismus..................................117
    Oxidativer Stress..119
    Pathophysiologie..114
    Risikofaktoren..114
Autonome kardiovaskuläre Dysfunktion..................................121
AV-Fisteln..38
    1-Jahres-Funktionsraten 39
    Aneurysmabildung 42
    Anlage..41
    Fistelflussmessung 43
    Funktionsüberwachung..43
    Genetische Einflüsse auf Funktion 42
    Komplikationen..42
    Rekanalisation..43
    Relatives Mortalitätsrisiko..................................39
    Stenose..42
    Unterarm..41

B

β_2-Mikroglobulin..30, 33, 46, 68, 72
Behandlungsverfahren, chronische..................................27
    Differentialindikation..32
    Entgiftungsleistung..29
    Hämodynamik..32
    Lebensqualität..32
Behandlungsverfahren, extrakorporale..................................30
    Blutdruck..36
    Eliminationsleistung..35
    Konzepte..35
    Lebensqualität..37
    mit unkonventionellen Zeitschemata..........................34
    Mortalitätsrisiko..34
    Ökonomische Aspekte..38
    Patientenakzeptanz..37
    Vor- und Nachteile..33
Bicarbonat..90
Bioimpedanz..90
Biokompatibilität..61
    Aktivierung des Immunsystems..................................61
    Definition..61
    Gerinnungsaktivierung..70
    Methoden zur Einschätzung 67
    Oxidativer Stress..68
Blutdruck..25, 36
Blutflussrate (Qb)..51, 156

C

C4, hereditärer Defekt..62
Cholesterin..89, 125
Chronic Kidney Disease (CKD) 16
Chronische Niereninsuffizienz..................................16
    Antibiotikadosierung bei dialysepflichtiger 105
    Definition..16
    Ernährungsempfehlungen..................................90
    Infektionstherapie..102
    Nierenfunktion bei CKD 4 und 5 16
    Stadien..16
Cimetidin..18
Citratantikoagulation, regionale..................................138
Cockcroft-Gault-Formel..17
Compoundmembranen..60, 140
Core-binding-factor-1 (Cbfa-1) 154
C-reaktives Protein (CRP) 90, 103, 116, 126
Cuprophanmembran..59

D

Danaparoid..138
Darbepoetin alfa..146
DEXA..90
Diabetes mellitus..115, 126, 146
Dialysatflussrate (Qd)..53, 157
Dialysatorclearance (K_d)..51
Dialysatoren..59
    Biofilm..76
    Differentialindikationen..................................73
    Hydrostatische Eigenschaften 71
    Sterilisationsmodus..73
Dialysedosis (s.a. Kt/V)..20, 46
Dialyseeinleitung..16
    Absolute und relative klinische Kriterien..................23
    Blutdruck..24
    Ernährungszustand..23
    Glomeruläre Filtrationsrate..................................22
    Hydratationszustand..24
    Indikationsstellung..20
    Linksventrikuläre Hypertrophie..................................24
    Renale Kt/V..22
    Zeitpunkt..21

Dialyseflüssigkeit 74
    Kontamination 75
    Mikrobiologische Grenzwerte 75
    Qualität 74
    Qualitätsüberprüfung 78
    Reinhaltungsmaßnahmen 77
    Ursachen der Verkeimung 76
Dialysemembran 59
    Antioxidativ beschichtete 69
    Biokompatibilität 61
    Differentialindikation 73
    Gerinnungsaktivierung 71, 140
    Klinische Studien 67
    Komplementaktivierung 62
    Modifizierte Zellulose 59
    Monozytenaktivierung 64
    Vollsynthetische Membranen 60
    Zytokine 64
Double pool-Kt/V 48, 49
Double pool-Modell 47
Dual energy X-ray absorptiometry 90

E

Echokardiographie 123
Effektive Dialysezeit (t) 52
Eisenhaushalt 147
    Eisensubstitution 147
    Parameter 147
Eiweiß-Kalorien-Mangelernährung 81
Eiweißstoffwechsel 82
EKG 122
Entgiftungsleistung 29
Epoetin alfa 146
Epoetin beta 146
Ergometrie 123
Ernährungsprotokoll 88
Ernährungszustand 23
Erythropoetin 143, 145
    Empfehlungen zur Therapie 144
    Nebenwirkungen der Substitution 146
    Substitution 146
Erythropoetinresistenz 148
    Aluminiumüberladung 149
    Dialysequalität 149
    Eisenmangel 148
    Inflammation 148
    Pure red cell aplasia 150
    Sekundärer Hyperparathyreoidismus 149
    Vitamin B12 und Folsäure 149
Erythrozyten, hypochrome 147

F

Ferritin 147
Fetuin 118
Folsäure 149

G

Gefäßprothesen 39
    1-Jahres-Funktionsraten 39
    Relatives Mortalitätsrisiko 39
Gefäßzugang 38
Gemittelte Harnstoff-/Kreatinclearance 18
Genius-System 77
Gerinnungsaktivierung 70

Gesamteiweiß 89
Glomeruläre Filtrationsrate (GFR) 16
    Bestimmung bei Niereninsuffizienz 19
    Dialyseeinleitung 22

H

Haemophanmembran (HAE) 60, 140
Hämodiafiltration 28, 158
    Indikationen 32
Hämodialyse 27
    Gefäßzugang 38
    Kurze tägliche 159
    Lange täglich nächtliche 158
Hämodynamik 32
Hämofiltration 27
Handmuskelkraft 90
Harnstoff 30, 46, 89
    Kinetik während der Dialyse 47
    Prädialytische Konzentration 46
    Rebound 48
Harnstoffclearance 18
Harnstoffgenerationsrate (G) 56
Harnstoff-Reduktionsrate 47
Harnstoff-Verteilungsraum (V) 53
Heparininduzierte Thrombopenie Typ II 141
Hepatitis B 98
Hepatitis C 98
Hepcidin 86
Herzklappenerkrankungen 121, 129
High-flux-Dialyse 28
    Indikationen 32
    Mortalitätsrisiko 31
Hirudin 138
Historische Aspekte 14
Homocystein 118, 128
Hyperkaliämie 166
    Notfallbehandlung 167
    Ursachen 166
Hyperparathyreoidismus, sekundärer 72, 149, 153
Hyperphosphatämie 152
    Diätetische Phosphatrestriktion 160
    In-vitro-Effekte 154
    Konsequenzen 154
    Phosphatbinder 161
    Phosphatelimination 155
Hypertonie, arterielle 115, 124
Hypotonie 172
    Prävention 172
    Therapie 173

I

IDON 94
IDPN 94
IL-10 85
    Genotyp 116
    High-producer 117
    Low-producer 117
IL-12 148
IL-6 .... 64, 66, 148
Immundefekt 100
    Befunde 100
    Pathogenese 100
    Therapieansätze 102

Impfungen 98
　　Hepatitis B 98
　　Indikationen 99
　　Influenza 99
　　Kontraindikationen 99
　　Pneumokokken 99
　　Tetanus und Diphtherie 99
Infektionen 97
　　Antibiotikadosierung 105
　　Antibiotische Plombierung 104
　　Atemwege 104
　　des Dialysezugangs 103
　　Harnwege 105
　　Haut und Weichteile 105
　　Resistente Keime 107
　　Risikofaktoren 104
　　Therapie 102
Inflammation 64, 68
　　Atherosklerose 115
　　Chronische 83, 102
　　Erythropoetinresistenz 148
　　Hemmung 126
　　Therapiekonzepte 126
Intima-Media-Dicke 83, 112
Inulin 30

K

Kalzifikationen, kardiale 162
Kalzimimetika 155
Kalzium 118
Kalzium-Phosphat-Metabolismus 117
　　Regulation 152
Kalzium-Phosphat-Produkt (CaxP) 153
Kardiovaskuläre Komplikationen 110
　　Diagnostik 122
　　Nichtinvasive Dagnostik 123
　　Therapie 124
Karpaltunnelsysndrom 72
Komplementaktivierung 61
　　Alternativer Weg 61
　　Klassischer Weg 62
Koronarangiographie 123
Koronare Herzkrankheit 128
　　Angioplastie 129
　　Operation 129
　　Stentimplantation 129
　　Therapie 128
Kreatinin 16, 46, 89, 143
Kreatininclearance 18
Kt/V 48
　　Adäquate Dialysedosis 49
　　Berechnung nach Daugirdas 48
　　Bestimmung der ionischen Clearance 54
　　Dialysefrequenzen 55
　　Einflussfaktoren 50
　　Prädialytische Harnstoffkonzentration 46
Kurzzeitdialyse 37

L

Labor (kardiovaskuläre Komplikationen) 122
LAL-Test 75
Langzeitdialyse 35
Lebensqualität 32, 37, 144

Leukozytensequestration 66
Leukozytensturz 66
L-Fucose 64
Limulus Amöbozyten Lysat 75
Linksventrikuläre Hypertrophie (LVH) 120
　　Anämie 144
　　Prävalenz 25
　　Risikofaktoren 120
Low-flux-Dialyse 27
　　Mortalitätsrisiko 31
Lymphozyten 101

M

Malnutrition 23, 68
　　Diagnostik 87, 91
　　Epidemiologie 81
　　Klassische Ursachen 81
　　Pathophysiologie 81
　　Sozioökonomische und psychologische Faktoren 82
　　Supplementkost 94
　　Therapie 91, 93
　　Therapieüberwachung 95
　　Typ 1 84
　　Typ 2 84
　　Zahnstatus 82
Malnutrition-Inflammation-Komplex 81
　　Anämie 86
　　Chronische Inflammation 83
　　Mortalitätsrisiko 85
　　Pathogenese 87
　　Reverse Epidemiologie 85
Malon-Dialdehyd 69
MDRD-Formel 17
Membran, vollsynthetische 60
　　Bakterientransmission 76
　　Komplementaktivierung 63
MIA-Syndrom 84
MICS 84
Monozyten 101
　　Aktivierung 63, 64, 117
　　Sequestration 67
　　Voraktivierung 66
Mortalität 31
MRSA (Methicillin-resistente Staphylococcus aureus) 107
Muskelkrämpfe 172
　　Prävention 172
　　Therapie 173

N

Nahrungsmittel, phosphathaltige 160
Niedermolekulares Heparin 136
Nierenfunktion 17
　　Beurteilung 20
　　Empfehlungen der European Best Practice-Guidelines
　　zur Bestimmung 20
　　Kriterien zur direkten Messung 18
　　Residuale 57
Nikotinabusus 125
nPCR 23

O

Ödemfreies Normalgewicht (NG) 91
Online-Clearance-Monitoring 54
Oxidative burst 64

Oxidativer Stress 68, 100, 119
    Therapiekonzepte 126
Oxidiertes LDL 69
Oxidized protein products (OPP) 69

P

Parathormon 153
Periarthritis humeroscapularis 72
Peritonealdialyse 29
    Kontraindikationen 34
    Mortalitätsrisiko 34
    Vor- und Nachteile 33
Phosphat 89, 118
    Verteilung im Körper 156
Phosphatbilanz 154, 160
Phosphatbinder 161
    Aluminiumhaltige 161
    Dosierung 162
    Kalzium- und mineralfreie 161
    Kalziumhaltige 161
Phosphat-Einheiten (PE)-Konzept 163
Phosphat-Einheiten-Programm (PEP) 163
Phosphatelimination 155
    Blutfluss 156
    Dialysatfluss 157
    Dialysatoroberfläche 157
    Dialysezeit 156
    Hämatokrit 157
    Hämodiafiltration 158
    Körperliche Aktivität 157
    Steigerung der Dialysefrequenz 158
Phosphatgenerationsrate 154
Plasma-Zytokine 64, 85
    Sekretion in der Zellkultur 65
Polyacrylonitril (PAN) 60
Polyamid (PA) 61, 140
Polycarbonat (PC) 60
Polymethylmethacrylat (PMMA) 61
Polyneuropathie 170
Polysulfon (PS) 60, 140
Präalbumin 89
Procalcitonin 103
Prostacyclin 139
Protein Catabolic Rate (nPCR) 23, 81
Protein equivalent nitrogen appearance (nPNA) 90
Pruritus 169
    Therapie 169
    Ursachen 169
Pseudomembranöse Colitis 105
Pulsdruck 110
Pulswellenreflektion 111
Pure red cell aplasia 150

R

Recall-Antwort 101
Renale Anämie 143
    Immunfunktion 145
    Lebensqualität 144
    Linksventrikuläre Hypertrophie 144
    Mortalität 143
    Transfusionsbedarf 145
    Zielwerte (nach Leitlinien) 145

Renale Kt/V 18
    Berechnung 19
    Dialyseeinleitung 22
    Messung 20
Renale Restfunktion (RRF) 20
Restless leg-Syndrom 170
Rückfiltration 76

S

Sauerstoffradikale 64, 100, 119
Single pool-Kt/V 49
Single pool-Modell 47
Spondylarthropathie, destruktive 72
Standard-Kt/V 20, 55, 159
Stressechokardiographie 123
Subjective Global Assessment (SGA) 24, 88

T

TGF-$\beta 1$ 42
Thallium-Belastungsszintigraphie 123
Thromboxan 70
TNF-alpha 64, 148
Todesursachen 152
Transferrin 89, 147
Trinkwasser, Anforderungen 74
Troponin-T 122

U

Ultrafiltration 28
Ultrafiltrationskoeffizient K_{UF} 71
Unfraktioniertes Heparin 135
Urämie 100
Urea reduction ratio (s.a. Harnstoff-Reduktionsrate) 47
URR (s.a. Harnstoff-Reduktionsrate) 47

V

Vancomycinresistente Enterokokken (VRE) 108
Vitamin B12 .... 46, 149
Vitamin E 69

W

Wasserqulität 74
Watson-Formel 19
Wegener Granulomatose 100

Z

Zellulosemembran 59
    Bakterientransmission 76
    Komplementaktivierung 62
Zellulose-Triacetatmembran (CTA) 59
Zentraler Venenkatheter 39
    Infektionen 41
    Komplikationen 41
    Lokalisationen 40
    Relatives Mortalitätsrisiko 39
    Thrombosierung 41
    Typen 40
Zytokin-mRNA 66

Diagnostik • Therapie • Forschung
UNI-MED *SCIENCE* -
Topaktuelle Spezialthemen!

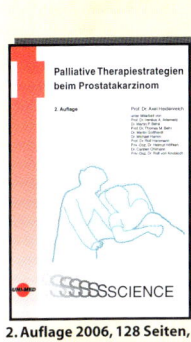

Alle Details zu unseren Büchern aktuell unter www.uni-med.de

UNI-MED

- Palliative Therapiestrategien beim Prostatakarzinom — 2. Auflage 2006, 128 Seiten, ISBN 978-3-89599-972-7
- Angst- und Panikerkrankungen - Ätiologie - Diagnostik - Therapie — 2. Auflage 2006, 128 Seiten, ISBN 978-3-89599-840-9
- Morbus Paget des Knochens — 1. Auflage 2006, 144 Seiten, ISBN 978-3-89599-890-4
- Restless Legs Syndrom - Die unruhigen Beine - Klinik - Diagnostik - Therapie — 2. Auflage 2006, 160 Seiten, ISBN 978-3-89599-631-3
- Immunmodulation in der Allergie- und Asthmatherapie — 1. Auflage 2006, 88 Seiten, ISBN 978-3-89599-729-7
- Gastroösophageale Refluxkrankheit (GERD) - Barrett-Ösophagus — 2. Auflage 2006, 128 Seiten, ISBN 978-3-89599-935-2
- Diagnostik, Differenzialdiagnostik und Therapie der Tagesschläfrigkeit — 1. Auflage 2006, 128 Seiten, ISBN 978-3-89599-856-0
- Diagnostik und Therapie des diabetischen Fußes — 1. Auflage 2006, 64 Seiten, ISBN 978-3-89599-838-6
- Impfratgeber - Impfempfehlungen für Kinder, Jugendliche und Erwachsene — 4. Auflage 2006, 144 Seiten, ISBN 978-3-89599-979-6
- Gaucher Disease — 1. Auflage 2006, 84 Seiten, ISBN 978-3-89599-926-0
- Chronisch entzündliche Darmerkrankungen im Kindes- und Jugendalter — 2. Auflage 2006, 144 Seiten, ISBN 978-3-89599-957-4
- RSV-Infektionen im Kindesalter - von der Pathophysiologie zur Prophylaxe — 1. Auflage 2006, 64 Seiten, ISBN 978-3-89599-896-6
- Hämochromatosen - Hämosiderosen — 1. Auflage 2006, 144 Seiten, ISBN 978-3-89599-942-0
- Kursbuch Schmerz: Grundlagen - Therapieformen - Der neuropathische Schmerz — 1. Auflage 2006, 256 Seiten, ISBN 978-3-89599-895-9
- Kursbuch Schmerz: Der akute und der chronische Schmerzpatient — 1. Auflage 2006, 256 Seiten, ISBN 978-3-89599-952-9
- Adipositaschirurgie - Indikation und Therapieverfahren — 1. Auflage 2006, 176 Seiten, ISBN 978-3-89599-958-1

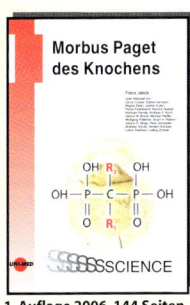

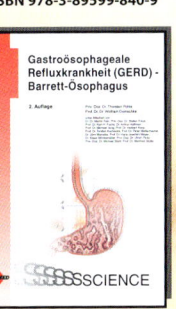

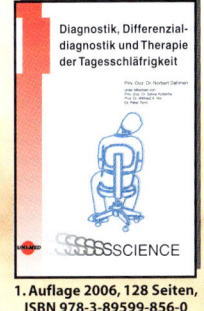

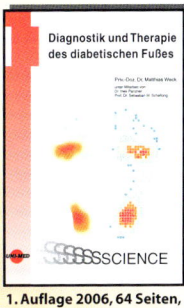

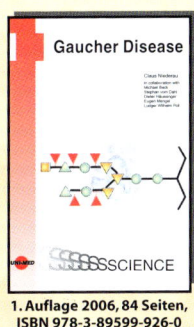

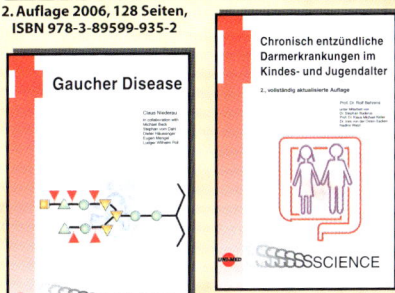

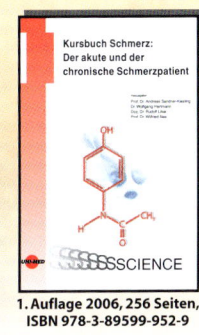

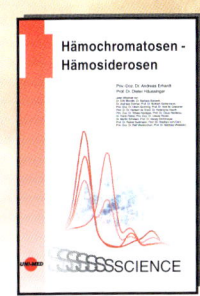

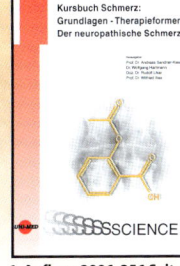

...und ständig aktuelle Neuerscheinungen!

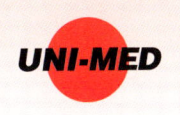

Aktuelle Neuerscheinungen über die gesamte klinische Medizin...

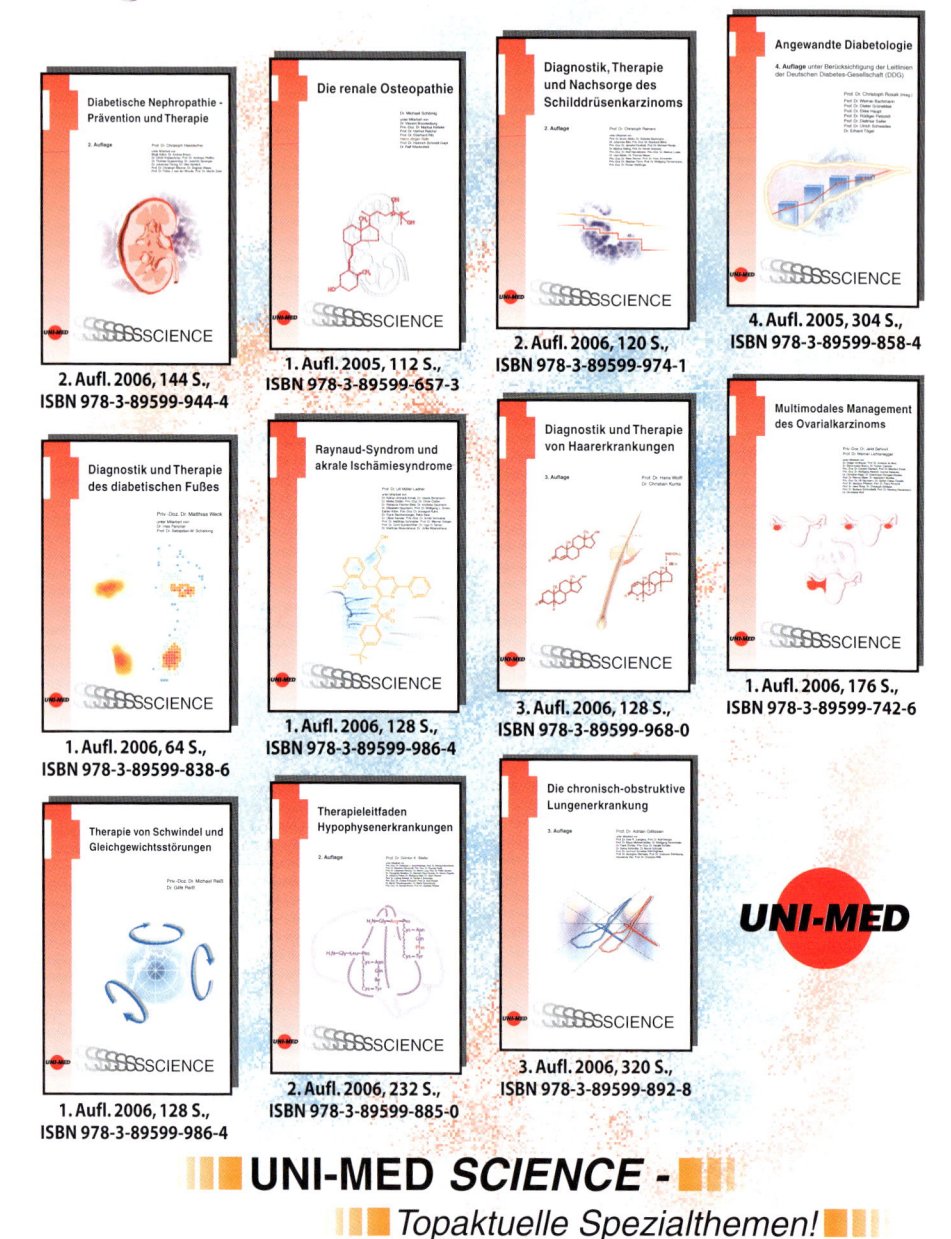

Diabetische Nephropathie - Prävention und Therapie
2. Aufl. 2006, 144 S.,
ISBN 978-3-89599-944-4

Die renale Osteopathie
1. Aufl. 2005, 112 S.,
ISBN 978-3-89599-657-3

Diagnostik, Therapie und Nachsorge des Schilddrüsenkarzinoms
2. Aufl. 2006, 120 S.,
ISBN 978-3-89599-974-1

Angewandte Diabetologie
4. Aufl. 2005, 304 S.,
ISBN 978-3-89599-858-4

Diagnostik und Therapie des diabetischen Fußes
1. Aufl. 2006, 64 S.,
ISBN 978-3-89599-838-6

Raynaud-Syndrom und akrale Ischämiesyndrome
1. Aufl. 2006, 128 S.,
ISBN 978-3-89599-986-4

Diagnostik und Therapie von Haarerkrankungen
3. Aufl. 2006, 128 S.,
ISBN 978-3-89599-968-0

Multimodales Management des Ovarialkarzinoms
1. Aufl. 2006, 176 S.,
ISBN 978-3-89599-742-6

Therapie von Schwindel und Gleichgewichtsstörungen
1. Aufl. 2006, 128 S.,
ISBN 978-3-89599-986-4

Therapieleitfaden Hypophysenerkrankungen
2. Aufl. 2006, 232 S.,
ISBN 978-3-89599-885-0

Die chronisch-obstruktive Lungenerkrankung
3. Aufl. 2006, 320 S.,
ISBN 978-3-89599-892-8

UNI-MED SCIENCE -
Topaktuelle Spezialthemen!

...das beste Rezept von UNI-MED!

UNI-MED Verlag AG • Kurfürstenallee 130 • D-28211 Bremen
Telefon: 0421/2041-300 • Telefax: 0421/2041-444
e-mail: info@uni-med.de • Internet: http://www.uni-med.de